全国高等院校重点规划教材·信息技术系列

医学信息技术基础

主　审　张洪明

主　编　杨　宏　　郭永莉　　朱映霏

副主编　杨　明　　何　蓉　　张立鉴

编　委　陈柒伍　　李丽娇　　黄文亮

　　　　李　俊　　杨福华　　刘红杏

　　　　胡蓉蓉　　李　娜　　张喜成

　　　　吕　峰　　赵林波　　杨雨珠

　　　　贾婧鎏　　蒋旭东　　杨　莉

U0247647

科学出版社

北京

内 容 简 介

本书根据教育部高等学校大学计算机课程教学指导委员会编制的《大学计算机基础课程教学基本要求》，结合医药类学生实际和医院信息化建设情况编写。全书内容包括：信息技术与计算机基础知识、办公软件医学应用、计算机网络基础及应用、程序设计基础、多媒体技术及医学应用、医学数据管理及医疗大数据挖掘、医院信息化简介等。本书兼顾计算机技术的最新发展，注重基本原理、基本技术和基本方法的论述，理论知识丰富且重点突出。

本书不仅可作为医药院校各专业本、专科生的计算机基础课程教材，也可作为医药类成人继续教育院校、医药类高等职业院校的计算机基础课程教材，还可作为医疗卫生人员信息技术培训教材和自学参考书。

图书在版编目（CIP）数据

医学信息技术基础 / 杨宏，郭永莉，朱映霏主编. —北京：科学出版社，2019.8

全国高等院校重点规划教材·信息技术系列

ISBN 978-7-03-061760-6

Ⅰ. ①医… Ⅱ. ①杨… ②郭… ③朱… Ⅲ. ①计算机－应用－医学－高等学校－教材 Ⅳ. ①R319

中国版本图书馆 CIP 数据核字（2019）第 125573 号

责任编辑：胡云志 王晓丽 / 责任校对：王萌萌
责任印制：徐晓晨 / 封面设计：华路天然工作室

斜 学 出 版 社 出版
北京东黄城根北街 16 号
邮政编码：100717
http://www.sciencep.com
北京盛通商印快线网络科技有限公司 印刷
科学出版社发行　各地新华书店经销
＊
2019 年 8 月第 一 版　开本：787×1092　1/16
2020 年 1 月第二次印刷　印张：15 1/2
字数：368 000
定价：49.00 元
（如有印装质量问题，我社负责调换）

前　言

社会信息化的纵深发展，正改变着人们的学习、工作和生活方式。信息技术的广泛应用促进了人类社会进入信息社会，信息已成为人类社会发展的关键因素之一。为了适应我国信息技术和信息产业的发展，满足业界对具有计算机应用能力的医学类相关人才的需求，同时也为了更好地贯彻落实《教育部　财政部关于"十二五"期间实施"高等学校本科教学质量与教学改革工程"的意见》和教育部于2012年3月颁布的《教育信息化十年发展规划（2011—2020年）》的精神和要求，我们组织了具有丰富教学经验的教师编写了本书。

本书是根据2015年12月教育部高等学校大学计算机课程教学指导委员会编制的《大学计算机基础课程教学基本要求》的相关内容，结合医药类高校实际编写的计算机类基础教材。

本书主要内容包括：信息技术与计算机基础知识、办公软件医学应用、计算机网络基础及应用、程序设计基础、多媒体技术及医学应用、医学数据管理及医疗大数据挖掘、医院信息化简介。本书由多所医学院校长期从事医学计算机基础教育且具有丰富的实践教学经验的教师编写，在编写过程中注重基本原理、基本技术和基本方法的论述，同时也满足教材能反映当代信息科学技术的发展和需要。

本书第1章由朱映霏、李娜执笔，第2章由何蓉、杨宏执笔，第3章由陈柒伍、李丽娇、黄文亮、贾婧鋬执笔，第4章由郭永莉、李俊执笔，第5章由杨福华、刘红杏、胡蓉蓉、杨莉执笔，第6章由杨明、张喜成、吕峰、蒋旭东执笔，第7章由张立鉴、杨雨珠、赵林波执笔。全书由杨宏、郭永莉、朱映霏主编并统稿，云南省教育厅计算机教学指导及考试委员会张洪明教授审定。

本书的编写得到了云南省教育厅计算机教学指导及考试委员会和各参编学校领导的指导与支持，以及科学出版社的支持和帮助。本书的编写还有幸得到了知识渊博、认真严谨的刘永生老师的大力支持和帮助，同时编写过程中也参阅了大量的书籍和文献，包括网络资源，书后仅列出主要参考资料，在此一并表示诚挚的谢意。

计算机技术是一门迅速发展的学科，且编者水平有限，加之时间仓促，书中难免存在疏漏和不足之处，诚请广大读者批评指正！

编　著

2019年3月

目　录

第1章 信息技术与计算机基础知识

数字革命是由数字技术所引发的社会、政治和经济改变的发展过程，其目的是构建一个信息社会，而计算机的发明则真正把人类带入了信息化的新时代。以计算机技术为基础的高新技术，正改变着人类社会的生产和工作方式。了解以计算机为核心的信息技术的基础知识、掌握信息技术的基本应用是当代大学生必须具备的基本素质。

本章主要内容有信息技术基础、信息素养、计算机基础知识和计算思维。

1.1 信息技术基础

1.1.1 信息与信息技术

1. 信息

信息（information）是人类的一切生存活动和自然存在所传达出来的信号与消息。人类通过获得、识别自然界和社会的不同信息来区别不同事物，从而认识和改造世界。当今科学界普遍认同的观点是构成人类社会资源的三大支柱为物质、能量、信息。

1948 年，数学家、信息论奠基人香农最早在《通信的数学理论》论文中指出：信息是用来消除随机不确定性的东西。

信息具有客观性、普遍性、时效性、传递性、载体依附性、能动性、共享性、有序性、价值性及转化性等特征。

2. 信息技术

现在我们处于信息爆炸的时代，在浩瀚如烟的信息中如何收集和获取有效信息、如何传递信息、如何对信息进行存储和利用是信息技术需要解决的问题。

信息技术（information technology，IT）是指一切能扩展人的信息功能的技术。更确切地说，信息技术是指利用电子计算机和现代通信手段实现获取信息、传递信息、存储信息、处理信息、显示信息、分配信息等的相关技术。

信息技术主要包括传感技术、计算机与智能技术、通信技术和控制技术。信息技术是实现信息化的核心手段，是一种多学科交叉综合的技术，是当代世界范围内新的技术革命的核心。

传感技术是获取信息，并对其进行处理和识别的技术。从物联网角度看，传感技术是衡量一个国家信息化程度的重要标志，它同计算机技术与通信技术并称为信息技术的三大支柱。

计算机与智能技术就是处理和再生信息的技术。信息处理包括对信息的编码、压缩和加密等。信息的再生是在对信息进行处理的基础上，还可以形成一些新的、更深层次的决策信息。信息的处理与再生都有赖于现代计算机的智能。

通信技术就是传递信息的技术。它的主要功能是实现信息快速、可靠、安全的转移，网络技术就是一种传递信息的技术。

控制技术就是利用信息的技术，是信息技术的最后环节。

1.1.2 数据的单位

1. 位

计算机内部采用二进制数进行运算，其主要原因是计算机是由逻辑电路组成的，而逻辑电路用"通""断"两种状态最易识别，不易出错，这两种状态正好可以用"1"和"0"表示。二进制数系统中，每个 0 或 1 就是一个位（bit），位是数据存储的最小单位。计算机中的 CPU 位数指的就是 CPU 一次能处理的最大二进制位数。例如，64 位计算机的 CPU 一次最多能处理 64 位二进制。

2. 字节

字节是计算机存储信息的基本单位。8 位二进制称为一个字节（8bit = 1B）。

3. 其他单位

由于字节对于计算机的信息表示还是太小了，因此定义了几个更大的单位，这些单位是以 2 的 10 次幂做进位，常用单位有 KB（1KB = 1024B）、MB（1MB = 1024KB）、GB（1GB = 1024MB）、TB（1TB = 1024GB）等。

除此之外，在大数据时代，还有更大的信息表示单位：Peta Byte（PB）、Exa Byte（EB）、Zetta Byte（ZB）、Yotta Byte（YB）、Bronto Byte（BB）、Nona Byte（NB）、Dogga Byte（DB）、Corydon Byte（CB）、Xero Byte（XB）。上述信息单位后者均是前者的 1024（2^{10}）倍。

1.1.3 二进制及其他常用数值的转换

在日常生活中，人们通常使用十进制。但在计算机信息处理中，计算机只能理解由"0"和"1"表示的机器语言，所有的文字、字符、图形、图像、音频和视频等信息，都必须转换成计算机能够识别的二进制代码，这一转码过程称为信息编码。

1. 数制

数制（number system）又称计数制，是用一组固定的符号和统一的规则来表示数值的方法。通常采用的是进位计数制，即按进位规则进行计算。每一种计数制都涉及"基数"和"位权"两个基本概念。

　　基数是数制所使用的数字符号的个数。例如，十进制数有 0、1、2、3、4、5、6、7、8、9 共十个数码，基数 $R=10$；计算机能够直接识别的二进制数有 0、1 两个数码，基数 $R=2$；十六进制数有 0、1、2、3、4、5、6、7、8、9、A、B、C、D、E、F 共十六个数码，基数 $R=16$。

　　位权是数制中某一位上的数码所表示数值的大小（所处位置的价值）。例如，十进制的 123，1 的位权是 100，2 的位权是 10，3 的位权是 1。任意 R 进制数的位权可记为 R^i，其中，整数部分从最低位开始计，$i=n-1$；小数部分从最高位开始计，$i=-m$。

2. 常用进制之间的转换

　　计算机能够直接识别的数是二进制数，但二进制数一般数位较长、书写麻烦、不易识别，因此在编写程序中通常还会用到八进制数、十进制数、十六进制数等，并需要进行进制之间的转换。

　　1）二进制转换为十进制

　　二进制转换为十进制的方法，称为“按权展开”。一个数字组中，某一位数码代表的值是该位数字与该位位权值的乘积。

　　例如：$(110011.101)_2 = 1 \times 2^0 + 1 \times 2^1 + 0 \times 2^2 + 0 \times 2^3 + 1 \times 2^4 + 1 \times 2^5 + 1 \times 2^{-1} + 0 \times 2^{-2} + 1 \times 2^{-3} = (51.625)_{10}$

　　2）十进制转换为二进制

　　整数部分采用“除 2 取余”法，将余数从下往上排列，即得出转换结果。

　　例如：

$$
\begin{array}{r|r}
\multicolumn{2}{l}{\hspace{6em}\text{余数}} \\
2 & 35 \\
2 & 17 \quad 1 \\
2 & 8 \quad\ 1 \\
2 & 4 \quad\ 0 \\
2 & 2 \quad\ 0 \\
2 & 1 \quad\ 0 \\
 & 0 \quad\ 1 \\
\end{array}
$$

即 $(35)_{10}=(100011)_2$。

　　小数部分采用“乘 2 取整”法，取出整数从上往下排列，即得出转换结果。

　　例如：

$$
\begin{array}{ll}
 & \text{整数} \\
0.625 \times 2 = 1.250 & 1 \\
0.250 \times 2 = 0.500 & 0 \\
0.500 \times 2 = 1.000 & 1 \\
\end{array}
$$

即 $(0.625)_{10}=(0.101)_2$。

以上可见，十进制转换成二进制，整数部分和小数部分采用的方法是不同的，应分别转换，最后合写在一起即可。所以，$(35.625)_{10} = (100011.101)_2$。

3）二进制、八进制、十六进制之间的转换

二进制与八进制之间一般采用分段转换。3 位二进制数表示 1 位八进制数，1 位八进制数展开为 3 位二进制数。

二进制与十六进制之间一般也采用分段转换。4 位二进制数表示 1 位十六进制数，1 位十六进制数展开为 4 位二进制数。具体可参看表 1-1。

表 1-1　常用计数制与二进制之间的关系表

十进制数	二进制数	八进制数	十六进制数	十进制数	二进制数	八进制数	十六进制数
0	000	0	0	8	1000	10	8
1	001	1	1	9	1001	11	9
2	010	2	2	10	1010	12	A
3	011	3	3	11	1011	13	B
4	100	4	4	12	1100	14	C
5	101	5	5	13	1101	15	D
6	110	6	6	14	1110	16	E
7	111	7	7	15	1111	17	F

例如，将二进制数 1101101110.110101 分别转换为八进制数和十六进制数。将以小数点为界，分别向左、向右，每 3 位为一组（八进制），每 4 位为一组（十六进制），最后一组位数不足则补 0。过程如下：

$(001\ 101\ 101\ 110.\ 110\ 101)_2 = (1556.65)_8$

$(0011\ 0110\ 1110.\ 1101\ 0100)_2 = (36E.D4)_{16}$

将八进制数 36 转换为二进制数，过程如下：

$(36)_8 = (011\ 110)_2$

将十六进制数 7D.4E 转换为二进制数，过程如下：

$(7D.4E)_{16} = (0111\ 1101.\ 0100\ 1110)_2$

1.1.4　信息在计算机中的表示

1. 数值型数据的表示

1）机器数

计算机科学中，一个数在计算机中的二进制表示形式叫做这个数的机器数。机器数的表示数值范围，受二进制位数的限制，通常用字节的倍数来表示。例如，当字长为 1 字节时，无符号数表示范围为 0～255（即 $0～2^8-1$）。当计算结果超过机器数所能表示的范围时，称为"溢出"。

机器数约定最高位（左边第一位）为符号位，其余位为数值位。符号位是"0"表示正数，"1"表示负数。换言之，机器数是连同数据符号一起数据化的数值数据，机器数对应的原值称为"真值"。

例如，　+77 和−77 可分别表示为

$$(+77)_{10} = (\underline{0}1001101)_2, \quad (-77)_{10} = (\underline{1}1001101)_2$$

2）定点数和浮点数

定点数就是参与运算的数的小数点位置固定不变的数。定点数的小数点隐含在某一个固定的位置，定点整数由符号、数值、小数点组成；定点小数由符号、小数点、数值组成。

在计算机中，定点数通常只用于表示纯整数和纯小数，且其表示范围在许多应用中是不够用的，尤其在科学计算中。

用浮点数或科学表示法表示特大或特小的数。所以可理解为，浮点数就是小数点位置会随表示不同而发生变化的数。

对于一个既有整数部分又有小数部分的二进制数，可表示为

$$N = \pm S \times 2^{\pm i}$$

其中，i 为阶码，阶码是一个带符号的数；S 为尾数。

例如，$(-35.625)_{10} = (-100011.101)_2$，用浮点数可表示为

$$N = -0.100011101 \times 2^6$$

用两字节表示，其机器数可表示为

阶符	阶码值	数符	尾数值
0	00110	1	100011101

3）数的原码、反码和补码表示

在计算机中为了便于运算，提高运算速度，人们设计了符号数的各种编码方案，最常见的有原码、反码和补码。

原码：用最高位（左边第一位）表示数的符号，其余位表示该数的绝对值对应的二进制数。其中符号为 0 表示该数为正数，符号为 1 表示该数为负数。

例如，$(+77)_{10}$ 的原码为$(01001101)_2$，$(-77)_{10}$ 的原码为$(11001101)_2$。

反码：对于正数，反码与原码相同；对于负数，先求该数的原码，再对原码求除符号位以外其余各位求反，即"0"改为"1"，"1"改为"0"，就得到负数的反码。

例如，$(+77)_{10}$ 的反码为$(01001101)_2$，$(-77)_{10}$ 的反码为$(10110010)_2$。

补码：对于正数，补码与原码、反码相同；对于负数，先求该数的反码，再在最低位加 1。

例如，$(+77)_{10}$ 的补码为$(01001101)_2$，$(-77)_{10}$ 的补码为$(10110011)_2$。

引入补码的意义非同寻常，通过补码运算，可以把减法运算变成加法运算；而乘法可以用加法来做，除法可以转变成减法。这样，CPU 里面只要有一个加法器就可以做算术的四则运算。

2. 字符型数据的表示

计算机内部只存在二进制数，但人们使用计算机时，要输入字母、数字、符号等（统称为字符），有时还要输入使计算机动作的各种命令，这些都要用二进制数来表示，计算机才能接受。

美国信息交换标准码（American Standard Code for Information Interchange，ASCII 码）是最常用的一种西文字符代码。它用 7 位二进制位编码（实际上用 8 位二进制，最高位为 0）表示 128 个字符和控制符号。如表 1-2 所示。

表 1-2　128 个字符的 ASCII 码表

$b_3b_2b_1b_0$ ＼ $b_6b_5b_4$	000	001	010	011	100	101	110	111
0000	NUL	DLE	SP	0	@	P	`	p
0001	SOH	DC1	!	1	A	Q	a	q
0010	STX	DC2	"	2	B	R	b	r
0011	ETX	DC3	#	3	C	S	c	s
0100	EOT	DC4	$	4	D	T	d	t
0101	ENQ	NAK	%	5	E	U	e	u
0110	ACK	SYN	&	6	F	V	f	v
0111	BEL	ETB	'	7	G	W	g	w
1000	BS	CAN	(	8	H	X	h	x
1001	HT	EM	)	9	I	Y	i	y
1010	LF	SUB	*	:	J	Z	j	z
1011	VT	ESC	+	;	K	[	k	{
1100	FF	FS	,	<	L	\	l		
1101	CR	GS	-	=	M	]	m	}
1110	SO	RS	.	>	N	^	n	~
1111	SI	US	/	?	O	_	o	DEL

3. 汉字编码

汉字编码的处理与西文字符的处理有较大差别，用计算机进行汉字信息处理比较困难，它涉及多种编码。根据计算机在处理汉字时的不同过程，汉字编码一般分为输入码、国标码、汉字机内码和字形码，不同编码对应不同的处理过程。

1）输入码

输入码是指使用键盘输入汉字时对汉字的编码，也称汉字外码。汉字的输入码一般用键盘上的字母和数字来描述，通过键盘输入计算机。当前已经出现了许多不同特点的汉字输入码，主要有音码、形码和音形码。

2）国标码

1981 年，我国颁布了简体汉字编码的国家标准《信息交换用汉字编码字符集基本集》（GB 2312—1980），即国标码，也称汉字交换码，用于汉字信息处理系统之间或者与通信系统进行信息交换。

由于汉字数量大，一字节无法完成汉字的编码，所以不能照搬 ASCII 码的编码方式，而用两字节存储一个国标码，各字节的最高位二进制值都为 0。

3）汉字机内码

汉字机内码是计算机内部对汉字进行存储、处理、传输所使用的编码。当通过键盘输入汉字的输入码后，计算机将该输入码转换成汉字机内码，然后才进行其他处理。汉字机内码是在国标码的基础上，把每字节的最高位由 0 变为 1，而其他位保持不变。

4）字形码

汉字如果要显示或者打印出来，必须把汉字机内码转换成人们可以阅读的方块字形式，此时就要使用汉字的字形码。目前，汉字系统采用的输出码有点阵码和矢量码两种方式。点阵码用"1"表示对应位置是黑点，"0"表示空白，存储方式简单，无须转换，直接输出，但放大后产生的效果差。矢量码用轮廓字形（曲线）描述，精度高，字形可变，如 Windows 中的 TrueType。

综上所述，计算机在处理汉字时，汉字的输入、存储、处理和输出过程中所使用的汉字编码不同，要进行转换，转换过程如图 1-1 所示。

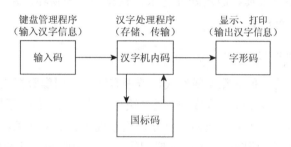

图 1-1 汉字信息处理模型

4. 音频信息的数字化

通常，声波由许多具有不同振幅和频率的正弦波组成，这些连续的声波称为模拟量，不能被计算机直接处理，必须将其数字化才能被计算机存储和处理。图 1-2 所示为模拟声音信号转化为数字化音频信号的大致过程。

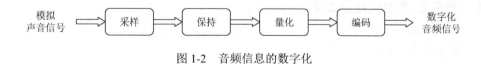

图 1-2 音频信息的数字化

数字化音频信号的质量与采样频率、量化精度以及声道数有关。

数字化音频信号常见的格式如下：由麦克风、录音机录制的，经声卡转换成数字化音频文件的扩展名为 wav；按 MIDI（数字音乐的国际标准）制作的音频文件的扩展名为 mid；按 MPEG 音频文件标准制作的音频文件的扩展名为 mp1、mp2、mp3、mp4。

5. 图像信息的数字化

随着信息技术的发展，越来越多的图形、图像信息要求用计算机来存储和处理。

在计算机系统中，有两种不同的图形、图像编码方式，即位图编码和矢量编码。两种编码方式的不同，影响到图像的质量、图像所占用的存储空间的大小、图像传送的时间和修改图像的难易程度。

位图图像由像素点存储图像。最简单的位图图像是单色图像，只有黑白两种颜色，用"0"表示黑色点；用"1"表示白色点。位图图像在表现色彩、色调方面的效果很好，常用来表现现实图像，适合表现比较细致、层次和色彩比较丰富、包含大量细节的图像。但位图图像文件通常较大，图像与分辨率有关，放大或打印分辨率低时，会出现锯齿边缘现象。常见的位图图像格式有 bmp、jpg、gif、psd、tif、png 等。

矢量图像由一组存储在计算机中，描述点、线、面等大小、形状及位置、维数的指令组成，通过读取这些指令并将其转换为屏幕上所显示的形状和颜色的方式来显示图像，矢量图像看起来没有位图图像真实。矢量图像的主要优点为存储空间较小；可以分别控制处理图中的各个部分，即把图像的一部分当作一个单独的对象，单独加以拉伸、缩小、变形、移动和删除；放大不易失真。但是处理起来比较复杂，易损坏。常见的矢量图像格式有 ai、cdr、dxf、wmf、eps 等。

6. 视频信息的数字化

视频是图像数据的一种特殊表现形式，若干有联系的图像数据连续播放即形成视频。视频信息实际上是由许多帧画面构成的，通过快速播放每帧画面，再加上人眼的视觉滞留效应便产生了连续运动的效果。视频主要分为模拟视频和数字视频。

模拟视频是用调幅、调频等技术，模拟图像和声音随时间连续变化，用电信号形式记录、传播和存储图像。数字视频是以数字形式记录的视频，它可以多次复制而无失真，易于编辑加工（如字幕、电视特效等），方便创作交互节目，但数字视频存储容量巨大。常见的视频文件格式有 mpg、rmvb、avi、mov、wmv、asf 以及 real media（ra、rm、rf）等。

1.2　信 息 素 养

1.2.1　信息素养的构成及培养

1. 信息素养的构成

现代社会已进入信息网络化时代，面对爆炸式增长的信息量，人们犹如逆水行舟，不及时有效地处理和吸取自己所需的信息，就将成为这个时代的弃儿。信息素养（information literacy）作为信息时代的一种必备能力，正日益受到世人的关注。信息素养最早是 1974 年美国信息产业协会主席保罗·柯斯基首次提出的，他认为信息素养是人们在解决问题时利用信息的技术和技能。随着信息素养研究的不断深入，信息素养的界定也说法不一。其中比较权威的是美国图书馆协会给出的定义，即信息素养是个体能够认识到需要信息，并且能够对信息进行检索、评估和有效利用的能力。其中，最基本的信息素养是信息能力。

信息素养不仅包括高效利用信息资源和信息工具的能力，还包括获取识别信息、加工处理信息、传递创造信息的能力，更重要的是独立自主学习的态度和方法、批判精神以及强烈的社会责任感和参与意识，并将它们用于实际问题的解决中。信息素养主要由信息知识、信息意识、信息能力和信息道德四个方面构成。

1）信息知识

知识包括基础知识和信息知识。信息素养所具备的基础知识是指人们平日所积累的学习知识和生活知识，基础知识起着一种潜移默化的作用。信息素养所涉及的信息知识是指一切与信息有关的理论、知识和方法。对大学生信息素养的培养，信息知识是基础。有了扎实的信息知识基础，才能充分发挥信息能力的有效性，才能为大学生良好信息素养的培养打下坚固的根基。

2）信息意识

信息意识是人们对各种信息的自觉心理反应，是人们对客观事物中有价值的信息的感知能力、判断能力和运用能力的综合体，即对信息科学正确的认识和对自己信息需求的自我意识，具有利用信息为个人和社会发展服务的愿望并具有一定创新的意识。信息意识的提高是塑造信息素养的先决条件。

（1）自我知识积累的意识。具备这方面素质的人会有意识地在平时学习和生活中积累各方面感兴趣的、有价值的知识，丰富自己的视野和头脑。

（2）有意识地运用身边的信息技术手段与资源。信息的不完全性决定了我们对信息的认识只能是从某个侧面或多个侧面去认识，要想对信息了解得更加全面及时，就得有意识地去运用身边的各种先进的科学技术，来辅助人们认识周边事物。

（3）对信息价值的敏感性。能够意识到哪些信息对自己的学习和生活以及社会发展有价值，能够从海量的信息中选取自己需要的信息。

（4）具备创新意识。信息技术飞速发展，一些新技术、新产品的更新速度也在不断地加快，掌握一种信息技术已经不再是一劳永逸的事情了，这就需要人们创造性地尝试应用一些新技术、新软件、新方法来辅助自己解决问题。

3）信息能力

信息能力是信息素养的核心，信息能力是指人们利用信息设备和信息资源获取信息、加工处理信息以及创新信息的能力。这种能力具体包括信息技术使用能力、信息获取能力、信息分析能力、信息综合表达能力。当代大学生最大的特点就是要不断地学习新知识和新技术才能适应工作与社会的需求。

4）信息道德

信息道德是指个人在信息活动中的道德情操，能够合法、合情、合理地利用信息解决个人和社会所关心的问题，使信息产生合理的价值。高尚的信息道德是正确信息行为的保证，信息道德关系着整个社会信息素养的发展方向。

2. 信息素养的培养

信息素养是一种了解、搜集、评估和利用信息的知识结构，既需要通过熟练的信息技术，也需要通过完善的调查方法、鉴别和推理来完成。信息素养是一种信息能力，信息技术是它的一种工具。一般通过以下途径提高自身信息素养。

1）强化信息观念

信息观念指人们关于信息的看法，对待信息的态度，对信息本质特征、价值的认识等。信息观念教育的核心是信息价值观教育，目的是在整个社会中形成"信息就是资源""信息就是财富""信息有偿"等基本的信息价值观。要具备良好的信息素养就要首先在信息活动中树立开发、利用信息的观念和培养自主、自觉的能力。

2）培养信息能力

培养信息能力可以从以下几个方面着手。

（1）信息认知能力。通过循序渐进的学习，了解和熟悉各种信息源的使用规则，并遵照信息生成者的意图理解他人传递出来的信息，能根据自己的学习目的去发现信息。

（2）信息获取能力。根据目标有效地进行信息资源的浏览与查找，熟练地运用阅读、访问、讨论、参观、实验、调查、检索等获取信息的方法，能现场收集信息，根据需要进行各种实验设计，采集有用的数据，并且将其转化为所需要的信息。

（3）信息分析能力。能对所收集的信息进行鉴别、遴选、分析和判断，能自觉地抵御和消除垃圾信息及有害信息的干扰与侵蚀，并且完善合乎时代要求的信息道德素养。

（4）信息加工能力。能言简意赅地将所获得的信息从一种表达形式转化为另一种表达形式，即从了解到理解；能对收集的信息进行归纳、分类、存储、综合、抽象概括和表达。

（5）信息创造能力。在多种信息交互作用的基础上，产生新信息的生长点，得出新的结论，从而创造新信息，达到收集信息的终极目的。

（6）信息协作能力。同他人跨越时空、地域进行交流、分享信息，延伸自己与外界的联系，建立多种和谐的协作学习关系。

3）培养信息道德

信息道德主要是把握个体信息素养的方向，是指个体在获取、利用、加工、传播信息的过程中，必须遵守的一定的道德规范，不得危害社会或侵犯他人的合法权益。因此，无论个体的信息意识如何强烈、信息知识如何丰富、信息能力如何增强，如果他将才能用在违法犯罪上，那么他的信息素养就是非常低下和危险的。

高校信息素养的目标就是把高校学生培养成合格的信息素养人，让他们能够独立自主地学习；具有完成信息过程的能力；能够使用多种信息技术和系统；具有促进信息利用的主观价值；具有有关信息世界的全面知识；能够批判地处理信息并形成自己的信息观和信息风格。

1.2.2　医药人才信息素养

信息素养通常可分为综合信息素养（integrated information literacy）和专业信息素养（subject/discipline-specific information literacy）。专业信息素养是社会各领域专业人才必备的基本素质，医药人才信息素养属于专业信息素养范畴。

医学信息学（medical informatics）这一概念起源于 20 世纪 70 年代。医学信息指以医学、医疗卫生和公众健康或药学、药物为信息内容和应用领域的各种信息，是面向医学领域的专门化、有针对性的一类信息。医学信息学的目标是培养医学生的情报意识、掌握用手工或计算机方式从文献中获取知识和科技情报信息，培养医学生的独立学习能力。

由于信息技术在医疗机构日益受到重视并得到广泛应用，利用信息技术更好地为医院的医疗、科研和教学服务，已越来越为人们所关注。未来医生及研究人员面临着不断扩大的工作领域和日益复杂的临床诊疗与科研等工作。今后，医药人才信息素养的核心是医学信息获取、评价和利用等处理能力，信息素养能力将成为今后临床医疗及医学相关科研工作的重要条件和必备素养。医药人才信息素养的内涵较丰富，主要包括以下几方面。

1）信息知识

医学生应掌握的信息知识一般包括以下几类。

（1）医学信息基础知识：包括信息的概念、内涵和特征，以及医学信息源知识（如不同信息源医学文献数据库、教材、参考文献、专家诊断系统、网络医学资源等之间的特点和适用性）、医学信息检索工具知识、医学数据库知识（如医疗病例记录）等。

（2）现代信息技术知识：包括信息技术的原理、作用、发展等及其在医学领域的应用，以及医疗、科研中涉及的信息技术知识（如医院信息系统、电子病历、现代医疗技术知识）等。

（3）外语知识：特别是医学专业外语的阅读和听说能力知识。

2）信息意识

医学生应具备良好的信息意识，积极认识和重视信息与信息技术在临床医疗、科研、管理等中的重要作用，形成良好的信息习惯，善于捕捉、分析、判断和吸收医学领域信息知识，具备对医学信息的敏感性和洞察性。

3）信息能力

医学生应掌握的信息能力包括以下几类。

（1）常用信息工具的使用及信息技术应用能力：包括会使用文字处理工具、浏览器和搜索引擎、电子邮件等，以及能够运用信息和通信技术解决医疗、科研的问题。

（2）信息获取和识别能力：医学生能够根据自己的需要选取合适的信息源，并掌握检索方法和技巧，采用多种方式，从信息源中提取自己所需的有用信息的能力。

（3）信息加工和处理能力：医学生能够从特定的目的和需求角度，结合医学专业知识对所获得的信息进行整理、鉴别、筛选、重组，并以适当方式分类存储。

（4）创造、传递新信息的能力：医学生能够根据所获得的信息，形成新的医学信息知识体系，以便应用于医疗和科研之中，并有效地与同学、同行、教师、患者等进行沟通和交流的能力。

（5）信息素养终身学习能力：医学生能够终身学习，并关注专业领域的最新进展。

4）信息道德

医学生应具备的信息道德包括以下几类。

（1）了解与信息相关的伦理、法律和社会经济问题。

（2）遵循在获得、存储、交流、利用信息过程中的法律和道德规范，包括尊重患者个人隐私，遵守医学伦理约束及医学信息行为规范等。

1.3　计算机基础知识

电子计算机是 20 世纪最伟大的发明之一，自 1946 年美国成功研制世界上第一台通用电子计算机以来，计算机的应用已经渗透到社会的各个领域，发挥着关键作用，推动人类社会更快地向前发展。

1.3.1　计算机概述

世界上公认的第一台通用电子计算机 ENIAC（electronic numerical integrator and computer），于 1946 年在美国宾夕法尼亚大学诞生，是美国物理学家莫克利（John W. Mauchly）和艾克特（J. Presper Eckert）为计算弹道与射击表而研制的。它共使用了约 18000 个电子管，占地 170m^2，重达 30t，耗电功率约 150kW/h，每秒钟可进行 5000 次加法运算，比当时最快的计算工具快 300 倍。这在当时是一个伟大的创举，开创了计算机的新时代。

1. 计算机的发展

自从第一台计算机问世以来，计算机经过了电子管、晶体管、集成电路（integrated circuit，IC）和超大规模集成（very large scale integrated，VLSI）电路四个阶段的发展，体积越来越小、功能越来越强、价格越来越低、应用越来越广泛，目前正朝智能化（第五代）计算机方向发展。

（1）第一代计算机。第一代计算机（1946～1958 年）的特征是：采用电子管作为逻辑元件；内存储器开始时使用水银延迟线或静电存储器，后来采用磁芯；外存储器采用纸带、卡片、磁带等；运算速度可达每秒几千次到几万次；程序设计语言采用机器语言和汇编语言。第一代计算机的体积都比较庞大，且造价高、运算速度低，主要用于科学计算。

（2）第二代计算机。第二代计算机（1958～1965 年）的特征是：采用晶体管作为逻辑元件，用磁芯做内存储器，用磁盘或磁带做外存储器，运算速度达到几十万次每秒。其运算速度比第一代计算机提高了近百倍，体积为原来的几十分之一。在软件方面开始使用计算机算法语言。第二代计算机不仅用于科学计算，还用于数据处理和事务处理及工业控制。

（3）第三代计算机。第三代计算机（1965～1970 年）的特征是：采用中、小规模集成电路作为逻辑元件，内存开始使用半导体存储器，计算速度可达几十万次到几百万次每秒，并且出现操作系统，功能越来越强，应用范围越来越广。第三代计算机不仅用于科学计算，还用于文字处理、企业管理、自动控制等领域。在这一阶段，出现了计算机技术与通信技术相结合的信息管理系统，可用于生产管理、交通管理、情报检索等领域。

（4）第四代计算机。第四代计算机（1971 年至今）的特征是：采用大规模集成（large scale integrated，LSI）电路和超大规模集成（VLSI）电路为主要逻辑元件，存储器采用集成度更高的半导体芯片，计算速度可达几百万次到数十亿次每秒。操作系统不断完善，应用软件层出不穷。在计算机系统结构方面发展了分布式计算机、并行处理技术和计算机网络等。这一时期计算机的发展进入了以计算机网络为特征的时代。

我国自 1956 年开始研制计算机，1958 年研制成功第一台计算机，1965 年研制成功晶体管计算机，之后研制成功集成电路计算机，2001 年研制成功我国第一款通用中央处理器（CPU）"龙芯"芯片，2002 年推出了具有完全自主知识产权的"龙腾"服务器。

（5）第五代计算机。第五代计算机又称新一代计算机，是把信息采集、存储、处理、通信同人工智能结合在一起的智能计算机系统。它能进行数值计算或处理一般的信息，主要能面向知识处理，具有形式化推理、联想、学习和解释的能力，能够帮助人们进行判断、决策、开拓未知领域和获得新的知识。人机之间可以直接通过自然语言（声音、文字）或图形图像交换信息。

2. 计算机的分类

由于计算机及相关技术的迅速发展，计算机的分类也不断分化，形成了很多不同的种类。按照计算机的结构原理可分为模拟计算机、数字计算机和混合式计算机。按照计算机的用途可分为专用计算机和通用计算机。按照计算机的运算速度、字长、存储容量等可分为巨型机、大型机、中型机、小型机、微型机。随着技术的进步，各种型号的计算机性能指标都在不断地改进和提高，也可以根据计算机的综合性能指标，结合计算机应用领域的分布将其分为如下五大类。

（1）高性能计算机。高性能计算机也称为超级计算机或者巨型机。它是计算机中功能最强、运算速度最快、存储容量最大的一类计算机，拥有最强的并行计算能力，是一个国家科技发展水平和综合国力的重要标志。主要用于执行专业性强、计算密集型的任务，堪称计算机领域的"珠穆朗玛峰"。这种计算机既可以用于民用的天气预报、石油勘探，也可用于军事的核爆模拟，还可以用来进行 DNA 测序、生物分子建模，甚至还能重建数十亿年的宇宙历史。

国际 TOP500 组织是发布全球高性能计算机系统排名的权威机构。在 2017 年 11 月，新一期的全球高性能计算机 500 强发布，中国的"神威·太湖之光"和"天河二号"连续第四次分列冠亚军。"神威·太湖之光"浮点运算速度为 9.3 亿亿次每秒，几乎是第二名"天河二号"33.86 千万亿次每秒的浮点运算速度的三倍。"神威·太湖之光"1 分钟的计算能力相当于全球 72 亿人同时用计算器不间断计算 32 年。"神威·太湖之光"最令人感到骄傲的不是其运算速度全球第一的名号，而在于其核心部件全部为国产。与使用英特尔芯片的"天河二号"不同，"神威·太湖之光"使用的是中国自主知识产权的芯片。

（2）网络计算机。网络计算机是一种专用于网络计算环境下的终端设备。与个人计算机相比，网络计算机没有硬盘、光驱等存储设备，它通过网络获取资源，应用软件和数据也都存放在服务器上。常见的网络计算机有服务器、工作站、交换机、集线器和路由器等。它广泛应用于政府电子政务、军队专网、银行、企事业单位和大、中、小学校以及家庭、居住小区等。

（3）工业控制计算机。工业控制计算机简称工控机，是一种采用总线结构，对生产过程及机电设备、工艺装备进行检测与控制的工具总称。工控机具有重要的计算机属性和特征，如具有计算机的 CPU、硬盘、内存、外设及接口，并有操作系统、控制网络和协议、计算能力、友好的人机界面。工控机已广泛应用于工业及人们生活的各方面，例如，控制现场、路桥控制收费系统、医疗仪器、环境保护监测、通信保障等。

（4）嵌入式计算机。嵌入式计算机即嵌入式系统，是一种以应用为中心、以微处理器为基础，软硬件可裁剪的，适用于对功能、可靠性、成本、体积、功耗等综合性严格要求的专用计算机系统。它一般由嵌入式微处理器、外围硬件设备、嵌入式操作系统以及用户的应用程序四个部分组成。它是计算机市场中增长最快的领域，也是种类繁多，形态多种多样的计算机系统。嵌入式系统几乎包括了生活中的所有电器设备，如电视机顶盒、手机、数字电视、多媒体播放器、汽车、微波炉、数码相机、家庭自动化系统等。

（5）微型计算机。微型计算机是由大规模集成电路组成的、体积较小的电子计算机。它是以微处理器为核心，配以内存储器及输入输出（input/output，I/O）接口电路和相应的辅助电路而构成的裸机。桌面计算机、游戏机、笔记本电脑、平板电脑，以及种类众多的手持设备都属于微型计算机。

3. 未来新型计算机

随着计算机技术的高速发展，计算机的发展将趋向超高速、超小型、并行处理和智能化。为达到预想的目的，各种新型材料将被运用到新型计算机的开发当中，如量子、光子、分子等。未来量子、光子和分子计算机将具有感知、思考、判断、学习以及一定的自然语言能力，使计算机进入人工智能时代。这种新型计算机将推动新一轮计算技术革命，对人类社会的发展产生深远的影响。

（1）生物计算机。生物计算机的主要原材料是生物工程技术产生的蛋白质分子，并以此作为生物芯片来替代半导体硅片，利用有机化合物存储数据，信息以波的形式传播。运算速度要比当今计算机快 100 万倍，具有很强的抗电磁干扰能力，并能彻底消除电路间的干扰。能量消耗仅相当于普通计算机的十亿分之一，且具有巨大的存储能力。生物计算机具有生物体的一些特点，如能发挥生物本身的调节机能，自动修复芯片上发生的故障，还能模仿人脑的机制等。许多科学家认为，21 世纪很可能是生物计算机的时代。

（2）量子计算机。量子计算机是一类遵循量子力学规律进行高速数学和逻辑运算、存储及处理量子信息的物理装置。其基本规律包括不确定原理、对应原理和玻尔理论等。量子计算机对每一个叠加分量实现的变换相当于一种经典计算，所有这些经典计算同时完成，并按一定的概率振幅叠加起来，给出量子计算机的输出结果。这种计算称为量子并行计算，也是量子计算机最重要的优越性。

（3）光子计算机。1990 年初，美国贝尔实验室制成世界上第一台光子计算机。光子计算机是一种由光信号进行数字运算、逻辑操作、信息存储和处理的新型计算机。与电子计算机相比，光子计算机主要具有超高的运算速度、超大规模的信息存储容量、能量消耗少、散发热量低等优点。目前，许多国家都投入巨资进行光子计算机的研究。现代光学与计算机技术、微电子技术相结合，在不久的将来，光子计算机将成为人类普遍使用的工具。

（4）纳米计算机。纳米计算机是用纳米技术研发的新型高性能计算机，内存芯片体积只有数百个原子大小，相当于人的头发丝直径的千分之一。纳米计算机不仅几乎不需要耗费任何能源，而且其性能要比今天的计算机强许多倍。

（5）神经计算机。神经计算机是模仿人大脑的判断能力和适应能力，并具有可并行处理多种数据功能的神经网络计算机。其特点是可以实现分布式联想记忆，并能在一定程度上模拟人和动物的学习功能。它是一种有知识、会学习、能推理的计算机，具有能理解自然语言、声音、文字和图像以及说话的能力，使人机能够用自然语言直接对话。它可以利用已有的和不断学习到的知识，进行思维、联想、推理，并得出结论，能解决复杂问题，具有汇集、记忆、检索有关知识的能力。以往的信息处理系统只能处理条理清晰、经络分明的数据。而人的大脑却具有处理支离破碎、含糊不清的信息的灵活性，这类计算机将具有类似人脑的智慧和灵活性。

4. 计算机的特点

（1）运算速度快。运算速度快是计算机从出现到现在的主要应用价值。当今计算机系统的运算速度已达到亿亿次每秒，微型机也已达到相当快的速度，使大量复杂的科学计算问题得以解决。例如，卫星轨道的计算、大型水坝的计算、24 小时天气预报的计算等，过去人工计算需要几年、几十年，而现在用计算机只需几天甚至几分钟就可完成。

（2）计算精确度高。科学技术的发展特别是尖端科学技术的发展，需要高度精确的计算。计算机控制的导弹之所以能准确击中预定的目标，是与计算机的精确计算分不开的。一般计算机可以有十几位甚至几十位（二进制）有效数字，计算精度可为千分之几到百万分之几，是其他任何计算工具望尘莫及的。

（3）具有记忆和逻辑判断能力。随着存储容量的不断增大，计算机可存储记忆的信息越来越多。计算机不仅能进行计算，而且能把参与运算的数据、程序以及中间结果和最后结果保存起来，以供用户随时调用；还可以对各种信息（如语言、文字、图形、图像、音乐等）通过编码技术进行算术运算和逻辑运算，甚至进行推理和证明。

（4）可靠性高，通用性强。现代计算机由于采用超大规模集成电路，都具有非常高的可靠性，可以安全地使用在各行各业，特别是像银行这种要求高可靠性的行业。由于计算机同时具有计算和逻辑判断等功能，所以计算机不但可以用于数值计算，还可对非数据信息进行处理，如图形图像处理、文字编辑、语言识别、信息检索等，使其在各行各业都可发挥出效力。

5. 计算机的应用

计算机的应用主要体现在以下几个方面。

（1）科学与工程计算。科学与工程计算是指利用计算机来完成科学研究和工程技术中提出的数学问题的计算。在现代科学技术工作中，科学计算问题是大量的和复杂的。利用计算机的高速计算、大存储容量和连续运算的能力，可以实现人工无法解决的各种科学计算问题。例如，人造卫星轨迹的计算，房屋抗震强度的计算，火箭、宇宙飞船的研究设计等都离不开计算机的精确计算。

（2）数据处理（或信息处理）。数据处理是指对各种数据进行收集、存储、整理、分类、统计、加工、利用、传播等一系列活动的统称。据统计，80%以上的计算机主要用于数据处理，这类工作量大面宽，决定了计算机应用的主导方向。目前，数据处理广泛应用于办公自动化、企业管理、财务管理、情报检索等。

（3）计算机辅助系统。计算机辅助系统是指利用计算机帮助人们完成各种任务，包括计算机辅助设计（computer aided design，CAD）、计算机辅助制造（computer aided manufacturing，CAM）和计算机辅助教学（computer aided instruction，CAI）。

计算机辅助设计（CAD）：利用计算机的图形能力来进行设计工作。它已广泛应用于飞机、汽车、机械、电子、建筑和轻工等领域。

计算机辅助制造（CAM）：利用计算机系统进行生产设备的管理、控制和操作的过程。例如，在产品的制造过程中，用计算机控制机器的运行，处理生产过程中所需的数据，控制和处理材料的流动以及对产品进行检测等。

将 CAD 和 CAM 技术集成，实现设计生产自动化，这种技术称为计算机集成制造系统（computer integrated manufacturing system，CIMS）。它将真正实现无人化工厂或车间。

计算机辅助教学（CAI）：利用多媒体计算机的图、文、声功能实施教学，是随着多媒体技术的发展而迅猛发展的一个领域，是未来教学的发展趋势。

（4）过程控制（或实时控制）。过程控制利用计算机及时采集检测数据，按最优值迅速地对控制对象进行自动调节或自动控制。采用计算机进行过程控制，不仅可以大大提高控制的自动化水平，而且可以提高控制的及时性和准确性，从而改善劳动条件、提高产品质量及合格率。因此，计算机过程控制已在机械、冶金、石油、化工、纺织、水电、航天等领域得到广泛的应用。

（5）人工智能（或智能模拟）。人工智能（artificial intelligence，AI）是指计算机模拟人类的智能活动，如感知、判断、理解、学习、问题求解和图像识别等。现在人工智能的研究已取得不少成果，有些已开始走向实用阶段。例如，能模拟高水平医学专家进行疾病诊疗的专家系统，具有一定思维能力的智能机器人等。

（6）医学应用。

①计算机辅助诊断和辅助决策系统。计算机辅助诊断是指通过影像学、医学图像处理技术以及其他可能的生理、生化手段，结合计算机的分析计算，辅助影像科医生发现病灶，提高诊断的准确率。可以帮助医生缩短诊断时间，避免疏漏，减轻劳动强度，提供其他专家诊治意见，以便尽快做出诊断，提出治疗方案。利用人工智能技术编制的辅助诊治系统，一般称为医疗专家系统。医疗专家系统是根据医生提供的知识，模拟医生诊治时的推理过程，为疾病的诊治提供帮助。由于在诊治中有许多不确定性，人工智能技术能够较好地解决这种不精确推理问题，使医疗专家系统更接近医生诊治的思维过程，获得较好的结论。

有的医疗专家系统还具有自学功能，能在诊治疾病的过程中再获得知识，不断提高自身的诊治水平。这类系统较好的实例如美国斯坦福大学的 MYCIN 系统，它能识别出引起疾病的细菌种类，提出适当的抗菌药物。在中国类似的系统有中医专家系统，或称中医专家咨询系统。

②医院信息系统。医院信息系统（hospital information system，HIS）用以收集、处理、分析、存储、传递医疗信息和医院管理信息。一个完整的医院信息系统可以完成：患者登记、预约、病历管理、病房管理、临床监护、膳食管理、医院行政管理、健康检查登记、药房和药库管理、患者结账和出院、医疗辅助诊断决策、医学图书资料检索、会诊和转院、统计分析、实验室自动化和接口等任务。

③卫生行政管理信息系统。基于计算机开发的卫生行政管理信息系统，又称卫生管理信息/决策系统，能根据大量的统计资料给卫生行政决策部门提供信息和决策咨询。

④医学情报检索系统。利用计算机的数据库技术和通信网络技术对医学图书、期刊、各种医学资料进行管理。通过关键词等即可迅速查找出所需文献资料。

⑤药物代谢动力学软件包。药物代谢动力学运用数学模型和数学方法定量地研究药物的吸收、分布、转化和排泄等动态变化的规律性。

⑥疾病预测预报系统。疾病在人群中流行的规律，与环境、社会、人群免疫等多方面因素有关，计算机可根据存储的有关因素的信息，建立数学模型进行计算，做出人群中的疾病流行情况的预测预报，供决策部门参考。

⑦最佳放射治疗计划软件。计算机在放疗中的应用主要是计算剂量分布和制订放疗计划。以往用手工计算，由于计算过程复杂，所以要花费许多时间。利用计算机则只要花很短时间，而且误差不超过 5%。这样，对同一个患者在不同的条件下进行几次计算，从中选择一个最佳的放射治疗计划就成为可能。

⑧计算机医学图像处理与图像识别。医学研究与临床诊断中许多重要信息都是以图像形式出现的，医学对图像信息的依赖是十分紧密的。在医学领域中有大量的图像需要处理和识别，以往都是采用人工方式，优点是可以由有经验的医生对临床医学图像进行综合分析，但分析速度慢，正确率因医生而异。计算机高速度、高精度、大容量的特点，可弥补上述不足。

⑨生物化学指标、生理信息的自动分析和医疗设备智能化。医疗设备智能化是指现代医疗仪器与计算机技术及其各种软件结合的应用，使这些设备具有自动采样、自动分析、自动数据处理等功能，并可进行实时控制，它是医疗仪器发展的一个方向。

1.3.2 计算机系统概述

1. 计算机的组成

一个完整的计算机系统由硬件系统和软件系统两大部分组成。硬件是指计算机的实体部分，它由看得见摸得着的各种电子元器件，各类光、电、机设备的实物组成，如主机、外部设备等。硬件是计算机完成各项工作的物质基础，是计算机的躯壳。软件是看不见摸不着的，指计算机所需的各种程序及有关资料，是计算机的灵魂。硬件系统与软件系统按层次结构组成复杂的计算机系统，如图1-3所示。

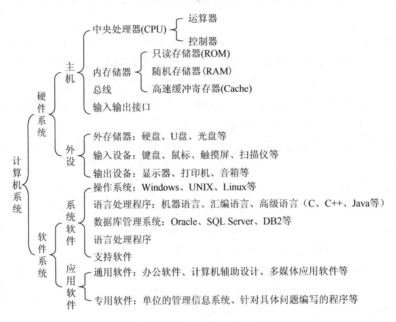

图1-3　计算机系统组成

2. 计算机的工作原理

从计算机诞生到现在，通常使用的计算机体系结构都是美籍匈牙利数学家冯·诺依曼提出的，故也称为冯·诺依曼原理，它的特点可归纳如下。

（1）计算机由运算器、控制器、存储器、输入设备和输出设备五大基本部件组成，并规定了这五大部件的基本功能。

运算器主要由算术逻辑单元（arithmetic and logic unit，ALU）构成，主要功能是进行算术运算和逻辑运算。控制器（control unit，CU）是计算机的指挥中枢，基本功能是从内存取指令、分析指令和向其他部件发出控制信号。存储器主要用来存储程序和数据。输入设备将程序和原始数据输入计算机中。输出设备将计算机处理的结果显示或打印。

（2）采用二进制形式表示数据和指令。

（3）采用存储程序和程序执行的方式，将程序和数据预先存放在主存储器中，使计算机在工作时能够自动高速地从存储器中取出指令，并加以分析执行。

指令是能够被计算机识别并执行的二进制代码，由两部分组成，即操作码和操作数。其中操作码指明了该指令完成的操作，操作数指明了参与运算的数据或其所在的单元地址。程序是指为解决某一问题而设计的一系列有序的指令的集合。例如，用计算机解决某个问题时，要将处理步骤变成一条条指令，组成程序。

这些概念奠定了现代计算机的基本结构，并开创了程序设计的时代。半个多世纪以来，虽然计算机结构经历了重大的变化，性能也有了惊人的提高，但就其结构原理来说，至今占有主流地位的仍是以存储程序原理为基础的冯·诺依曼原理。

典型的冯·诺依曼计算机是以运算器为中心的，如图 1-4 所示，由运算器和控制器包揽一切，使计算机必须等待输入输出操作完成后，才能进行下一个操作，这影响了计算机的效率。

随着硬件、软件技术的发展，科学家对冯·诺依曼计算机进行了改进，现代的计算机已转化为以存储器为中心，如图 1-5 所示，输入输出设备与中央处理器（central processing unit，CPU）可以并行工作，进一步改进了系统的性能。

现代计算机的基本工作原理可以简单概括为"存储程序、程序控制"，首先将事先编好的程序和数据通过输入设备送入存储器，并通过输入设备发出运行程序的命令，系统接收到运行程序的命令后，控制器便从存储器中取出第一条程序指令，进行分析。然后向受控对象发出控制信息，执行该指令。控制器再从存储器中取出下一条指令，进行分析，执行该指令，周而复始地重复"取指令—分析指令—执行指令"的过程，直到程序中的全部指令执行完毕。

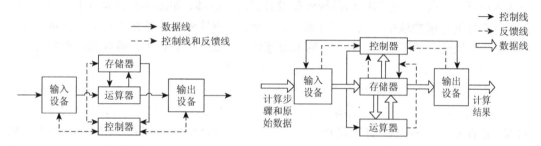

图 1-4　典型的冯·诺依曼计算机结构框图　　　图 1-5　以存储器为中心的计算机结构框图

3. 计算机的性能指标

一台计算机性能的优劣是根据多项技术指标综合确定的。其中，既包含硬件的各种性能指标，又包括软件的各种功能。这里主要讨论硬件的技术指标。

（1）机器字长。机器字长是指计算机进行一次整数运算（即定点整数运算）所能处理的二进制数据的位数，通常与 CPU 的寄存器位数、加法器有关。所以机器字长一般等于内部寄存器的大小，字长越长，数的表示范围越大，计算精度越高。计算机字长通常都选字节（Byte，8 位）的整数倍，通常是 2、4、8 倍。不同的计算机，字长可以不同。

（2）存储容量。存储容量用来衡量计算机的存储能力，是指存储器可以容纳的二进制信息量，包括内存容量和外存容量。存储容量越大，存入的程序和数据越多，系统的运行速度越快。

（3）运算速度。计算机运算速度与许多因素有关，如机器的主频、执行的操作、内存本身的速度等。CPU 主频与时钟频率是衡量计算机运算速度的主要性能指标。CPU 主频与时钟频率越高，计算机的运算速度越快。

现在计算机的运算速度普遍采用单位时间内执行指令的平均条数来衡量，并用 MIPS（million instruction per second，百万条指令每秒）作为计量单位。也可以用 CPI（cycle per instruction，平均指令周期数，即机器主频的倒数）或 FLOPS（floating point operation per second，浮点运算每秒）来衡量运算速度。

1.3.3　计算机硬件系统

微型计算机系统由硬件系统和软件系统两大部分组成，下面将从应用的角度，以台式机为例，介绍微型计算机的硬件系统。

从用户的角度来说，台式机由主机箱和一系列外部设备组成。重要的部件，如主板、CPU、内存、硬盘、电源以及各种接口等都在主机箱内部，因此也称为主机系统。

1. 主板

主板（mother board 或 main board），又称主机板、母板等，是微型计算机中最大的一块集成电路板，也是其他部件和各种外部设备的连接载体，如图 1-6 所示。CPU、内存条、显卡等部件通过插槽或插座安装在主板上，硬盘、光驱等外部设备在主板上也有各自的接口，有些主板还集成了声卡、显卡、网卡等部件。在微型计算机中，所有部件和各种外部设备通过主板有机地结合起来，形成一套完整的系统。

主板结构是根据主板上各元器件的布局排列方式、尺寸、形状、所使用的电源规格等制定出的通用标准，所有主板厂商都必须遵循。主板结构主要有 ATX、Micro ATX、EATX 等。其中，ATX 是市面上最常见的主板结构，扩展插槽较多，PCI 插槽数量在 4～6 个，大多数主板都采用此结构，主要用于常规尺寸的机箱。Micro ATX 又称 Mini ATX，是 ATX 结构的简化版，就是常说的"小板"，扩展插槽较少，PCI 插槽数量在 3 个或 3 个以下，多用于品牌机并配备小型机箱。EATX 多用于服务器/工作站主板。

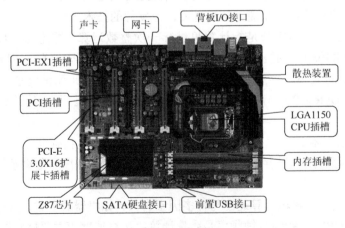

图 1-6　主板

主板主要由芯片和插槽/接口两大部分组成。

（1）芯片：主要有芯片组、BIOS 芯片、集成芯片（如声卡、网卡）等。

芯片组（chip set）是主板上的一组超大规模集成电路芯片的总称，用于控制和协调计算机各部件的运行。计算机系统的整体性能和功能不仅取决于 CPU，在很大程度上还要由这些芯片组来决定。

其中，BIOS（basic input output system）芯片是指基本输入输出系统，它是一组固化到计算机内主板上一个 ROM 芯片上的程序，它保存着计算机最重要的基本输入输出的程序、开机后自检程序和系统自启动程序，它可从 CMOS 中读写系统设置的具体信息。其主要功能是为计算机提供最底层的、最直接的硬件设置和控制。当今，此系统已成为一些病毒木马的目标，此系统一旦被破坏，后果不堪设想。

（2）插槽/接口：主要有 CPU 插座、内存条插槽、PCI 插槽、PCI-E 插槽、SATA 接口、PS/2 接口、USB 接口、音频接口、HDMI 接口等。

2. CPU

CPU 是一块超大规模的集成电路，是一台计算机的运算核心和控制核心，其重要性好比大脑对于人一样。它的功能主要是解释计算机指令以及处理计算机软件中的数据。CPU 主要包括运算器和控制器，高速缓冲存储器及实现它们之间联系的数据、控制及状态的总线。它与内部存储器和输入/输出设备合称为电子计算机三大核心部件。CPU 在主板上被装配在专门的 CPU 插座上，由于 CPU 工作频率高，会产生大量的热量，需要安装散热风扇。

1）CPU 的主要性能指标

计算机的性能在很大程度上由 CPU 的性能决定，而 CPU 的性能主要体现在其运行程序的速度上。影响运行速度的性能指标包括 CPU 的主频、外频、字长等参数。

（1）主频和外频。主频是指 CPU 的时钟频率或工作频率（单位为 Hz），用来表示 CPU 运算、处理数据的速度。通常，主频越高，CPU 处理数据的速度就越快。实际上，CPU 的运算速度还与 CPU 的其他性能指标（如高速缓存、CPU 的位数等）有关，因此不能绝对地认为主频高则 CPU 运算速度快。

外频是指系统级总线的时钟频率或工作频率，是 CPU 到芯片组之间的总线速度。主频和外频的关系是：

$$主频 = 外频 \times 倍频$$

（2）字长和位数。一般说来，计算机在同一时间内处理的一组二进制数称为一个计算机的"字"，而这组二进制数的位数就是"字长"。字长等于通用寄存器的位数，字长总是 8 的整数倍，通常个人计算机的字长为 32 位、64 位。例如，64 位 CPU 是指 CPU 的字长为 64，在同一时间内处理字长为 64 位的二进制数据，也就是 CPU 中通用寄存器为 64 位。

（3）高速缓冲存储器。高速缓冲存储器（cache）简称缓存，是位于主存与 CPU 之间的一级存储器，由静态存储芯片（SRAM）组成，容量比较小但速度比主存高得多，接近于 CPU 的速度。根据程序局部性原理，正在使用的主存储器某一单元邻近的那些单元将被用到的可能性很大。因而，当中央处理器存取主存储器某一单元时，计算机自动地将包括该单元在内的一组单元内容调入高速缓冲存储器，于是，中央处理器就可以直接对高速缓冲存储器进行存取。如果中央处理器绝大多数存取主存储器的操作能为存取高速缓冲存储器所代替，计算机系统处理速度就能显著提高。

（4）多核和多线程。多核处理器是指在一个芯片上集成两个或多个完整的处理器核心，通过提高程序的并发性从而提高系统的性能。多核处理器一般由一个控制器来协调多个核心之间的任务分配、数据同步等工作。

多线程是指从软件或者硬件上实现多个线程并发执行的技术。具有多线程能力的计算机因有硬件支持而能够在同一时间执行多于一个线程，进而提升整体处理性能。超线程（hyper-threading，HT）是 Intel 所研发的一种技术，于 2002 年发布。它是指一个 CPU 同时执行多个程序而共同分享一个 CPU 内的资源，理论上要像两个 CPU 一样在同一时间执行两个线程。

2）CPU 产品

目前生产 CPU 产品的主要有 Intel 公司和 AMD 公司。

（1）Intel CPU。Intel 公司是全球生产微处理器最大的公司。2005 年，Intel 公司推出酷睿（Core）CPU，开始致力于通过在一个 CPU 中集成多个核心的技术来提升 CPU 的整体性能。2010 年 Intel 公司推出智能处理器 Core i 系列，如图 1-7 所示，主要有 Core i3、Core i5、Core i7 和 Core i9 等。Core i3 为低端处理器，采用的核心和缓存要少些，Core i7、Core i9 为高端处理器，拥有更多的核心和缓存。目前市面上，Core i9 系列最多可集成 16 核心，Core i7 系列最多可集成 10 核心。

（2）AMD CPU。AMD 系列中的各个 CPU 在 Intel 中都能找到相对应的产品，而且性能基本一致。现在 AMD 的主要产品是锐龙（Ryzen）系列，如图 1-8 所示，主要有 Ryzen3、Ryzen5、Ryzen7 和 Ryzen ThreadRipper。

在同级别情况下，AMD 公司产品的 CPU 浮点运算能力比 Intel 公司产品稍弱，AMD 公司产品的强项在于集成的显卡。在相同价格下，AMD 公司产品的配置更高，核心数量更多。

（3）国产 CPU——龙芯。龙芯是中国科学院计算技术研究所自主研发的通用 CPU，具有自主知识产权，是 RISC（reduced instruction set computer，精简指令集计算机）型 CPU，采用简单指令集。

2002 年，龙芯 1 号研发完成，为 32 位的处理器，主频是 266MHz。

2003 年，龙芯 2 号正式完成并发布，为 64 位处理器，主频最高可达 1GHz。

2009 年，龙芯 3 号，龙芯 3A 处理器研发完成，如图 1-9 所示，是首款国产商用 4 核处理器，其工作频率可达 900MHz～1GHz，峰值计算能力可达到 16GFLOPS（每秒 10 亿次的浮点运算次数），性能达到了世界先进水平。

2011 年，龙芯 3B 处理器研发成功，为 8 核处理器，主频达到 1GHz，支持向量运算加速，峰值计算能力达到 128GFLOPS，具有很高的性能功耗比。

2015 年 3 月 31 日中国发射首枚使用"龙芯"处理器的北斗卫星。

龙芯系列处理器主要应用于高性能计算机，为我国产的大型计算设备提供过硬的核心动力。

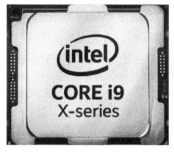
图 1-7　Intel CPU

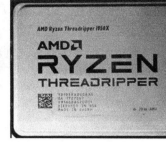
图 1-8　AMD CPU

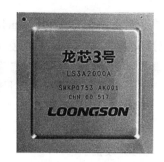
图 1-9　龙芯 CPU

3. 内存储器

内存储器简称内存，是 CPU 能够直接访问的存储器，用于存放正在运行的程序和数据。内存有三种类型：随机存储器（random access memory，RAM）、只读存储器（read only memory，ROM）和高速缓冲存储器（cache）。人们通常所说的内存指的是 RAM。

1）随机存储器

随机存储器（RAM）表示既可以从中读取数据，也可以写入数据。RAM 的特点是存取速度快、价格贵，但断电后存于其中的数据就会丢失，属于易失性存储器。

现在的主流内存的规范是 DDR，全称是 DDR SDRAM（double data rate synchronous dynamic RAM，双倍速率同步动态随机存储器）。目前，DDR 的种类主要有 DDR2、DDR3 和 DDR4，比较主流的是 DDR3 和 DDR4，其中 DDR4 的存取速度最快，如图 1-10 所示。单条内存的容量目前有 2GB、4GB、8GB 和 16GB。主板上一般有 2 个或 4 个内存插槽，所以计算机中内存的容量受 CPU 位数和主板设计的限制。

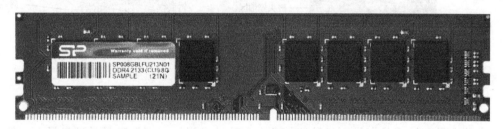
图 1-10　DDR4 内存条

2）只读存储器

只读存储器（ROM）一般用于存放计算机的基本程序和数据，如 BIOS。在制造 ROM 的时候，信息（数据或程序）就被存入并永久保存，这些信息只能读出，不能写入。ROM 的特点是存取速度慢，价格便宜，断电后信息不会丢失，可靠性高。

3）高速缓冲存储器

高速缓冲存储器（cache），是一种小容量高速存储器，集成在 CPU 内部，存储 CPU 即将访问的指令和数据。cache 主要解决 CPU 的高速和 RAM 的低速匹配问题。cache 的特点是存取速度快，但存储容量小，成本最高。

目前，在 CPU 中，cache 可以分为一级缓存（L1 cache）和二级缓存（L2 cache），部分高端 CPU 还具有三级缓存（L3 cache）。当 CPU 要读取一个数据时，首先从一级缓存中查找，如果没有找到再从二级缓存中查找，如果还没有找到就从三级缓存或内存中查找。一级缓存是所有缓存中容量最小的，一般只有 64KB。

4. 外存储器

1）硬盘

硬盘是计算机中最主要的存储设备，是存储计算机数据资料的仓库，由一个或者多个铝制或者玻璃制的盘片组成，通过盘片上磁场的变化记录各种信息，用于存储各种软件、程序和数据。它们既是输入设备，又是输出设备，但只能和计算机内存交换信息。

硬盘可分为机械硬盘（hard disk drive，HDD）、固态硬盘（solid state drive，SSD）和移动硬盘（mobile hard disk，MHD）三种。

（1）机械硬盘。机械硬盘即传统普通硬盘，也称为"温彻斯特硬盘"，简称"温盘"，主要由盘片、磁头、盘片转轴及控制电机、磁头控制器、数据转换器、接口、缓存等几个部分组成，如图 1-11 所示。磁头可沿盘片的半径方向运动，加上盘片每分钟几千转的高速旋转，磁头就可以定位在盘片的指定位置上，进行数据的读写操作。

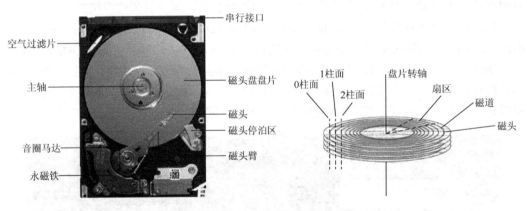

图 1-11　机械硬盘的结构

存储容量和转速是衡量硬盘性能的两个主要技术指标。存储容量是硬盘最主要的参数，目前微型计算机中硬盘存储容量已经超过 1TB。

转速是硬盘内电机主轴的旋转速度，也就是磁头盘盘片在一分钟内所能完成的最大转数。硬盘转速以每分钟多少转来表示，单位表示为 RPM（revolutions per minute），RPM 值越大，内部传输率越快，访问时间就越短，硬盘的整体性能也就越好。

硬盘接口是硬盘与主机系统间的连接部件，其作用是在硬盘和主机内存之间传输数据。不同的硬盘接口决定着硬盘与计算机之间的连接速度，在整个系统中，硬盘接口的优劣直接影响着程序运行快慢和系统性能的好坏。目前微型计算机中常用的硬盘接口主要为 SATA 接口（serial advanced technology attachment，串行高级技术附件，简称串口）。另外，SCSI 接口（small computer system interface，小型计算机系统接口）

的硬盘主要应用于服务器市场，而光纤通道接口的硬盘只用于高端服务器上，价格昂贵。

（2）固态硬盘。固态硬盘也称为电子硬盘，如图 1-12 所示，是由控制单元和固态电子存储芯片通过阵列的形式构成的硬盘。固态硬盘的接口规范、功能和使用方法与普通机械硬盘相同，在产品外形和尺寸上也与机械硬盘一样。

固态硬盘的存储原理与机械硬盘完全不同，它按存储介质不同分为两种：一种采用闪存（flash 芯片）作为存储介质；另一种采用 DRAM 作为存储介质。目前，绝大多数固态硬盘采用的是闪存介质。由于固态硬盘没有机械硬盘的磁头，寻道时间几乎为 0，所以读取速度相对机械硬盘更快。除此之外，固态硬盘还具有功耗低、无噪声、防震抗摔性好和体积小等优点。但固态硬盘价格较昂贵（是机械硬盘的十几倍），且有数据难以恢复、写入寿命有限等缺点。

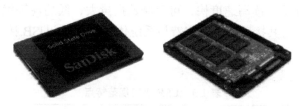

图 1-12 固态硬盘

（3）移动硬盘。移动硬盘是以硬盘为存储介质的便携式存储器。大多数移动硬盘都是以机械硬盘为基础的，只有很少部分是以微型硬盘（1.8in 硬盘等）（1in = 2.54cm）为基础的。移动硬盘数据的读写模式与机械硬盘是相同的。移动硬盘多采用 USB、IEEE1394 等传输速度较快的接口，能以较高的速度与系统进行数据传输。

2）光盘存储器

光盘存储器（简称光盘）是利用光学方式进行读写信息的存储设备，利用激光束在记录表面上存储信息，根据激光束和反射光的强弱不同，实现信息的读写。光盘主要由驱动器、盘片和控制器组成。光盘具有体积小、容量大、易于长期保存等优点。

光盘可以分为以下类型。

（1）CD-ROM：容量 650MB，称为只读光盘，不能添加或删除信息。

（2）CD-R：容量 650MB、700MB，可以多次刻录文件，但不能删除文件。每次刻录是永久性的。

（3）CD-RW：容量 650MB，可以多次刻录和擦除文件。

（4）DVD-ROM：容量 4.7GB，也称为只读光盘，不能添加或删除信息。

（5）DVD-R、DVD + R：容量 4.7GB，可以多次刻录文件，但不能删除文件。每次刻录是永久性的。

（6）DVD-RW、DVD + RW：容量 4.7GB，可以多次刻录和擦除文件。

（7）DVD-RAM：容量 2.6GB、4.7GB、5.2GB 和 9.4GB，可以多次刻录和擦除文件。

（8）DVD-R DL、DVD + R DL：容量 8.5GB，可以多次刻录文件，但不能删除文件。每次刻录是永久性的。

（9）BD-R：容量 25GB，可以多次刻录文件，但不能删除文件。每次刻录是永久性的。

（10）BD-R DL：容量 50GB，可以多次刻录文件，但不能删除文件。每次刻录是永久性的。

（11）BD-RE：容量 25GB，可以多次刻录和擦除文件。

（12）BD-RE DL：容量 50GB，可以多次刻录和擦除文件。

在计算机中读取光盘内容需要光盘驱动器，简称光驱。光驱可分为 CD-ROM 光驱、DVD 光驱、康宝（COMBO）光驱、DVD 刻录机、蓝光（BD-ROM）光驱、蓝光刻录机等多种。

3）其他移动存储设备

U 盘（universal serial bus flash disk，USB 闪存盘）是一种使用 USB 接口的半导体存储器，采用闪存（flash memory）作为存储介质，是一种即插即用、寿命长、体积小的存储器，具有可重复读写、读写速度快、可存储数据量大、低功耗等优点。U 盘一般都用USB 接口与系统相连，其接口规范决定着与系统传输的速度，USB 接口规范特点如表 1-3所示。

表 1-3　USB 接口规范特点

USB 版本	理论最大传输速率	速率称号
USB1.0	1.5Mbit/s（192KB/s）	低速
USB1.1	12Mbit/s（1.5MB/s）	全速
USB2.0	480Mbit/s（60MB/s）	高速
USB3.0	5Gbit/s（500MB/s）	超高速

存储卡（memory card）或称闪存卡（flash memory card），是一种使用 flash 芯片作为存储介质的数据存储设备，多为卡片或者方块状。它主要用于手机、数码相机、PDA、笔记本电脑、音乐播放器、掌上游戏机和其他电子设备。它能提供可重复读写，无须外部电源的存储形式。常见的存储卡有 SD 卡、MiniSD 卡、MicroSD 卡等。

5. 总线

计算机系统结构复杂，各部件之间信息交流频繁，需要有一个能够有效高速传输各种数据的通道，这就是总线。总线由一组导线和相关的控制、驱动电路组成，在微机系统中作为一个独立部件来看待。

总线的分类标准有很多种，按照所传输的信息种类，总线可以划分为数据总线、地址总线和控制总线，分别用来传输数据、地址和控制信号。按照传输方式，总线可分为串行总线和并行总线，串行总线有 RS-232、PS/2、USB 等，并行总线有 FSB（front side bus，前端总线）等。根据所连接的部件不同，总线可分为内部总线、系统总线和通信总线。

系统总线是计算机系统中最重要的总线，人们平常所说的计算机总线就是指系统总线，如 PCI（peripheral componet interconnect，外设组件与互连）总线、PCI-E 总线等。该总线用来连接计算机各功能部件而构成一个完整的计算机系统。

PCI 总线是由 Intel 公司推出的一种局部总线。它定义了 32 位数据总线（可扩展为 64 位），总线时钟频率为 33MHz（可提高到 66MHz），最大数据传输率 528MB/s，支持突发读写操作，可同时支持多组外围设备，可连接高速的 I/O 设备。

PCI-E（PCI-Express）是一种新型的总线规格，它也是由 Intel 公司提倡和推广的，其最终的设计目的是取代现有计算机系统内部的总线传输接口，不仅包括显示接口，还包括了 CPU、PCI、HDD、Network 等多种应用接口，最终实现总线标准的统一。PCI-E 采用多通道传输机制，多个通道互相独立，共同组成一条总线。根据通道数的不同，PCI-E 可分为 X1、X2、X4、X8、X16 以及更高速的 X32。PCI-E 中每个通道的单向传输速率可达 250MB/s，双向可达 500MB/s，大大提升了系统总线的数据传输能力。

6. 输入输出接口

用户通过输入输出接口把鼠标、键盘、显示器、打印机、U 盘、外置硬盘、各种数码设备等连接到计算机上。主板上常见的接口有硬盘接口、USB 接口、VGA 接口、DVI 接口、HDMI 接口等，如图 1-13 所示。下面介绍部分外设接口。

（1）PS/2 复用接口：用于外接鼠标和键盘，紫色接键盘，绿色接鼠标。

（2）USB 接口：用于连接 USB 接口的外部设备。目前主流的有 USB 2.0 和 USB 3.0，其中蓝色的为 USB 3.0 接口。

（3）eSATA 接口：用于连接外部硬盘或其他高速外存，速度比较快。

（4）VGA、DVI 接口：视频接口，用于连接显示器。DVI 接口是数字视频接口，是一种数字信号高速无损失传输接口，速度快。

（5）HDMI 接口（high definition multimedia interface，高清晰度多媒体接口）：是一种全数字化影像声音传输接口，可传送无压缩的音频信号和视频信号，主要用于连接液晶电视等高清设备。

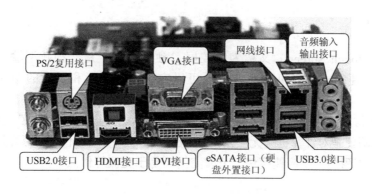

图 1-13　计算机外部设备接口

7. 显示器

显示器（display）也称为监视器，是微型计算机必备的输出设备。显示器可以分为阴极射线管（cathode ray tube，CRT）显示器、液晶显示器（liquid crystal display，LCD）、发光二极管（light emitting diode，LED）显示器等。CRT 显示器现已基本被淘汰，LCD 和 LED 显示器在外观上差不多，面板都是液晶的；它们的区别在于背光灯，LCD 的背光灯是冷阴极灯管，而 LED 的背光灯是二极管。采用 LED 背光技术的优势是可以提升液晶的色域。由于液晶本身是不发光的，而是靠透过背光的光线显示图像，因此其色域范围主要受到背光源的影响。

显示器的主要技术指标有分辨率、可视角度、响应时间、接口类型以及刷新频率等。常用的性能指标如下。

分辨率是指显示器上像素的数量。分辨率越高，显示器可显示的像素就越多，画面质量就越精细，同样的屏幕区域内能显示的信息就越多。常见的分辨率有 1024×768、1280×1024、1920×1080、2560×1440、3840×2160、5120×2880 像素等。

可视角度指用户从不同的方向清晰地观察到屏幕上所有内容的角度。通常可视角度越大越好。目前，主流液晶显示器的水平可视角度为 170°，垂直可视角度为 160°。

响应时间通常以毫秒为单位，指液晶显示器各像素点对输入信号反应的速度，即像素由暗转亮或者由亮转暗所需要的时间。响应时间越短，观看动态画面时越不会有尾影拖曳的感觉。

8. 键盘和鼠标

键盘和鼠标都是计算机必备的输入设备，是人与计算机进行沟通的主要工具。键盘可以从多个角度进行分类，按按键类型可分为机械键盘、游戏键盘、多功能键盘和数字键盘等；按接口可分为 PS/2 接口和 USB 接口；按连接方式可分为有线、无线和蓝牙。

鼠标根据其工作原理分为机械鼠标和光电鼠标。机械鼠标已被淘汰。光电鼠标具有精确、耐用、易维护等优点。鼠标还可以分为有线和无线两种。目前，常见的鼠标接口有 PS/2 接口和 USB 接口。

9. 触摸屏

触摸屏（touch screen）又称为触控屏、触控面板，是一种新型输入设备，是目前最简单、方便的一种人机交互方式，可以完全代替鼠标和键盘的功能，应用范围非常广。

触摸屏通常由透明材料制成，安装在显示器的前端，通过手指的触摸来选择功能，进行各种操作，即使是对计算机一无所知的人，也能立即使用，使计算机展现出更大的魅力。触摸屏具有坚固耐用、反应速度快、节省空间、易于交流等优点。

10. 打印机

打印机是计算机的输出设备之一，用于将计算机处理结果打印在相关介质上，主要通过 USB 接口与计算机进行连接。衡量打印机好坏的指标有三个：一是打印分辨率，一般指最大分辨率，单位是 DPI（dot per inch），即每英寸的点数，分辨率越高打印输出的效果越精细、越逼真；二是打印速度，即每分钟可以打印的页数（A4 纸）；三是噪声。

打印机的种类有很多，按工作原理可分为击打式打印机与非击打式打印机；按打印字符结构可分为全形字打印机和点阵字符打印机；按一行字在纸上形成的方式可分为串式打印机与行式打印机；按工作方式可分为针式打印机、喷墨式打印机、激光打印机等。

针式打印机通过打印机和纸张的物理接触来打印字符图形，耗材是色带，主要用于发票、单据等的打印。而喷墨式打印机和激光打印机都是通过喷射墨粉来印刷字符图形的。喷墨式打印机的耗材是墨水，彩色还原效果好、机器便宜，常用来打印相片，但耗材贵、打印速度慢、故障率高。激光打印机的耗材是墨粉和硒鼓，速度快、故障率少，但机器贵。

另外，随着技术的发展，3D 打印机已逐步投入实际使用。3D 打印机又称三维打印机，是一种累积制造技术，即快速成形技术的一种机器，它以一种数字模型文件为基础，通过打印一层层的黏合材料来制造三维物体。现阶段 3D 打印机被用来制造产品，特别是一些高价值的应用（如髋关节或牙齿，或一些飞机零部件），把数据和原料放进 3D 打印机中，机器会按照程序把产品一层层制造出来。

3D 打印技术的应用领域越来越广泛，如可用于珠宝、鞋类、汽车、航空航天、医疗产业、教育等领域，而且常常在模具制造和工业设计等领域用于制造模型或者用于一些产品的直接制造，这意味着这项技术正在普及。现在通过 3D 打印机也可以打印出食物，这也是 3D 打印机未来的发展方向。

1.3.4　计算机软件系统

从广义上说，软件是指为运行、维护、管理、应用计算机所编制的所有程序和数据的总和。通常按功能分为系统软件和应用软件。

1. 系统软件

系统软件是指控制和协调计算机及外部设备，支持应用软件开发和运行的系统，是无须用户干预的各种程序的集合。主要功能是调度、监控和维护计算机系统；负责管理计算机系统中各种独立的硬件，使得它们可以协调工作。根据软件的不同用途，系统软件可分为操作系统、程序设计语言、语言处理程序、数据库管理系统和支持软件。

1）操作系统

操作系统是计算机系统中最重要的组成部分，它是有效控制和管理计算机系统的各种资源，协调各个计算机部件的工作，合理地组织计算机的工作流程，为用户提供友好的界面以及使用计算机系统的一种系统软件。

2）程序设计语言

编写计算机程序所用的语言称为程序设计语言，是用户和计算机交流的工具，程序设计语言可分为机器语言、汇编语言和高级语言。

机器语言是由二进制"0"和"1"代码指令构成的，是唯一能被计算机硬件系统理解和执行的语言。汇编语言是用助记符号编写程序的语言,汇编语言指令是机器指令的符号化。高级语言是指更接近于人们日常使用的书面语言,是用来编制程序的语言。

3）语言处理程序

语言处理程序就是将汇编语言或高级语言的源程序"翻译"成计算机可执行的机器语言。按照不同的翻译处理方法,翻译程序有以下三类。

汇编程序（assembler）：将汇编语言翻译成机器语言。

编译程序（compiler）：将高级语言程序（源程序）的全部语句一次性全部翻译成机器语言程序,而后再执行机器语言程序。

解释程序（interpreter）：将高级语言程序（源程序）的一条语句翻译成机器语言的一条语句,并且立即执行这条语句,接着翻译源程序的下一条语句,并执行这条语句,如此重复直至完成源程序的全部翻译任务。

4）数据库管理系统

数据库（database,DB）是长期存储在计算机内、有组织的、可共享的大量数据集合。数据库管理系统（database management system,DBMS）是数据库系统中对数据库进行管理的软件系统,位于用户与操作系统之间的一层数据管理软件。

5）支持软件

支持软件指在软件开发过程中用于开发、管理、调试的相关软件。通常包括编辑程序、连接装配程序、诊断排错程序和调试程序等。

2. 应用软件

应用软件是为解决各类实际问题而用各种程序设计语言编制的程序和有关技术资料。应用软件适用于特定的应用领域。随着计算机的广泛应用,应用软件的种类越来越多、数量越来越大。常用的应用软件有以下几类。

（1）系统工具软件：Ghost、EasyRecovery、驱动精灵、杀毒软件等。

（2）办公自动化软件：Microsoft Office、WPS Office 等。

（3）网络应用软件：浏览器如 IE,下载工具如迅雷,通信软件如 QQ 等。

（4）多媒体应用软件：会声会影、Flash、Photoshop、Dreamweaver 等。

（5）娱乐休闲软件：游戏软件,视频影音类软件如暴风影音、Pot Player 等。

（6）辅助设计类软件：AutoCAD、中望 CAD、华图 AXCAD 等。

（7）文本阅读软件：CAJ Viewer、Adobe Reader 等。

（8）企业应用软件：用友财务管理软件、金算盘财务管理软件等。

3. 操作系统

1）操作系统的概念

操作系统是管理和控制计算机硬件与软件资源的计算机程序,是直接运行在"裸机"上的最基本的系统软件,任何其他软件都必须在操作系统的支持下才能运行。操作系统是一种能让个人计算机使用其他软件的系统软件,是系统的硬件资源和软件资源的管理者,同时为用户提供了一个友好的使用界面。

2）操作系统的功能

操作系统管理和控制计算机系统中的所有硬件、软件资源，合理地组织计算机工作流程，并为用户提供一个良好的工作环境和友好的接口。计算机系统的主要硬件资源有处理器、存储器、外部设备；软件资源以文件形式存储在外存储器上。因此从资源管理和用户接口的观点上看，操作系统具有处理机管理、存储器管理、设备管理、文件管理和提供用户接口的功能。

（1）处理机管理。中央处理器（CPU）是计算机系统中最重要的硬件资源，任何程序只有占用了 CPU 才能运行。处理机管理的目的是要合理地安排 CPU 时间，以保证多个作业能顺利完成并且尽量提高 CPU 的效率，使用户等待的时间最少。操作系统对处理机管理策略不同，提供作业处理方式也就不同，例如，批处理方式、分时处理方式和实时处理方式。

处理机管理也称为进程管理，它是操作系统的核心内容。程序是为了实现特定目标而用计算机语言编写的一组有序指令，是一个静态的概念，它无法描述程序在内存中的运行状态，因此就引入了新的概念——进程。

进程是执行中的程序，是系统进行资源调度和分配的一个独立单位，进程具有六个基本特征：动态性、并发性、独立性、异步性、结构特性和制约性。所有基于程序设计的操作系统都是建立在进程的概念之上的。无论是应用程序还是系统程序，都需要针对每一个任务创建相应的进程。

进程在其生存周期内，受资源制约，其执行过程是间断的，因此，进程状态也是不断变化的。一般来说，进程有三种基本状态：就绪状态、运行状态和等待状态。进程的三种基本状态之间的关系如图 1-14 所示。

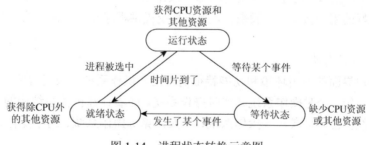

图 1-14　进程状态转换示意图

（2）存储器管理。计算机在工作时不仅需要硬件资源，还需要很多软件资源（系统软件、编译软件、应用软件等），而这些软件资源如何高效、合理地分配计算机有限的内存空间，如何才能使它们既保持联系，又不相互干扰，是操作系统存储器管理需要解决的问题。因此，存储器管理主要是对内部存储器进行合理分配、有效保护和扩充，提高内存的利用率，优化系统的性能。主要有以下四个功能。

存储分配：考虑如何提高空间利用率的问题，为每道程序分配一定的内存空间，合理满足用户程序和数据的需求。

地址映射：将程序在外存上的逻辑地址转换为内存中的物理地址。

内存保护：保护各类程序（系统、用户、应用程序）及数据免遭破坏，使各应用程序相互隔离。

内存扩充：解决在有限的内存中运行大程序的问题。可以用一些方法来扩充主存空间，如自动覆盖技术、交换技术和虚拟存储技术等。

（3）设备管理。操作系统控制外部设备和 CPU 之间的通道，把提出请求的外部设备按照一定的优先顺序排好队，等待 CPU 响应。主要有以下四个功能。

缓冲管理：解决 CPU 与 I/O 设备的速度不匹配问题。

设备分配：根据用户要求，分配所需 I/O 设备。

设备驱动：实现 CPU 和设备控制器之间的通信。

设备无关性：又称设备的独立性，即用户编写的程序与实际使用的物理设备无关，由操作系统把程序中使用的逻辑设备映射到物理设备。

（4）文件管理。文件管理是对系统的软件资源的管理。计算机系统中的程序或数据都要存放在相应存储介质上。为了便于管理，操作系统将相关的信息集中在一起，称为文件。文件管理功能就是负责这些文件的存储、检索、更新、保护和共享。主要有以下四个功能。

文件存储空间管理：为新文件分配外存空间，回收释放文件空间，从而提高利用率。

文件操作管理：包括文件的创建、删除、打开、关闭等。

目录管理：在计算机中对文件进行"按名存取"，采用树型目录结构对文件目录进行管理。

文件读写管理和存取控制：为保证文件信息的安全性，防止未授权用户的存取或破坏，对文件进行存取控制。

（5）提供用户接口。前述的四项功能都是操作系统对资源的管理。操作系统还为用户提供了一个友好的用户接口。一般来说，操作系统提供程序和作业两种方式的接口来为用户服务。

3）操作系统的分类

根据在用户界面的使用环境和功能特征的不同，操作系统一般可分为三种基本类型，即批处理操作系统、分时操作系统和实时操作系统。随着计算机体系结构的发展，又出现了多种操作系统，它们是嵌入式操作系统、个人计算机操作系统、网络操作系统和分布式操作系统。

（1）批处理操作系统。批处理操作系统是一种早期的大型机使用的操作系统，它的工作方式是用户将作业交给系统操作员，系统操作员将许多用户的作业组成一批作业，之后输入计算机中，在系统中形成一个自动转接的连续的作业流，然后启动操作系统，系统自动、依次执行每个作业，最后由操作员将作业结果交给用户。它的特点是多道和成批处理。

（2）分时操作系统。分时操作系统将 CPU 的时间划分成若干个片段，称为时间片。操作系统以时间片为单位，轮流为每个终端用户服务。每个用户轮流使用一个时间片，而且每个用户并不觉察有别的用户存在。这样一台计算机可同时为多个终端用户服务，对每个用户都能保证足够短的响应时间，并提供交互会话功能。它的特点是交互性、多用户同时性、独立性和及时性。

（3）实时操作系统。实时操作系统是随着计算机在实时控制和实时信息处理中的应用需求而产生的。它是指使系统能及时响应外部事件的请求，在规定的严格时间内完成对该事件的处理，并控制所有实时设备和实时任务协调一致地工作的操作系统。实时操作系统的目标是：对外部请求在严格时间范围内做出反应，有高可靠性和完整性。实时操作系统的应用领域可分为两类：一类是实时控制系统，如导弹发射系统、卫星发射系统等；另一类是实时信息处理系统，如车票、机票订购系统等。

批处理操作系统、分时操作系统和实时操作系统是操作系统的三种基本类型，在此基础上发展出具有多种操作系统类型特征的操作系统，即同时具有批处理操作系统、分时操作系统和实时操作系统中两者或两者以上的功能的操作系统，称为通用操作系统。

（4）嵌入式操作系统。嵌入式操作系统是运行在嵌入式系统环境中，对整个嵌入式系统以及它所操作、控制的各种部件装置等资源进行统一协调、调度、指挥和控制的系统软件。典型的嵌入式操作系统的应用领域很广泛，如智能手机和平板电脑中的 Android、iOS 以及 GPS 设备等。

（5）个人计算机操作系统。个人计算机操作系统是联机、交互式的操作系统。主要供个人使用，功能强、价格便宜，它能满足一般人操作、学习、娱乐等方面的需求。个人计算机操作系统有单用户单任务（MS-DOS）系统、单用户多任务（Windows）系统、多用户多任务（UNIX、Linux）系统。目前在个人计算机上使用的操作系统以 Windows 系统和 Linux 系统为主。

（6）网络操作系统。网络操作系统是基于计算机网络的，是在各种计算机操作系统上按网络体系结构协议标准开发的软件，包括网络管理、通信、安全、资源共享和各种网络应用，实现相互通信和资源共享。

（7）分布式操作系统。分布式操作系统是用于管理分布式系统资源的操作系统，它与集中式操作系统的主要区别在于资源管理、进程通信和系统结构。分布式操作系统有高度的并行性和有效的同步方法，它是由多台计算机通过网络连接在一起而组成的系统，系统中任意两台计算机可以通过远程调用交换信息。系统中的计算机无主次之分，系统的资源供所有用户共享，一个程序可以分布在几台计算机上并行地运行，互相协作完成一个共同的任务。

1.3.5　Windows 7 操作系统

1. Windows 操作系统的发展

自 1985 年微软推出 Windows 1.0 以来，Windows 系统经历了几十年的变革。它的发展历程如图 1-15 所示。

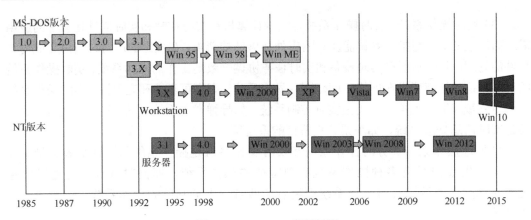

图 1-15　Windows 发展历程

　　Windows 7 的中文名称为视窗 7，于 2009 年 10 月 22 日在美国发布，于 2009 年 10 月 23 日下午在中国正式发布。Windows 7 的设计主要围绕五个重点：针对笔记本电脑的特有设计；基于应用服务的设计；用户的个性化；视听娱乐的优化；用户易用性的新引擎。它是除 Windows XP 外第二经典的 Windows 操作系统。

　　Windows 7 可供选择的版本有：入门版（Starter）、家庭普通版（Home Basic）、家庭高级版（Home Premium）、专业版（Professional）、企业版（Enterprise）（非零售）、旗舰版（Ultimate）。

　　本书将以 Windows 7 为例介绍 Windows 操作系统的使用方法。

　　2. Windows 7 操作系统桌面及设置

　　启动 Windows 7 操作系统后看到的界面称为桌面，包括桌面图标、桌面背景和任务栏。

　　1）桌面图标

　　桌面图标是带有文字说明的小图标，它可能代表程序、文件或网页等对象。双击图标可以打开对应的应用程序或执行相应的命令。用户还可以修改图标的样式和改变图标的显示位置等。桌面图标主要分为系统图标、快捷图标和普通图标三种，如图 1-16 所示。

　　（1）系统图标：安装完操作系统后自动生成的图标，可进行与系统相关的操作。常见的包括计算机、回收站、网络等。

　　（2）快捷图标：应用程序的快捷启动方式，图标左下角有箭头标志。

　　（3）普通图标：保存在桌面上的文件或文件夹。

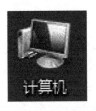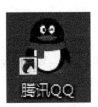

图 1-16　Windows 桌面图标

2）任务栏

桌面的底部是任务栏，如图 1-17 所示，主要包括开始按钮、快速启动区、系统通知区、显示桌面按钮四个部分。

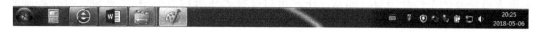

图 1-17　任务栏

Aero Peek 是 Windows 7 中 Aero 桌面提升的一部分，Aero 代表了 authentic（真实）、energetic（动感）、reflective（反射）及 open（开阔），是 Windows 7 中的一个崭新功能。如果用户打开了很多 Windows 窗口，那么想要很快找到自己想要的窗口或桌面就不是件容易的事情了。而 Aero Peek 正是用来解决这一难题的。Aero Peek 提供了两个基本功能。第一，通过 Aero Peek，用户可以透过所有窗口查看桌面（显示桌面按钮功能）。第二，用户可以快速切换到任意打开的窗口，因为这些窗口可以随时隐藏或可见（程序显示区功能）。

（1）开始菜单。开始菜单是 Windows 7 应用程序的入口。开始菜单下的跳转列表是最近使用的项目列表，可以快速打开最近使用的文档、图片、网站等，收藏夹项目也可以锁定到跳转列表，如图 1-18 所示。

开始菜单的设置。用户可以根据自己的需要删除及添加菜单项，如图 1-19 所示。

（2）快速启动区。任务栏的快速启动区用于显示锁定在任务栏的程序和正在运行的程序或文件，以图标按钮的形式表示，使用这些图标按钮可以进行还原窗口、切换和关闭窗口等操作。

（3）系统通知区。任务栏的系统通知区用于显示应用程序的图标。这些图标提供有关接收电子邮件、更新、网络连接等事项的状态和通知。初始时，系统通知区已经有一些图标，安装新程序时，有时会自动将此程序的图标添加到通知区域。

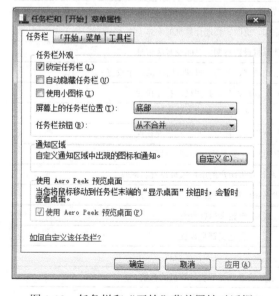

图 1-18　任务栏和"开始"菜单属性对话框

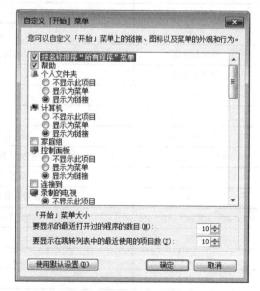

图 1-19　自定义"开始"菜单对话框

3）Windows 7 控制面板

控制面板是 Windows 7 操作系统中用来配置计算机软硬件环境的工具集,用户可以根据自己的需要配置计算机。在控制面板中,不仅可以设置系统设备的各种参数,而且可以实现人机交互的个性化设置。通常,用户可以选择"开始|控制面板"选项,打开控制面板窗口,如图 1-20 所示。

选择控制面板当中的选项,可以打开不同的设置窗体向导,如表 1-4 所示。在这些窗体中,通过进行不同的设置,完成对计算机软件、硬件的配置。

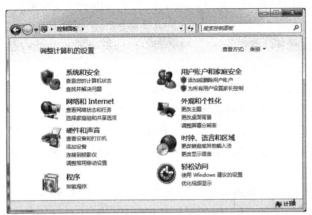
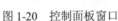

图 1-20　控制面板窗口

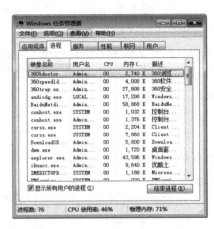

图 1-21　Windows 任务管理器窗口

表 1-4　控制面板中的图标与功能

图标名称	完成功能
显示	更改显示设置,使屏幕上的内容易于阅读
个性化	更改桌面背景、窗口颜色、声音和屏幕保护程序
字体	添加、更改、管理计算机的字体
日期和时间	为计算机设置日期、时间及时区信息
区域和语言	自定义语言、数字、货币、日期、时间的显示设置
设备和打印机	查看和管理设备、打印机及打印作业
程序和功能	卸载或更改计算机上的程序
设备管理器	查看并更新硬件设置和驱动程序软件
Windows Update	检查软件和驱动程序更新,选择自动更新,设置或查看安装的更新
用户账户	更改共享计算机用户的用户账号设置和密码
系统	查看计算机系统信息,设置硬件、性能和自动更新
鼠标	自定义鼠标设置
键盘	自定义键盘设置
管理工具	配置计算机的管理设置
操作中心	查看新消息,并解决计算机的问题
Internet 选项	配置 Internet 显示和连接设置

4）任务管理器

在 Windows 7 操作系统中，按 Ctrl + Shift + Esc 键或 Ctrl + Alt + Delete 键，或者右击任务栏空白处，在弹出的快捷菜单中选择"启动任务管理器"选项，可打开"Windows 任务管理器"窗口，如图 1-21 所示，通过此窗口，可以管理当前正在运行的应用程序和进程，并查看计算机性能、联网及用户的信息。

3．Windows 7 操作系统文件管理

计算机中的所有信息资源都是以文件的形式组织存放的，Windows 操作系统以文件夹的形式组织管理文件，形成 Windows 文件系统。"计算机"和"资源管理器"是 Windows 操作系统提供的管理文件与文件夹的两个应用程序，通过它们可以实现文件的浏览、复制、移动、重命名、新建、删除、打印和分类管理等多种功能。

1）文件的组织

（1）文件。文件是具有标识符（文件名）的一组相关信息的集合，是计算机中组织信息的基本单位。文件可以是一篇文章、一幅图画、一组数据资料、一个程序等，每个文件都有一个文件名。操作系统通过文件名实施对文件的存取。在 Windows 操作系统中，文件以图标和文件名标识，每个文件都有一个对应的图标。

文件分为程序和文档。程序含有计算机需要执行的指令，文档是使用 Windows 操作系统的应用程序创建的任何内容，如文章、信函、电子数据表格或图片等。一个应用程序可以创建无数文档。文档文件总是与创建它的应用程序之间保持一种关联，打开一个文档时，其所关联的应用程序会自动启动，并将该文档内容由磁盘调入内存展现在该应用程序窗口中。

（2）文件的命名。文件名由主文件名和扩展名两部分组成，中间用"."字符分隔，如"computer.txt"，其中主文件名为"computer"，扩展名为"txt"，表示它是一个文本文件。在 Windows 操作系统中对文件的命名有如下规则。

①主文件名最长为 255 个字符，可使用多个分隔符"."，但只有最后一个分隔符"."后的字符为文件扩展名。文件名可包含汉字、字母、数字或部分符号，但不能有？、*、/、\\、＞、＜等非法字符。

②扩展名由 0~3 个字符组成，扩展名通常表示文件的类型，常用的文件类型扩展名如表 1-5 所示。

③文件名不区分字母大小写。

表 1-5　常用文件类型的扩展名

扩展名	说明	扩展名	说明
exe、com	可执行程序	zip、rar	压缩文件
c、cpp、bas、asm	源程序文件	docx、xlsx、pptx	Office 文件
htm、html	网页文件	sys	系统文件
txt	文本文件	wav、mp3、mid	音频文件
bmp、jpg、gif	图像文件	wmv、rm、qt	流媒体文件
swf	Flash 文件	bat	批处理文件

（3）文件名通配符。在查找文件时，为了查找某一组或某种类型的文件，通常会使用通配符。文件通配符有两个，即"*"和"？"。"*"表示通配任意一串字符，"？"表示通配任意一个字符。

例如，"a*.txt"表示所有主文件名以 a 开头，且扩展名为 txt 的文件，可以与 a.txt、ab.txt、abc.txt 等相匹配；"a?.txt"表示主文件名以 a 开头，并且主文件名有且只有 2 个字符的文本文件，可以与 ab.txt、a1.txt 等相匹配。

（4）文件夹。文件夹也称目录，是用来组织磁盘文件的一种数据结构，在 Windows 7 操作系统中，文件夹和文件的管理是一样的，其命名方式也和文件相同，只是文件夹没有扩展名。文件夹中不仅可以存放程序、文档、设备文件和快捷方式，还可以包含下一级文件夹。

2）计算机及资源管理器

（1）计算机。计算机是 Windows 7 操作系统用于查询和管理系统资源的一个应用程序。双击桌面上的"计算机"，就出现如图 1-22 所示的"计算机"窗口，其中列出了这台计算机上存储的文件、硬盘和移动存储设备等信息。

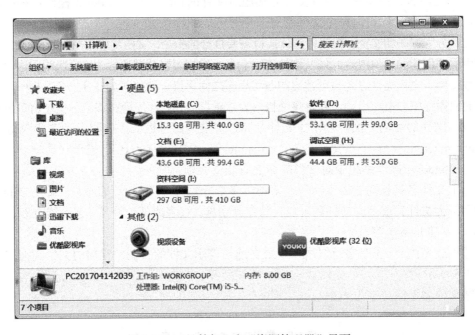

图 1-22　"计算机"和"资源管理器"界面

（2）资源管理器。资源管理器是 Windows 7 操作系统中另一个常用的管理计算机资源的应用程序，主要用于磁盘、文件的管理。资源管理器采用双窗格显示结构，如图 1-22 所示。

这种由存储设备开始，可层层展开文件夹的管理结构，如同一棵倒挂的大树，从树根开始向下不断产生分叉，文件存储在指定的文件夹中，类似树叶长在树枝上，这样的文件管理结构称为"树型结构目录"。

如图 1-23 所示，左窗格显示了 Windows 7 操作系统的文件组织管理形式"树型结构目录"，每个存储设备都对应一个图标，图标右侧是设备（驱动器）的名称，称为"盘符"，如本地磁盘（C:）等。每个驱动器，也称根目录，为了更好地组织管理文件，提高检索速度，系统支持在根目录下建立若干级文件夹，称为子目录。如图 1-23 所示，"安装程序（D:）"为根目录，下包含了很多文件夹，就为子目录。右窗格中显示在左窗格选择的驱动器或文件夹所包含的所有文件及下层文件夹。

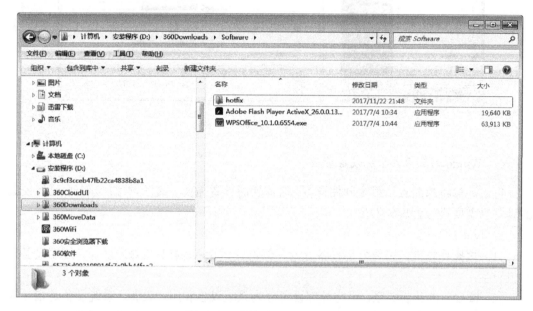

图 1-23　"树型结构目录"界面

文件管理的基本操作包括文件和文件夹的选择、创建、复制、移动、更名、删除和恢复等，操作方法也有多种。

（3）路径。从根目录开始的是完整的路径名，称为绝对路径；默认为从工作目录开始的路径名，称为相对路径。

（4）剪贴板。剪贴板是 Windows 操作系统用来在应用程序之间交换数据的一个临时存储空间，占用内存资源。剪贴板中总是保留最近一次用户剪切或者复制存入的信息，这些信息可以是文本、图像、声音和应用程序等。利用键盘复制（Ctrl＋C）、粘贴（Ctrl＋V）实现信息的复制操作；利用键盘剪切（Ctrl＋X）、粘贴（Ctrl＋V）实现信息的移动操作。

3）搜索功能

Windows 7 操作系统的搜索功能非常强大，可以找到计算机中的文件或程序，而且很多地方都能使用搜索功能。搜索过程是动态的，在输入关键字的时候，每录入一个关键字符号，搜索功能就已经开始，并立刻显示匹配结果，随着关键字的完善，结果更加准确。

使用搜索功能的时候可以使用通配符，让搜索更简便。Windows 7 操作系统主要的搜索界面如图 1-24 所示，在"开始"菜单和窗口中都有搜索框。

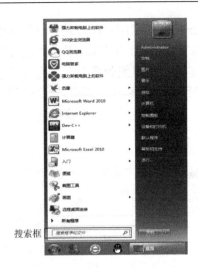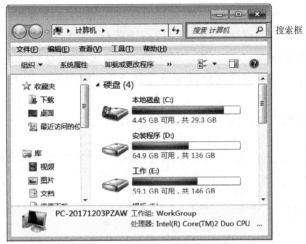

图 1-24　搜索框

4．Windows 7 操作系统设备管理

每台计算机都配置了很多硬件设备，新增加的设备需要安装正常才能运行，已经安装的设备也需要进行管理和维护。

1）设备的种类

（1）按操作特性，可将外部设备分为存储设备、输入/输出（I/O）设备、终端设备及脱机设备。

（2）按设备的从属关系，可将外部设备分为系统设备和用户设备。系统设备是指在操作系统生成时就已配置好的各种标准设备，如键盘、打印机以及文件存储设备。用户设备是在系统生成时未配置，而由用户自己安装配置后由操作系统统一管理的设备，如网络系统中的各种网板，实时系统中的模数、数模转换器，图像处理系统的图像设备等。

（3）按传输的信息组织，可将外部设备分为字符设备和块设备。

（4）按资源分配方式，可将外部设备分为独占设备、共享设备和虚拟设备。

2）设备管理器

Windows 7 可以使用多种系统设备。利用设备管理器来查看和管理已经安装的设备与驱动程序，甚至更改设备的高级设置。其界面如图 1-25 所示。

设备管理器中可以完成对已知设备的驱动程序更新、禁用、卸载；添加新设备和驱动程序安装；以及对出错设备的故障排除等。

5．Windows 7 操作系统磁盘管理

磁盘是计算机的重要组成部分，计算机的操作系统和所有文件、应用程序都保存在磁盘上。磁盘分为硬盘和软盘，对磁盘的操作有磁盘分区、磁盘格式化、磁盘清理、磁盘碎片整理等。

1）磁盘分区

利用软件把一个磁盘分割成几块硬盘区域就是磁盘分区。常用的分区软件有 DiskGenius、

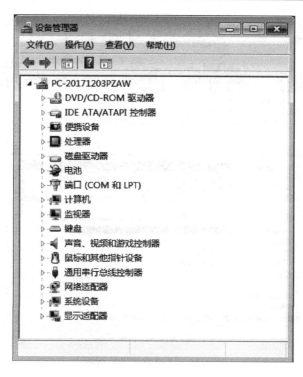

图 1-25　设备管理器界面

PQMagic、DM、FDisk 等，也可以使用 Windows 操作系统提供的磁盘管理平台来进行分区。在 Windows 操作系统中，分区也称为卷，一个卷分配一个盘号，我们所使用的 C 盘、D 盘就是磁盘分区。要注意的是，磁盘重新分区将清除原来的所有数据。

（1）分区类型。根据需要，硬盘有三种形式的分区，即主分区、扩展分区和非 DOS 分区。

主分区：能够安装操作系统及能够进行计算机启动的分区，可以直接格式化，然后安装系统，直接存放文件，其中存有主引导程序。此段程序损坏将无法从硬盘引导。

扩展分区：不能直接使用，它必须经过第二次分割，成为一个个的逻辑分区，然后才可以使用。一个扩展分区中的逻辑分区可以有任意多个。

非 DOS 分区：将硬盘中的一块区域单独划分出来供另一个操作系统使用，对主分区的操作系统来讲，是一块被划分出去的存储空间。只有非 DOS 分区的操作系统才能管理和使用这块存储区域。

（2）磁盘管理。如图 1-26 所示的"磁盘管理"界面，可查看磁盘分区情况并进行相关设置，可以完成删除、创建、压缩、扩展、格式化卷等操作。

2）磁盘格式化

未使用过的磁盘或刚刚分区的卷在使用前都要进行格式化。格式化磁盘就是按一定的文件管理系统格式要求对磁盘进行检查、划分，以达到管理存储信息的规定。通常，计算机的硬盘在安装操作系统前已用专用工具进行过格式化处理，不用再重新进行格式化操作，格式化操作将清除磁盘上的所有数据，操作时请谨慎选择。

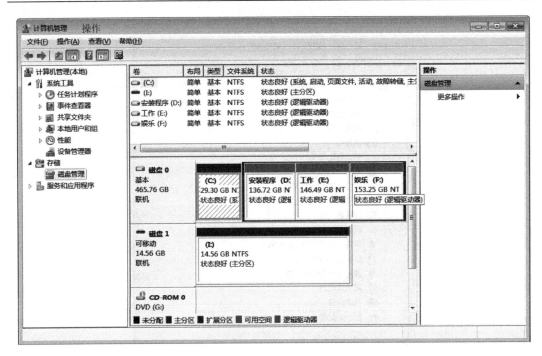

图 1-26　"磁盘管理"界面

（1）文件系统类型。Windows 系统中有 FAT（FAT16）、FAT32 和 NTFS 等文件系统类型。在格式化时建立相应类型的文件分配表。

FAT16：这是 MS-DOS 和最早期的 Windows 95 操作系统中最常见的磁盘分区格式，最大支持 2GB 硬盘，几乎所有的操作系统都支持这种格式，其最大的缺点是磁盘利用效率低。

FAT32：对磁盘的管理能力大大增强，每一个分区的容量可达 32GB，但不能创建大于 4GB 的文件。

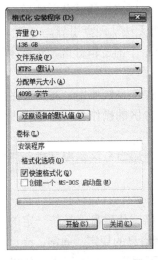

图 1-27　"格式化"对话框

NTFS：支持高达 2TB 的硬盘，优点是安全性和稳定性高，在使用中不易产生文件碎片。它能对用户的操作进行记录，对用户权限进行非常严格的限制，使每个用户只能按照系统赋予的权限进行操作，充分保护了系统与数据的安全。从 Windows NT 和 Windows 2000 直至 Windows Vista 及 Windows 10 等操作系统都支持这种分区格式。

在 Windows 7 等操作系统中，很多高级安全特性都依赖于 NTFS 文件系统，所以 Windows 7 等操作系统只能在 NTFS 分区上安装，也就是说 Windows 7 等操作系统的安装、分区必须格式化为 NTFS 文件系统。

（2）磁盘格式化。在"计算机""资源管理器"窗口中，右击要格式化的磁盘或分区图标，选择"格式化"选项，可打开如图 1-27 所示的"格式化"对话框，可以对磁盘进行格式化。

3）磁盘清理

计算机使用一段时间后，在磁盘中会出现许多临时文件和缓存文件，它们会占用大量的磁盘空间，影响计算机的性能，因此，计算机磁盘需要定期进行清理。

可以使用"开始 | 所有程序 | 附件 | 系统工具 | 磁盘清理"命令完成，如图 1-28 所示。

4）磁盘碎片整理

在使用磁盘的过程中，由于不断地添加、删除文件，磁盘中会形成一些存储位置不连续的文件，磁盘存储空间呈碎片状，文件的存储将变得零碎不连续。这样，读写文件时需要耗费更多的时间，从而影响计算机的运行速度。因此，计算机磁盘应定期进行碎片整理，以提高计算机运行速度。

可以使用"开始 | 所有程序 | 附件 | 系统工具 | 磁盘碎片整理程序"命令完成，如图 1-29 所示。

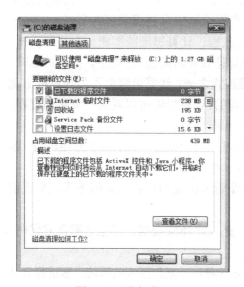

图 1-28　磁盘清理

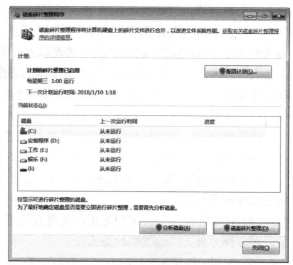

图 1-29　磁盘碎片整理

1.4　计　算　思　维

思维（thinking）作为一种心理现象，是人类认识世界的一种高级反应形式。具体地说，思维是人脑对客观事物的一种概括的、间接的反映，它反映客观事物的本质和规律。思维具有概括性、间接性和能动性等特征。

思维有多种类型。按思维的进程方向可以分为横向思维、纵向思维、发散思维和收敛思维；按思维的抽象程度可分为直观行动思维、具体形象思维和抽象思维；按思维的形式和应用领域可分为科学思维和日常思维。

其中，科学思维（scientific thinking）是人脑对科学信息的加工活动，是关于人们在科学探索活动中形成的、符合科学探索活动规律与需要的思维方法。从人类认识世界和改造世界的思维方式出发，科学思维可分为理论思维（theoretical thinking）、实验思维（experimental thinking）和计算思维（computational thinking），分别对应于理论科学、实验科学和计算科学。

1.4.1　计算思维概述

什么是计算思维？国际上广泛认同的计算思维定义，来自美国卡内基-梅隆大学计算机科学系主任周以真（Jeannette M.Wing）教授 2006 年 3 月首次在美国计算机权威期刊 *Communications of the ACM* 上发表的论文 *Computational thinking*：计算思维是运用计算机科学的基础概念进行问题求解、系统设计、人类行为理解等涵盖计算机科学之广度的一系列思维活动。2010 年，周以真教授又指出计算思维是与形式化问题及其解决方案相关的思维过程，其解决问题的表示形式应该能有效地被信息处理代理执行。

计算思维又称构造思维，实际上是一个思维的过程。计算思维能够将一个问题清晰、抽象地描述出来，并将问题的解决方案表示为一个信息处理的流程。它不是计算机的思维，而是人的思维活动，是人来改造世界最基本的思维模式之一。计算思维并不是计算机出现以后才有的，而是人类思维出现以后就一直相伴相随的，计算思维可以脱离计算机而存在，只不过计算机的发展推动并强化了计算思维的意义和作用。

计算思维的所有特征和内容在计算机科学里都可以得到充分体现。为了方便理解，本书结合计算机学科中处理问题的方法（思路）对计算思维具体阐述如下。

（1）通过约简、嵌入、转化和仿真的方法把一个看来困难的问题重新阐述成一个我们知道怎样解的问题。

（2）计算思维是一种递归思维，是并行处理，把代码译成数据，又把数据译成代码，是一种多维分析推广的类型检查方法。

（3）采用了抽象和分解的方法，来解决复杂任务或者设计复杂巨大的系统。它选择合适的方式去陈述一个问题，或者选择合适的方式对一个问题的相关方面进行建模使其易于处理。它让我们在不必理解每一个细节的情况下就能够安全地使用、调整和影响一个大型复杂系统。

（4）按照预防、保护及通过冗余、容错、纠错的方式，并从最坏情况进行系统恢复的一种思维方式。

（5）利用启发式推理来寻求解答。即在不确定情况下的规划、学习和调度。

（6）利用海量数据来加快计算，在时间和空间之间，在处理能力和存储容量之间进行折中的思维方式。

1.4.2　计算思维的应用

计算思维无处不在，它代表着一种普遍的认识和一类普适的技能，这一领域提出的新思想、新方法将会促进自然科学、工程技术和社会经济等领域产生革命性的研究成果。

1. 计算思维的普遍应用

计算博弈理论正改变着经济学家的思考方式，纳米计算改变着化学家的思考方式，量子计算改变着物理学家的思考方式，算法艺术创作改变着美术家、艺术家的创作方式等。计算思维对其他学科的研究与发展，如地质学、天文学、数学、工程技术、社会科学、医学、法律、娱乐、体育和教育，都将产生重要影响。

当你早晨去学校时，你会把当天需要的东西放进背包，这就是预置和缓存；当你弄丢东西时，你会沿走过的路寻找，这就是回推；在什么时候停止租用自行车而为自己买一辆呢？这就是在线算法；在超市结账时，你应当去排哪个队呢？这就是多服务器系统的性能模型；为什么停电时你的电话仍然可用？这就是失败的无关性和设计的冗余性；图灵测试如何区分计算机和人类，这就是充分利用求解人工智能难题之艰难来挫败计算代理程序。

2. 计算思维在医学中的应用

计算思维与医学结合是国际医疗发展的新趋势，这种融合有助于医院实现资源整合、流程优化，降低运行成本，提高服务质量、工作效率和管理水平。

在医学领域，计算机科学也已从初步在生理系统仿真建模、医院信息管理系统等应用逐步发展到电子健康档案、移动医疗、计算思维、计算生物学、生物信息学、健康物联网等新型交叉学科以及更广泛深入的应用，并在医学发展和研究中发挥着越来越重要的作用。因此，医学生是否具备计算思维，能否解决医学相关的问题，包括医学研究、临床决策、指导临床应用等，成为衡量医学院校学生计算机应用能力的关键。

第 2 章　办公软件医学应用

Microsoft Office 2010 是目前应用最广泛的办公自动化集成软件，由文字处理软件 Word、电子表格处理软件 Excel、演示文稿制作软件 PowerPoint、数据库软件 Access、电子邮件与个人信息管理软件 Outlook 等组件构成。Office 经历了多个版本的发展，在程序功能、界面美观以及用户体验等方面都有非常大的提高。本章主要介绍前三个组件的使用。

2.1　文字处理软件 Word 2010

Word 2010 是一款优秀的文字处理和排版软件，可进行文档编辑、格式排版、图文混排、表格制作等。

2.1.1　Word 2010 基本设置

1. 新建文档

（1）创建空白文档。启动 Word 2010 软件，可直接生成空白文档，或者选择"文件 | 新建"选项创建空白文档。

（2）使用模板创建文档。选择"文件 | 新建"选项，在工作区右侧显示"可用模板"界面，上半界面是本机上可用的模板，下半界面是 Office.com 网站上可用的模板，只要计算机联网即可使用。

2. 打开文档

（1）打开文档常用方法。找到文档，双击打开；或者启动 Word 后使用"打开"命令。

（2）迅速打开最近使用过的文档。Word 2010 可以自动记住用户最近编辑过的几个文档。选择"文件 | 最近所用文件"选项，显示出最近编辑过的文档名，单击所需文档即可。

（3）最近打开文件个数设置。选择"文件 | 选项 | 高级"选项，弹出"使用 Word 时采用的高级选项"对话框，可设置显示最近打开文件个数、度量单位等。

3. 保存文档

（1）直接保存文档。选择窗口左上角快速访问工具栏中的"保存"选项或选择"文件 | 保存"选项即可。Word 2010 文档的扩展名为.docx。

（2）将文档另存。如果想将修改完的文档另外保存一份或改变存储位置或名称，可选择"文件 | 另存为"选项。

（3）自动保存。Word 2010 提供了自动保存文档的功能，按照一定时间，自动保存对

文档的修改，以免用户因为忘记存盘而丢失文档信息。选择"文件 | 选项 | 保存"选项，弹出"自定义文档保存方式"对话框即可设置。

4. 文档安全

文档保护功能，可以对文档的个人信息进行保护，同时可以设置阅读及修改权限。选择"文件 | 信息 | 保护文档"选项，可选择文档加密、标记为最终状态、限制编辑等设置。

2.1.2　Word 2010 文档编辑与排版

1. 选择文本

用户在编辑文本时，通常需要选择文本。最常用的方法是拖动选择，还有就是文本选择区和辅助键的使用，见表 2-1。

表 2-1　选择文本

操作区域	操作方式	选择文本
文本左侧选择区	单击	一行文本
文本左侧选择区	双击	一段文本
文本左侧选择区	三次连击	整篇文档
	Ctrl + A	选择全文
	Ctrl + 鼠标选择	不连续文本
	Shift + 鼠标选择	连续文本
	Alt + 鼠标选择	矩形区域文本

2. 复制、移动、删除文本

1）复制

复制是将选择的内容复制到目标位置上，原位置上的内容保持不变。常用方法如下。

（1）右击选择文本，选择"复制"选项，将插入点定位到目标位置，选择"粘贴"选项完成。

（2）用拖动法复制文本：先选择文本，按住 Ctrl 键不放，拖动文本内容到目标位置后放开即可。

2）移动

移动是将选择的内容移动到目标位置上，原位置上的内容消失。常用方法如下。

（1）右击选择文本，选择"剪切"选项，将插入点定位到目标位置，选择"粘贴"选项完成。

（2）用拖动法移动文本：选择文本，按住 Ctrl 键不放右击目标位置，放开 Ctrl 键即可。

3）删除

一般有以下两种情况。

（1）删除字：Backspace 键删除插入点左边字符；Delete 键删除插入点右边字符。

（2）删除选择文本：先选择文本，按 Backspace 键或 Delete 键。

3. 查找与替换文本

查找与替换可以快速地查找和修改文档的指定内容。查找功能用于文本中的定位，对文本不做任何修改；替换功能实际上包含了查找功能，是在找到文本中定位的内容后，用新的内容取代旧的内容。在使用查找与替换功能时，有时候需要查找与替换的内容是一些特定格式和特殊字符，可以通过单击"更多"按钮进行相应设置，还可以使用非打印字符和通配符等进行复杂的搜索，并能进行智能查找和替换。常用的通配符见表 2-2。

表 2-2　常用的通配符

通配符	含义	举例
?	任意单个字符	a?c，查找 a 开头 c 结尾，中间为任意一位字符的字符串
*	任意字符串	a*c，查找 a 开头 c 结尾，中间位数不定的任意字符串
^#	任意数字	查找任意数字
^$	任意字母	查找任意字母

例如，将下文中所有的"中药学"替换为红色、四号字体的"中医学"。

中药学是研究中药的基本理论和临床应用的学科，是中医药各专业的基础学科之一。内容包括中药学、中药的概念，中药的起源和发展；中药的产地与采集，药材的概念，以及在保证药效的前提下，如何发展道地药材；中药炮制的概念、目的与方法；中药药性的概念、中药治病的机理，中药配伍的目的、原则及药物"七情"的概念、中药配合应用规律；用药禁忌的概念及主要内容；用药剂量与用法，剂量与疗效的关系，确定剂量的依据及中药煎服法等内容。

操作步骤如下。

选择全文，选择"开始|编辑|替换"选项，弹出"查找和替换"对话框。

分别在"查找内容"框中输入"中药学"，"替换为"框中输入"中医学"。

单击"更多"按钮，选择"替换为"框内的"中医学"，单击"格式"按钮，设置四号、红色字体，如图 2-1 所示。

单击"全部替换"按钮完成。

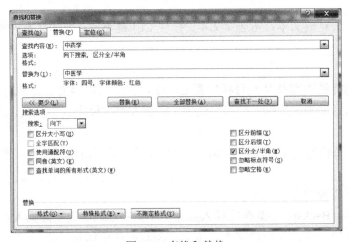

图 2-1　查找和替换

4. 撤销和恢复

用户编辑文档时,如果出现错误,使用此操作可迅速纠正。

(1)撤销。指执行了错误编辑命令后,取消错误编辑的过程。可撤销前一次操作,也可同时撤销多次操作。操作方法:单击快速访问工具栏中的撤销按钮,可撤销前一次操作;或单击撤销按钮旁的下三角按钮,向下移动鼠标,选择所有需要撤销的操作后单击,将撤销所选择的所有操作。

(2)恢复。如果用户错误撤销了某项操作,可以使用恢复功能,重新恢复该操作,操作方法与撤销类似,不再赘述。

5. 格式设置

1)设置文本格式

文本格式设置除了包括字体、字型、颜色及效果等内容,还包括缩放、字符间距、字符位置、文字效果等,可通过"开始 | 字体"功能组或打开"字体"对话框设置。图 2-2 为"字体"功能组。

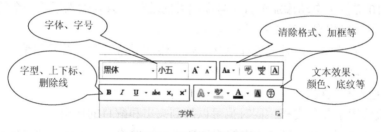

图 2-2 "字体"功能组

2)设置段落格式

段落格式是指以段落为单位的格式设置,包括段落本身的格式和段落之间的距离、对齐关系等内容。可通过"开始 | 段落"功能组或打开"段落"对话框设置。图 2-3 为常用段落设置功能的介绍。

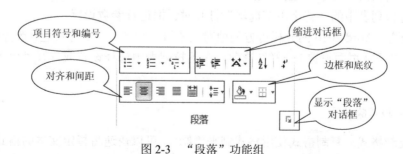

图 2-3 "段落"功能组

(1)对齐方式。对齐方式有两端对齐、分散对齐、左对齐、右对齐、居中对齐等。

两端对齐:默认设置,两端对齐时文本左右两端对齐,但是最后一行文字不满行时右边是不对齐的。

分散对齐：文本左右两边均对齐，而且段落的最后一行不满行时，将拉开字符间距使该行均匀分布占满一行。

左对齐、右对齐、居中对齐容易理解，不多解释。

（2）缩进。段落缩进是指段落中的文本与页边距之间的距离，有左缩进、右缩进、悬挂缩进和首行缩进。

悬挂缩进：段落中除首行外其他各行的左缩进位置。

首行缩进：首行的左缩进位置。

（3）间距。间距分为段落间距和行间距。

段落间距指所选择的段落与前后段落之间的距离。度量单位可以是"行""磅"等，可通过选择"文件 | 选项 | 高级"选项修改。

行间距是段落中行与行之间的距离。若需自己设定行距，可选择"固定值"选项后，输入相应数值。

更多段落设置可单击图 2-3 的右下角，打开"段落"对话框设置，如孤行控制、段中不分页等。

3）添加项目符号和编号

Word 2010 提供了自动添加项目符号和编号的功能，只要输入了第一个符号或编号，按 Enter 键，下一段将自动添加符号和编号。

对于已经输入的文本，只要选择段落，就可添加或改变项目符号和编号。单击图 2-3 中的相应按钮即可。

4）设置边框和底纹

边框和底纹用于美化文档，同时也可以起到突出和醒目的作用。

选择文字或段落，单击图 2-3 中的相应按钮进行设置，也可选择"页面布局 | 页面背景 | 页面边框"选项进行设置。注意应用范围是选择的文字或段落。

6. 设置特殊格式

（1）首字下沉。就是以下沉或悬挂的方式设置段落中的第一个字符的格式。选择要设置首字下沉的段落或文字，选择"插入 | 文本 | 首字下沉"选项，可从下拉列表中选择设置，也可选择列表中的"首字下沉选项"打开对话框进行参数设置。

（2）分栏。Word 2010 的分栏可方便地对文本进行栏数、栏宽等设置。选择好文本后，选择"页面布局 | 页面设置 | 分栏"选项，在下拉列表中选择设置或打开"更多分栏"对话框设置。

7. 复制和清除格式

（1）复制格式。复制格式使用格式刷来"刷"，可以快速将指定文本的格式复制到其他文本中。单击"格式刷"按钮一次，复制一次；双击"格式刷"按钮复制多次，要恢复再单击一次"格式刷"按钮。

方法：先选择某种格式文本，选择"开始 | 剪贴板 | 格式刷"选项，刷到目标文本上即可。

（2）清除格式。此功能将清除文本所用的所有格式，只留下纯文本。选择文本后，选择"开始 | 字体 | 清除格式"选项。

8. 文档页面设置

页面设置主要包括纸张、边距、每页行数等，选择"页面布局 | 页面设置"选项，可打开功能组如图 2-4 所示，进行文字方向、页边距、纸张方向、纸张大小、分栏、分隔符等的设置，也可单击功能组右下角的按钮打开"页面设置"对话框。

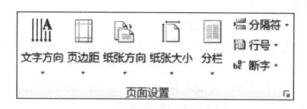

图 2-4　页面设置功能组

1）插入分隔符

分隔符一般用于文档的分页、分节处理，方便页眉、页脚等的插入和目录的处理。分隔符主要有分页符和分节符两种。选择"页面布局 | 页面设置 | 分隔符"选项，可选择插入各种分隔符。

（1）分页符。当一页文本满后自动进入下一页，这是软分页；当一页未满，后面内容需要从新一页开始，就得插入分页符强制分页。

（2）分节符。一篇文档在插入节之前，整篇文档就是一节。当需要改变页眉、页脚、页边距等特性时，就要创建新的节。分节符只有在草稿视图、大纲视图中可见。

2）插入页眉和页脚

页眉和页脚位于每个页面页边距的顶部和底部，可在页眉和页脚中插入文本与图形，可为首页、奇偶页插入不同的页眉和页脚。为不同的节设置不同的页眉、页脚时，需断开各节的链接。在添加页眉和页脚时，必须切换到页面视图方式，才能看到页眉和页脚的效果。

（1）插入页眉和页脚。双击页眉、页脚位置，可进入页眉、页脚编辑状态；或者选择"插入 | 页眉和页脚 | 页眉/页脚"下的黑三角选项，打开下拉列表，选择内置页眉、页脚样式，系统会自动激活"设计"功能并进入编辑状态，如图 2-5 所示。此时正文呈灰色不可编辑，选择"设计"功能组中的"关闭页眉和页脚"选项即可退出。

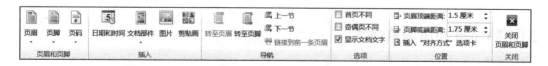

图 2-5　页眉、页脚设计功能

（2）编辑页眉和页脚。选择"插入 | 页眉和页脚 | 页眉 / 页脚"下的黑三角选项，打

开下拉列表，选择"编辑页眉"或"编辑页脚"选项；也可直接双击页眉、页脚区域进入编辑。

3）插入页码

有两种方法可插入页码，一种是选择"插入 | 页眉和页脚"选项；另一种是在页眉、页脚编辑状态下，在"设计"功能中进行设置。同样，在下拉列表中选择需要插入页码的位置及页码样式即可，还可选择"设置页码格式"选项，弹出如图2-6所示对话框，设置页码格式。

4）设置页面背景

页面背景由水印、页面颜色等组成。

（1）页面颜色。选择"页面布局 | 页面背景 | 页面颜色"选项，在下拉列表中选择相应色块即可，也可用"填充效果"或"其他颜色"设置。

（2）水印。选择"页面布局 | 页面背景 | 水印"选项，可在下拉列表中选择水印样式，也可通过"自定义水印"，将文字和图片设置成水印。

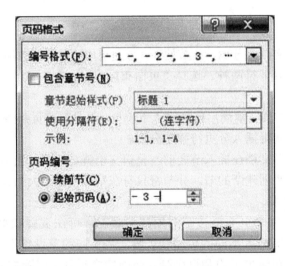

图 2-6　"页码格式"对话框

9. 文档打印设置

文档编辑、格式设置完后，需打印输出，页面视图方式可以所见即所得，还可通过打印预览来对文档实际打印效果进行审阅。选择"文件 | 打印"选项，在"打印"对话框中选择打印机、打印范围、打印页数、单面、手动双面打印、纸张、边距等设置，在右窗进行预览。

2.1.3　Word 2010 表格制作

Word 2010 的制表功能非常强大，可以制作一些复杂、特殊的表格，但是后面将介绍的 Excel 2010 是一个专业的表格数据处理软件，所以对 Word 2010 表格的使用方法只做简单介绍。

1. 插入表格

有以下几种方法插入表格。

（1）拖动。选择"插入｜表格"选项，在打开的下拉列表中，拖动"插入表格"网格框，就可按自己的要求拖出一个表格。

（2）表格对话框。选择"插入｜表格"选项，在打开的下拉列表中，选择"插入表格"选项，打开对话框，设定行、列参数后，单击"确定"按钮即可。

（3）绘制表格。选择"插入｜表格"选项，在打开的下拉列表中，选择"绘制表格"选项，此时鼠标呈铅笔状，可任意画表格线。绘制表格一般在以上两种制表方法基础上绘制。

（4）快速表格。选择"插入｜表格"选项，在打开的下拉列表中，选择"快速表格"选项，打开系统提供的内置表格样式，可快速制作表格。

2. 编辑表格

只要单击表格，就会自动激活"表格工具"功能选项卡，该功能选项卡又分别包含设计与布局两个功能卡。如图 2-7 所示为布局功能卡，从图中可看到表格编辑的主要功能，可对表格插入或删除行、列、单元格；调整表格行高、列宽；拆分与合并单元格等。

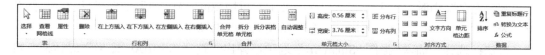

图 2-7　表格工具的"布局"

3. 表格格式设置

同样，在"表格工具"中，还可设置表格对齐方式、表格边框和底纹等。在对表格进行编辑和格式设置前，先要选择表格内容。

4. 表头

对于一个比较长的表格，如一个需要分 10 页才能打印完的学生名册，在每页开始都需要打印表头，可用如下方法。

（1）选择表格的表头（对于多行表头要全选）。

（2）选择"表格工具｜布局｜数据｜重复标题行"选项。

2.1.4　Word 2010 图文混排

在文档中添加图片，能够简单说明许多文字无法准确表达的问题。向文档中插入图片后需要对图片进一步编辑，才能获得好的效果。

1. 插入图片

（1）插入剪切画。定位后，选择"插入 | 插图 | 剪贴画"选项，在工作区右侧弹出"剪贴画"对话框，在"搜索类型"的下拉列表中选择图片类型，单击"搜索"按钮，双击需要的图片便可插入。

（2）插入"来自文件"的图片。选择"插入 | 插图 | 图片"选项，弹出"插入图片"对话框，找到需要插入的图片，单击"插入"按钮即将图片插入文档的指定位置。

单击选择图片，便可打开"图片工具 | 格式"选项卡，对图片格式进行设置，包括删除背景、艺术效果、图片样式、设置大小、文字环绕方式、裁剪图片等功能。经过图片与文字环绕方式的设置后，图片就可在文档中灵活调整位置了。

2. 绘图工具

有时我们需要自己动手绘制简单的图片，可以利用绘制新图形功能，让几个图形组合起来形成所需要的简单图形组。

方法：选择"插入 | 插图 | 形状"选项，在下拉列表中选择要画的图形，此时鼠标变为十字形状，拖放鼠标即可画出图形。

3. 插入 SmartArt 图

编辑办公文档时，对于一些结构性的文本，可用 SmartArt 图形来直观表示，包括图形列表、流程、循环、层次结构、关系图以及更复杂的图形。

方法：选择"插入 | 插图 | SmartArt"选项，弹出"选择 SmartArt 图形"对话框，可根据需要选择制作图形。

4. 插入图表

选择"插入 | 插图 | 图表"选项，弹出数据表和图表。在该表中可以根据实际需要进行修改，修改好后在文档指定位置单击，即可插入图表。如果要修改已经做好的图表，可以双击该图表，系统会再次打开数据表，修改好数据表后，图表会随之发生改变。

5. 屏幕截图

Word 2010 专门提供了屏幕截图工具软件，可以将任何未最小化到任务栏的程序的窗口图片插入文档中，也可以插入屏幕上的任何部分图片。

方法如下。

（1）插入未最小化到任务栏的程序窗口图片：将光标定位在文档中要插入图片的位置，选择"插入 | 屏幕截图"选项，弹出"可用视窗"列表，单击选择窗口即可。

（2）插入屏幕上图片：将光标定位在文档中要插入图片的位置，选择"插入 | 屏幕截图 | 屏幕剪辑"选项，此时"可用视窗"列表中的第一个屏幕被激活成模糊状，光标变为十字形状，拖放即可。

6. 插入艺术字

选择"插入 | 文本 | 艺术字"选项，在下拉列表中选择艺术字式样后单击，弹出"请在此放置您的文字"的文本框，将这几个字删除，输入需要的文字即可；或先选择文字，再设置为艺术字。

7. 插入文本框

文本框是一种图形对象，就像存放文本或图形的容器，可置于文档中任何位置。Word 2010 提供了 44 种内置文本框，另外还可自定义横排、竖排文本框。选择"插入 | 文本 | 文本框"选项完成。绘制完成后，可利用"绘图工具 | 格式"中的工具进行格式设置。若要为文本框建立链接，先选择前一个文本框，选择"文本"组中的"创建链接"选项，此时光标变为茶杯状，单击要链接的文本框完成。

8. 插入公式

在编辑科技论文时，常常需要插入一些数学公式。Word 2010 的公式编辑器提供了一些内置公式可直接插入使用。选择"插入 | 符号 | π 公式"选项，在下拉列表选择所要插入的公式即可，还可选择列表末尾的"插入新公式"选项，激活图 2-8 所示的"公式设计工具"，自定义输入公式。

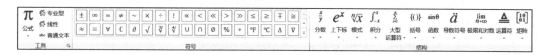

图 2-8 公式设计工具

9. 插入文本对象

将一篇文档插入另一个文档中，除了可用复制功能完成，还可用插入"对象"方式完成。选择"插入 | 文本 | 对象 | 对象/文件中的文字"选项，选择"对象"选项插入的是图形，不能编辑；选择"文件中的文字"选项插入的是文本，可编辑。

2.1.5 Word 2010 高级应用

1. 文档审阅

（1）字数统计。我们写作论文的时候，经常会有字数的要求，用 Word 2010 的字数统计功能，可随时监测当前字数。选择"审阅 | 校对 | 字数统计"选项，可以查看各种类型的统计结果。也可直接从编辑栏读取文档字数。

（2）拼写与语法检查。在输入文本时，Word 2010 会自动进行拼写和语法检查，如果文档中出现错别字、错误的单词或者语法，则系统会将这些错误的内容下方以红色或绿色的波浪线显示出来，提醒用户注意，但是在文档打印时，波浪线不会打印出来。也可使用"审阅 | 校对 | 拼写和语法"选项进行检查。

（3）添加批注。批注是文档审阅者给文档内容添加的注解、说明、提示等信息，以供文档作者参考，批注不影响文档的格式，也不会打印输出。

选择内容，选择"审阅 | 批注 | 新建批注"选项，即可输入批注内容。

2. 脚注、尾注、超链接和题注

在制作 Word 文档中，常常需要使用某些比较专业的术语，而解释专业术语会大大增加文章的长度，如果既不增加文章长度，又能让读者看懂这篇文章，就可以通过给文章加注释的办法解决这个问题。

Word 2010 的脚注和尾注、超链接、题注三种功能可既不增加文章的长度又对专业术语进行解释。下面介绍这三种加注释的方法。

（1）脚注和尾注。脚注是对文档中某个内容进行注释，一般位于页面底部。尾注一般位于文档的末尾，用于列出引文的出处等。将光标移至需要加脚注或尾注的文本后面，选择"引用 | 脚注 | 插入脚注/插入尾注"选项，在光标闪烁处输入内容即可。当编辑位于页面底部的脚注时，将光标移至该页的左下方，输入注释文本，则在原文本后面出现一个数字序号，光标移至该序号处，注释文本即显示出来了。所不同的是，该注释文本会显示在文档下方，并在正文打印时一同被打印出来。

（2）超链接。如果注释文本比较长，可以先将要注释的文本或图片存放在一个独立的文件中，然后建立一个链接。操作方法是：选择要加超链接的文本，选择"插入 | 链接 | 超链接"选项打开"插入超链接"对话框，在"要显示的文字"右边的方框中确认需要加注释的文本，在"查找范围"右边的方框中找到预先建立好的注释文件，然后单击"确定"按钮，则需要加注释的文本变成蓝色带下划线形式，但在正文打印时不会被打印出来。也可以链接到某个网址。

（3）题注。使用题注功能可以为文档中出现的表格、图片、公式等项目添加自动编号。选择"引用 | 题注 | 插入题注"选项，用户可选用系统提供的标签，也可选择"新建标签"选项自定义标签。

3. 样式

多种段落或字体格式的集合称为样式。Word 2010 中内置了多种文字或段落的样式，用户也可根据需要创建新样式，排版时，直接将这些样式应用到选择的段落或文字，可以简化文档的排版工作。

1）创建新样式

选择已经设置好格式的文本或段落后，有两种方法创建新样式。

方法一：选择"开始 | 样式"选项，如图 2-9 所示，选择"将所选内容保存为新快速样式"选项，输入新建样式的名称即可。

方法二：单击图 2-9 右下角打开样式窗口，选择"新建样式"选项即可。

2）修改样式

单击图 2-9 右下角打开样式窗口，选择"管理样式"选项即可。

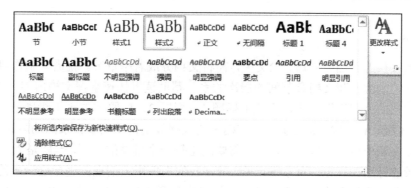

图 2-9 样式设置

3）应用样式

（1）选择需要应用样式的段落或文本范围。

（2）单击图 2-9 右下角打开样式窗口，从"样式"列表中选择要应用的样式即可。

4. 模板

模板是一种框架，它包含了一系列的文字和样式等项目，每一个文档都是由一种模板建立起来的，模板以文件的形式保存，扩展名为 dotx，Word 默认的是 Normal 模板。

选择功能区的"文件 | 新建"选项，在打开的对话框中，上面的"可用模板"是 Office 自带的，可任意选用；下面的"Office.com"是要联网才能使用的模板。当所有模板都不满足要求时，可自己设计制作模板，方法如下。

（1）选择"文件 | 新建 | 我的模板"选项，打开如图 2-10 所示对话框，在右下角勾选"模板"，单击"确定"按钮。

（2）制作模板完成后，选择"文件 | 保存"选项，类型为"Word 模板"（*.dotx），单击"保存"按钮即可。

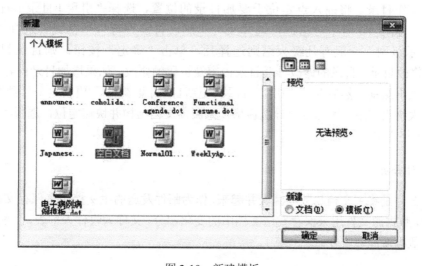

图 2-10 新建模板

5. 目录

在篇幅较长的文档如书籍、论文中，需将文档分成若干章节。就需要制作目录，能清晰地表明文档的结构和文档章节间的层次关系，帮助读者快速掌握文档内容，查找信息。目录根据文档的大纲级别生成，样式中标题 1、标题 2、标题 3 的大纲级别分别对应为 1 级、2 级、3 级。Word 2010 提供了按文档中的大纲级别自动生成目录的功能。

要想在文章中自动生成目录，首先需要制定每一个目录的级别，也就是为文章中需要制作成目录的标题加标记。为方便起见，通常我们都使用大纲视图进行这一步的处理，因为在大纲视图中系统会将与制作目录无关的表格和图片等内容隐藏起来。

例如，给指定文档添加目录。

（1）打开需要编辑目录的文档，选择"视图 | 文档视图 | 大纲视图"选项。在功能区弹出如图 2-11 所示的大纲工具。

（2）选择需要增加作为目录的内容，设定大纲级别，如"1 级""2 级"等，完成后关闭大纲视图。

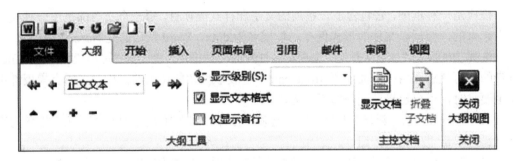

图 2-11　大纲工具

（3）制作目录。将插入点定位于要加目录的位置，选择"引用 | 目录 | 插入目录"选项，打开图 2-12 所示对话框，选择某种"制表符前导符"，"格式"选择"来自模板"，"显示级别"一般有几级大纲则选择几，单击"确定"按钮，则目录制作完成。

（4）修改目录。目录的修改涉及目录内容及页码的修改，如果增加目录内容后，同样先设置其大纲级别，然后选择"引用 | 目录 | 更新目录 | 更新页码/更新整个目录"选项。

文档大纲设定后，可通过"导航窗格"来阅读文档结构并快速定位，选择"视图 | 显示 | 导航窗格"选项。

6. 邮件合并

邮件合并是将主文档与数据源合并起来，作为邮件发送的主文档用来保存文档发送的主要结构，数据源文件用来保存发送文档中的变化部分，又称为收件人列表，一般用 Excel 表格保存数据源比较方便。

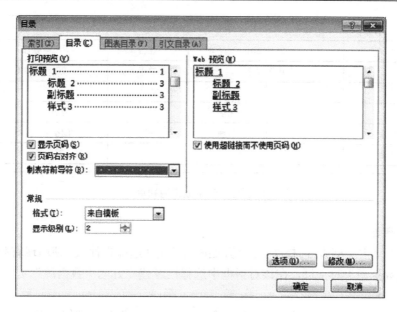

图 2-12　添加目录

例如，现已经有一个如图 2-13 所示的 Word 主文档、如图 2-14 所示的 Excel 数据源文档，要为每位同学生成"学生成绩通知单"，如图 2-15 所示。

学生成绩通知单					
学号			姓名		
班级			学年		
科目	成绩	科目	成绩	科目	成绩
英语		化学		计算机	
中药概论		药理		生化	
家长意见			家长签名		

图 2-13　主文档

	A	B	C	D	E	F	G	H	I	J
1	学号	姓名	班级	学年	英语	化学	计算机	中药概论	药理	生化
2	20180001	张伟东	中医理疗	2018-2019上学期	87	56	86	86	92	84
3	20180002	吴天宇	中医理疗	2018-2020上学期	47	95	68	68	87	78
4	20180003	陈志平	中医理疗	2018-2021上学期	68	47	74	73	73	95
5	20180004	龙　雨	中医理疗	2018-2022上学期	68	76	74	73	84	85
6	20180005	司可可	中医理疗	2018-2023上学期	95	84	85	73	94	84
7	20180006	乐山支	中医理疗	2018-2024上学期	96	68	74	63	83	74
8	20180007	李玉新	中医理疗	2018-2025上学期	95	78	75	74	83	43
9	20180008	刘一不	中医理疗	2018-2026上学期	84	74	74	85	88	74
10	20180009	朱同飞	中医理疗	2018-2027上学期	93	84	32	47	77	85
11	20180010	肖柄全	中医理疗	2018-2028上学期	82	74	75	85	84	74

图 2-14　数据源文档

学生成绩通知单					
学号	20180001		姓名		张伟东
班级	中医理疗		学年		2018—2019上学期
科目	成绩	科目	成绩	科目	成绩
英语	87	化学	56	计算机	86
中药概论	86	药理	92	生化	84
家长意见				家长签名	

图 2-15　学生成绩通知单

操作步骤如下。

（1）打开"主文档"，选择"邮件 | 开始邮件合并 | 选择收件人 | 使用现有列表"选项，打开"选取数据源"对话框，在该对话框中选择已经建立好的"数据源"文件，单击"打开"按钮。

（2）将光标定位到主文档中需要插入合并域的地方，选择"邮件 | 编写和插入域 | 插入合并域"选项，从弹出的列表中选择对应的合并域项目。

（3）选择"邮件 | 完成 | 完成并合并"选项，从下拉列表中选择"编辑单个文档"选项，打开"合并到新文档"对话框，在对话框中选择"全部"选项，再单击"确定"按钮即可。至此，系统自动生成一个新文档，为数据源文件中的每个学生生成一份成绩单，如图 2-15 所示。

2.2　电子表格处理软件 Excel 2010

Excel 2010 是 Microsoft Office 2010 办公套装软件之一，利用它我们能够制作各种电子表格并对表格进行分析和处理。

2.2.1　Excel 2010 工作表创建及编辑

1. Excel 2010 的基本概念

Excel 2010 工作表界面如图 2-16 所示。

（1）工作簿。一个 Excel 2010 文件就是一个工作簿，它是 Excel 存储和处理数据的文件。Excel 2010 工作簿文件的扩展名是 xlsx。

（2）工作表。Excel 工作簿由工作表构成，工作表是通过工作表标签来标识的。工作表标签位于 Excel 窗口的左下角，单击工作表标签可切换工作表。Excel 2010 新生成的工作簿包含了三张默认工作表。

（3）单元格。工作表当中的一个方格称为一个单元格。它是工作表的基本元素，也是 Excel 2010 独立操作的最小单位。单元格的编号称为单元格地址，它用于表示单元格的位置。单元格地址由单元格的列号和行号构成，单元格的列号位于其所在列的顶端，行号位于其所在行的左侧，例如，一个单元格所在列列号为 K，所在行行号为 5，则该单元格地址为 K5。在 Excel 2010 中，用"："来表示一个单元格区域，例如，"A2：C7"表示以 A2 为左上角，C7 为右下角的矩形区域。

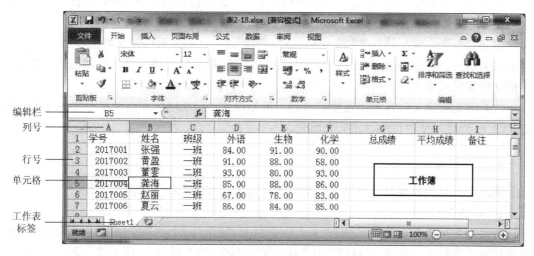

图 2-16　Excel 2010 工作表界面

（4）编辑栏。编辑栏位于表格编辑区域上方，由名称框、取消按钮（"×"）、输入按钮（"√"）、插入函数按钮和编辑框组成。名称框用于显示单元格地址，取消按钮用于取消单元格新输入的内容，输入按钮用于确认单元格输入的内容，插入函数按钮用于在单元格中输入函数，编辑框用于输入或修改单元格内容。

2.　Excel 工作簿及工作表的建立

启动 Excel 2010 时，系统会自动新建一个名为"工作簿 1.xlsx"的工作簿；或在 Excel 2010 中选择"文件 | 新建"选项，在"可用模板"下双击"空白工作簿"也可新建工作簿；或 Excel 2010 启动后按 Ctrl + N 键。

3.　工作表数据的输入

工作表中的数据输入有两种方法。

1）直接输入

选择要输入数据的单元格，单击编辑栏的编辑框，在其中输入数据，输入完成后按输入按钮（"√"）确认；或直接在单元格中输入数据，输入完成后按 Enter 键确认。

2）用自动填充柄输入数据

若需输入的数据有明显变化规律，可使用自动填充柄输入。例如，图 2-16 中学生的学号就可用自动填充柄生成。在 Excel 2010 中，将光标提示符移动到选择单元格或单元格区域右下角黑点上，光标提示符会由空心十字变成实心黑十字，该实心黑十字就是自动填充柄。

例如，图 2-16 表格中的学号，填充它的方法是：在单元格 A2 中输入"2017001"，A3 中输入"2017002"，选择 A2 和 A3，将光标提示符移动到选择区域右下角调出自动填充柄，拖动光标到 A7。

（1）填充已定义序列。Excel 2010 中预设了一部分可自动填充的序列，选择"文件 | 选项"选项，在"Excel 选项"对话框中选择"高级"选项，在"常规"选项分类下单击"编辑自定义列表"选项打开"自定义序列"对话框，该对话框显示已定义好的序列。在工作表中若需填充，则在单元格中输入序列中任意一个值，调出自动填充柄后向填充方向拖动，在拖动到的区域中该序列的值会依次出现。

（2）填充未定义但有变化规律的序列。等差序列、日期序列和自动填充序列（如 X1，X2, X3, ⋯）可以使用自动填充柄来填充。

4. 数据的类型

输入单元格的数据有数值型、日期型或时间型和文本型等三大基础类型。

1）数值型数据

数值型数据是指由特殊字符（" + "" – ""（）""E""e""，""．""$""%"）或阿拉伯数字构成的字符串，例如，"1112""1.23E + 3"，其中"E"或"e"用于表示科学计数法。

符号"–"或"（）"用于表示负数，例如，数据"–211"和"（211）"均表示数学数据"–211"。

Excel 2010 单元格中输入分数的方法是先输入"0"和一个空格，然后再输入分数，例如，分数"1/2"应输入为"0 1/2"。

数值型数据默认的对齐方式是右对齐。

2）日期型或时间型数据

Excel 2010 用符号"–""/"表示日期型数据。例如，2018 年 1 月 22 日可以表示为"2018/1/22"或"2018-1-22"。

Excel 2010 用"："和"AM""PM"表示时间型数据。例如，上午 9 点 25 分表示为"9:25"（二十四小时制）或"9:25 AM"（十二小时制），晚上的 9 点 25 分表示为"21:25"或"9:25 PM"。

输入当天日期的快捷方式为 Ctrl + ;。

输入当前时间的快捷方式为 Ctrl + Shift + ;。

日期型和时间型数据默认的对齐方式为右对齐。

3）文本型数据

文本型数据是由汉字、英文字母或其他不符合数值型、日期型或时间型数据规律的字符构成的字符串，如"a123b"。

在输入全部由数值构成的文本数据时，可在数据前加一个"'"号，或者在数据前面加一个" = "号，用双引号将数据扩起来，如"'1111"或者" = "1111""。

文本型数据默认的对齐方式为左对齐。

5. Excel 2010 的公式

Excel 2010 的公式可以对单元格进行计算，它是用运算符号连接的单元格地址。

所有的公式均以"="开头。

（1）算术运算符。Excel 2010 算术运算符用于对数值数据进行加、减、乘、除、乘幂等数学运算，如"+""-""*""/""^"等。

（2）文本运算符。文本运算符为"&"，它用于文本型数据的连接。

（3）比较运算符。比较运算符包含"<"">"">=""<=""<>"（不等于）等，它们的功能是连接两个不等式。比较运算符的运算结果为 True 或 False。

（4）引用运算符。引用运算符有":"、","和空格，其中":"为区域运算符，","为联合运算符，空格为引用运算符。

Excel 2010 中运算符的优先次序从高到低排列为引用运算符、算术运算符、文本运算符、比较运算符。

6. 单元格格式的设置

要设置单元格格式，选择对应的单元格，选择"开始 | 字体"右下角"　　"选项，打开"设置单元格格式"对话框。

（1）数字选项卡。数字选项卡用于对数据显示方式进行设置。在数字选项卡下可将数字设为常规、数值、倾向、会计、日期、时间、百分比、分数、科学记数、文本、特殊以及自定义等多种格式。

（2）对齐选项卡。对齐选项卡中，"水平对齐"选项用于设置数据在单元格中水平方向的对齐方式；"垂直对齐"选项用于设置数据在单元格中垂直方向的对齐方式；"自动换行"选项用于定义数据自动换行以适应列宽；"合并单元格"选项用于将两个或多个相邻的单元格合并为一个较大的单元格。

（3）字体选项卡。字体选项卡用于对单元格内的字体格式进行设置。

（4）边框选项卡。边框选项卡用于对表中单元格的边框进行设置。

（5）填充选项卡。填充选项卡用于对选择的单元格或区域设置背景图案或颜色。

（6）保护选项卡。保护选项卡用于设定单元格的锁定和隐藏。锁定和隐藏项只有在"审阅 | 更改 | 保护工作表"命令启用后才生效。

在图 2-16 所示表格中，若要将第一行标题设置为"黑体、加粗"，则选择 A1：I1 区域，在"字体"选项卡中设置；若要设置单元格水平对齐方式为"左对齐"，则选择 A1：I1 区域，在"对齐"选项卡中设置；若要给表格加上边框，则选择 A1：I1 区域，在"边框"选项卡中设置。

7. 套用表格格式

套用表格格式用于美化当前表格。套用表格格式的使用方法：选择要套用格式的表格或表格区域，选择"开始 | 样式 | 套用表格格式"选项，在打开的菜单中选择欲套用的表格格式。

8. 单元格（行或列）的插入

单元格（行或列）插入的方法：选择要插入新单元格（行或列）的位置，选择"开始 | 单

元格 | 插入 | 插入工作表行（列）"选项。

9. 条件格式

条件格式用于对符合条件的单元格指定特定的格式。

条件格式的使用方法：选择要使用条件格式的区域，选择"开始 | 样式 | 条件格式"选项，在打开的对话框中选择需要的选项。

例如，图 2-16 所示表格中，若要设置不及格的单元格用红色文本显示，则选择 D2：D7 区域，在"突出显示单元格规则"中选择"小于"选项，在打开的对话框中设置"为小于以下值的单元格设置格式"为"60""红色文本"。

10. 单元格的移动和复制

1）单元格的移动

方法一：选择要移动的单元格，移动光标提示符至此区域，右击，在弹出的快捷菜单中选择"剪切"选项，选择移动的目标区域的第一个单元格，右击，在弹出的快捷菜单中选择"粘贴"选项。

方法二：选择要移动的单元格，移动光标提示符至此区域黑色边框上，光标提示符变为带移动标记的指针时直接拖动单元格至目标位置。

2）单元格的复制

方法一：选择要复制的单元格，移动光标提示符至此区域，右击，在弹出的快捷菜单中选择"复制"选项，选择复制目标区域的第一个单元格，右击，在弹出的快捷菜单中选择"粘贴"选项。

方法二：选择要复制的单元格，移动光标提示符至此区域黑色边框上，光标提示符变为带移动标记的指针时按住 Ctrl 键拖动单元格至目标位置。

11. 选择性粘贴

通过选择性粘贴，用户能够将剪贴板中的内容粘贴为不同于内容源的格式。

选择性粘贴的使用方法：选择"开始 | 剪贴板 | 粘贴 | 选择性粘贴"选项，在打开的对话框中选取要粘贴的具体内容。

12. 单元格数据查找与替换

（1）单元格数据的查找。Excel 2010 单元格数据的查找用于在工作表中快速定位要查找的内容。查找的方法：选择"开始 | 编辑 | 查找和选择 | 查找"选项，在"查找和替换"对话框中输入要查找的内容，单击"查找下一个"按钮开始查找。

（2）单元格数据的替换。单元格数据的替换可将符合条件的单元格数据替换成指定内容。替换的方法：选择"开始 | 编辑 | 查找和选择 | 替换"选项，在"查找和替换"对话框中输入查找内容及替换内容，单击"全部替换"或"替换"按钮进行替换。

13. 单元格（行或列）的清除和删除

单元格（行或列）清除是将单元格（行或列）内的字符清除掉，但是单元格（行或列）

仍然保留。单元格（行或列）的删除是指直接把单元格（行或列）删掉，用新单元格（行或列）来代替原有单元格。

清除单元格（行或列）的方法：选择要清除的单元格（行或列），选择"开始 | 编辑 | 清除"选项。

删除单元格（行或列）的方法：选择要删除的单元格（行或列），选择"开始 | 单元格 | 删除"选项。

14. 行高（列宽）的调整

（1）手动设置行高（列宽）。

方法一：将光标移动到要调整高度的行标号下侧（调整列宽则将光标移动到要调整宽度的列标号右侧），当光标变为双向箭头后直接拖动鼠标进行调整。

方法二：选择要调整宽度的行（列），选择"开始 | 单元格 | 格式 | 行高/列宽"选项，在打开的对话框中输入行高（列宽）的值。

（2）自动调整行高（列宽）。选择要调整的行（列），选择"开始 | 单元格 | 格式 | 自动调整行高/自动调整列宽"选项。

15. 单元格的引用

单元格的引用是 Excel 2010 表示单元格地址的方式。

单元格的引用有相对引用、绝对引用、混合引用和非当前工作簿（工作表）中单元格的引用四种方式。

（1）相对引用。直接由列号和行号表示单元格地址的方式称为相对引用。在对单元格进行复制或使用自动填充柄的时候相对地址会随着公式（函数）所在单元格的位置而变化。

（2）绝对引用。在单元格行号和列号前面加上"$"符号来表示单元格地址的方式称为绝对引用。在对单元格进行复制或使用自动填充柄的时候绝对地址不会随着公式（函数）所在单元格的位置而变化。

（3）混合引用。在单元格行号或者列号前加上"$"来表示单元格地址的方式称为混合引用，复制或使用自动填充柄时单元格地址中加了"$"的部分不会随着公式（函数）所在单元格的位置而变化，而没有加的部分会发生改变。

（4）非当前工作簿（工作表）中单元格的引用。Excel 2010 用户可以从其他工作表或工作簿中引用单元格，引用格式为：［工作簿名称］工作表标签 ! 单元格（或单元格区域）地址。例如，［2017 级学生成绩单］临床专业!D7 引用的是工作簿"2017 级学生成绩单"中工作表"临床专业"的 D7 单元格数据。

2.2.2　Excel 2010 函数和图表应用

1. 函数

Excel 2010 函数和公式一样用于对表格数据进行计算。

1）求和函数 SUM

SUM 函数用于计算指定单元格或单元格区域所包含的数值之和。

语法：SUM（number1，number2，…）

SUM 函数参数列表中的"number1，number2，…"表示要求和的单元格或单元格区域。

例如，图 2-16 所示表格中，要计算张强同学的总分，使用的函数为" = SUM（D2：F2）"，此函数可计算区域 D2：F2 中所有单元格之和。

函数的输入方法如下。

方法一：选择单元格 G2，单击编辑框，在其中直接输入函数" = SUM（D2：F2）"，输入完成后单击编辑栏中的"√"按钮确认输入。

方法二：选择单元格 G2，单击编辑栏上"ƒx"按钮或选择"公式 | 函数库 | 插入函数"选项，在打开的对话框中找到 SUM 函数，单击"确定"按钮，在"函数参数"对话框中设置参数 number1 为 D2：F2，单击"确认"按钮确认输入。

方法三：选择单元格 G2，选择"公式 | 函数库 | 数学和三角函数 | SUM"选项，在"函数参数"对话框中设置参数 number1 为 D2：F2，单击"确认"按钮确认输入。

方法四：选择单元格 G2，选择"公式 | 函数库 | 自动求和 | 求和"选项，在表格中选择 D2：F2 区域，输入完成单击编辑栏中的"√"按钮确认输入。

算出张强的总分后，利用自动填充柄可快速算出其余同学的总分。

2）条件求和函数 SUMIF

SUMIF 用于根据指定条件对若干单元格进行求和。

语法：SUMIF（range，criteria，sum_range）

range 是条件区域，criteria 是求和条件，sum_range 是实际求和区域。

例如，图 2-16 所示表格中，要求二班所有同学化学成绩的总分，使用的函数为" = SUMIF（C2：C7，C4，F2：F7）"。

3）求平均值函数 AVERAGE

AVERAGE 函数用于计算单元格或单元格区域所包含的数值的算术平均值。

语法：AVERAGE（number1，number2，…）

例如，图 2-16 所示表格中，要计算张强同学的平均分，使用的函数为" = AVERAGE（D2：F2）"，此函数可计算区域 D2：F2 中所有单元格的算术平均值。

4）求乘积函数 PRODUCT

PRODUCT 用于求指定单元格或单元格区域的乘积。

语法：PRODUCT（number1，number2，…）

"number1，number2，…"表示要求和的单元格或区域。

例如，单元格 A2 的值为 5，单元格 B2 的值为 8，若要求 A2 和 B2 的乘积，则对应的函数为" = PRODUCT（A2，B2）"。

5）最大值函数 MAX

MAX 函数用于提取参数列表中数值型数据的最大值。

语法：MAX（number1，number2，…）

例如，图 2-16 所示表格中，要求所有同学化学成绩的最高分，使用的函数为" = MAX（F2：F7）"，此函数可计算区域 F2：F7 中单元格数据的最大值。

6）最小值函数 MIN

MIN 函数用于提取参数列表中数值型数据的最小值。

语法：MIN（number1，number2，…）

例如，图 2-16 所示表格中，要求所有同学化学成绩的最低分，使用的函数为" = MIN（F2：F7）"，此函数可计算区域 F2：F7 中单元格数据的最小值。

7）计数函数 COUNT

COUNT 函数用于统计参数列表中含有数值型数据的单元格数目。

语法：COUNT（value1，value2，…）

例如，图 2-16 所示表格中，要统计表格中所有同学的成绩总数，使用的函数为" = COUNT（D2：F7）"，此函数可计算区域 D2：F7 包含数值型数据的个数。

8）条件函数 IF

IF 函数用于对不等式执行判断，根据判断结果返回不同的值。

语法：IF（logical_test，value_if_true，value_if_false）

logical_test 是要进行判断的不等式，其计算结果为 True（不等式成立）或 False（不等式不成立）; value_if_ture 是 logical_test 为 Ture 时返回的值，value_if_false 是 logical_test 为 False 时返回的值。

例如，图 2-16 所示表格中，要在备注栏中将化学成绩及格的同学标注上"化学及格"，化学成绩不及格的同学标注上"化学不及格"，则在 I2 单元格中使用函数" = IF（F2> = 60，"化学及格"，"化学不及格)"。

9）条件计数函数 COUNTIF

COUNTIF 用于统计满足条件非空单元格个数。

语法：COUNTIF（range，criteria）

range 是条件区域，criteria 是统计条件。

例如，图 2-16 所示表格中，要求其中一班同学的人数，使用的函数为" = COUNTIF（C2：C7，C2）"。

10）四舍五入函数 ROUND

ROUND 用于对指定单元格或单元格区域的值进行四舍五入。

语法：ROUND（number，num_digits）

number 是要进行四舍五入的单元格或单元格区域，num_digits 是小数点后要求保留的位数。

例如，A1 单元格的值为 3.1415926，若要求将其四舍五入保留两位小数，使用的函数为" = ROUND（A1，2）"。

2. 图表的应用

1）图表概述

图表是数据的图形化表示，它使数据的表示更加直观、清晰易懂。图表在日常生活和工作中的应用非常广泛。

Excel 2010 常用的图表类型有柱形图、折线图、饼图、面积图、体积图等。

2）图表的基本概念

如图 2-17 所示。

（1）图表标题：即图表的名称。

（2）图例：用于说明该图表中各种颜色所代表的意义。

（3）坐标轴标题：常用的有横坐标轴标题和纵坐标轴标题两类。

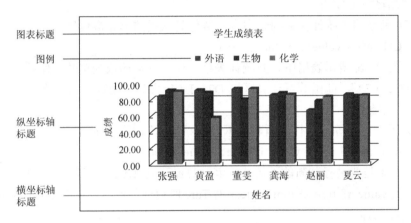

图 2-17　图表的基本概念

3）图表的生成

利用图 2-18 中表格的部分数据生成图 2-17 所示图表。

	A	B	C	D	E	F	G	H
1	学号	姓名	班级	外语	生物	化学	总成绩	平均成绩
2	2017001	张强	一班	84.00	91.00	90.00	265.00	88.33
3	2017002	黄盈	一班	91.00	88.00	58.00	237.00	79.00
4	2017003	董雯	二班	93.00	80.00	93.00	266.00	88.67
5	2017004	龚海	二班	85.00	88.00	86.00	259.00	86.33
6	2017005	赵丽	二班	67.00	78.00	83.00	228.00	76.00
7	2017006	夏云	一班	86.00	84.00	85.00	255.00	85.00

图 2-18　学生成绩表

具体步骤如下：

（1）选择制作图表所需的数据区域。本例中，选择数据区域 B1：B7，D1：F7。

（2）选择图表类型。图表类型是图表制作过程中重要的步骤，它用于定义图表的大致外观。本例中图表类型的选择有以下两种方法。

方法一：选择"插入 | 图表 | 柱形图 | 三维簇状柱形图"选项。

方法二：选择"插入 | 图表"选项，单击右下角" "按钮，在打开的对话框左侧选择"柱形图"，右侧选择"三维簇状柱形图"。

（3）进一步定义图表的外观。利用"图表工具"工具栏下"设计""布局""格式"三个子工具栏可对图表的外观进行定义。

图表标题的定义：选择"布局 | 标签 | 图表标题 | 图表上方"选项，用于定义及编辑图表标题。本例中，将图表标题定义为"学生成绩表"。

坐标轴标题的定义：选择"布局 | 标签 | 主要横坐标轴标题 | 坐标轴下方标题"选项，用于定义横坐标轴下方所用标题。本例中，将横坐标轴下方标题定义为"姓名"。选择"布局 | 标签 | 主要纵坐标轴标题 | 竖排标题"选项，用于定义纵坐标轴左侧所用标题。本例中，将纵坐标轴左侧所用标题定义为"成绩"。

图例的定义：选择"布局 | 标签 | 图例 | 在顶部显示图例"选项，用于定义是否显示图例及图例的位置。

3. 图表的更改

（1）直接修改数据：将图 2-18 中表格 D2 单元格的值直接改为 48，则可看到图表中对应数据条发生改变，如图 2-19 所示。

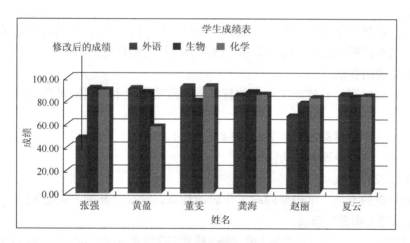

图 2-19　直接修改成绩后的学生成绩表

（2）定义图表的外观：利用"图表工具"工具栏进行更改，例如，选择"布局 | 设计 | 类型 | 更改图表类型"选项，在打开的对话框中选择"折线图 | 堆积折线图"选项。

2.2.3　数据管理与分析

1. 工作簿的管理

1）插入、删除和重命名工作表

（1）插入工作表。

方法一：单击欲插入新工作表位置之后的工作表标签，选择"开始 | 单元格 | 插入 | 插入工作表"选项。

方法二：右击欲插入新工作表位置之后的工作表标签，在打开的快捷菜单中选择"插入"选项，在打开的对话框"常用"选项卡中选择"工作表"选项。

（2）删除工作表。

方法一：右击要删除工作表的标签，在快捷菜单中选择"删除"选项。

方法二：单击要删除工作表的标签，选择"开始 | 单元格 | 删除"选项，在打开的菜单中选择"删除工作表"选项。

（3）重命名工作表。

方法一：双击要重命名工作表的标签，此时可编辑工作表名称。

方法二：右击要重命名工作表的标签，选择"重命名"选项。

方法三：单击要重命名工作表的标签，选择"开始 | 单元格 | 格式 | 重命名工作表"选项，此时可编辑工作表名称。

2）工作表的复制、移动和隐藏

（1）工作表的复制。

方法一：按住 Ctrl 键后拖动要移动工作表的标签，将拖动过程中出现的黑色三角形拖到目标位置。

方法二：选择要复制的工作表，选择"开始 | 单元格 | 格式 | 移动或复制工作表"选项，在打开的对话框中选择"建立副本"选项并选择复制目标位置。

（2）工作表的移动。

方法一：直接拖动要移动工作表的标签，将拖动过程中出现的黑色三角形拖到目标位置。

方法二：选择要移动的工作表，选择"开始 | 单元格 | 格式 | 移动或复制工作表"选项，在打开的对话框中设置移动位置。

（3）工作表的隐藏。

工作表隐藏的方法：单击要隐藏工作表的标签，选择"开始 | 单元格 | 格式 | 隐藏和取消隐藏 | 隐藏工作表"选项。

取消隐藏的方法：选择"开始 | 单元格 | 格式 | 隐藏和取消隐藏 | 取消隐藏工作表"选项，在打开的对话框中选择要取消隐藏的工作表。

3）工作簿的打印

工作簿打印的方法：单击要打印的工作表标签，选择"文件 | 打印"选项，设置打印的页码范围、方向、单|双面打印等，单击"打印"按钮。

2. 数据管理

Excel 2010 将工作表中由连续单元格组成的表格称为数据清单，它可看作一个数据库。数据清单的行相当于数据库中的记录，列相当于数据库中的字段，列标题相当于数据库中的字段名。

1）排序

数据清单中的记录按某一字段或某几个字段的数值大小进行排列称为排序。排序所依据的字段名称为关键字。在 Excel 2010 中，按关键字从小到大排序称为升序排序，从大到小排序称为降序排序。

（1）简单排序。只有一个关键字的排序称为简单排序。例如，图 2-18 所示数据清单，若要按照平均成绩从大到小对数据清单中的记录排序，则"平均成绩"就是关键字。

简单排序方法如下。

方法一：选择数据清单中任意一个单元格，选择"数据 | 排序和筛选 | 排序"选项，在打开的对话框中设置主要关键字为"平均分"、排序依据为"数值"及次序为"降序"。

方法二：选择关键字"平均分"所在单元格 H1，选择"数据 | 排序和筛选 | "（降序）按钮。

（2）多重排序。排序时有多个关键字的排序称为多重排序，多重排序依据的第一个关键字称为主要关键词，依据的第二个关键字称为次要关键字，以此类推。如图 2-18 所示数据清单，若需按照生物成绩升序排序，生物成绩相同的同学之间按照化学成绩降序排序，则此时有两个关键字，生物为主要关键字，化学为次要关键字。

多重排序方法如下：选择数据清单中任意一个单元格，选择"数据 | 排序和筛选 | 排序"选项，在打开对话框中进行设置。本例中主要关键字为"生物"、排序依据为"数值"及次序为"升序"，单击"添加条件"按钮，设置次要关键字为"化学"、排序依据为"数值"及次序为"降序"。

2）筛选

筛选是指从数据清单中找出符合条件的记录。Excel 2010 中有两种筛选方式：自动筛选和高级筛选。

（1）自动筛选。自动筛选适用于需同时满足多个条件的筛选。例如，图 2-18 所示数据清单，若要筛选出一班外语成绩 90 分以上的同学，则该同学需同时满足两个条件，"班级为一班"和"外语大于或等于 90 分"。

筛选步骤：选择数据清单中任意一个单元格，选择"数据 | 排序和筛选 | 筛选"选项，单击字段名右侧的带黑色三角形按钮进行条件设置。本例中，单击字段名"班级"右侧的带黑色三角形按钮，选择"文本筛选 | 等于"选项，在出现的对话框中设置"班级等于一班"，用同样的方法设置条件"外语大于或等于 90"。

（2）高级筛选。高级筛选用于同时满足多个条件的筛选，也适用于满足多个条件之一的筛选。

Excel 2010 中，在进行高级筛选之前需在数据清单外建立一个条件区域，该条件区域最少有两行，高级筛选命令能根据条件区域进行筛选。

①同时满足多个条件的筛选。同时满足多个条件的筛选既可使用自动筛选也可使用高级筛选。

如图 2-20 所示数据清单，若要筛选出最高温度和最低温度都在 10℃以上的月份，则符合条件的月份需同时满足两个条件："最高温度 > = 10"和"最低温度 > = 10"。

筛选步骤：在数据清单外建立一个用于筛选的条件区域，利用该条件区域对数据清单进行筛选。在本例中，首先在工作表中任意空白位置创建一个条件区域（本例建在 A17：B18），如图 2-21 所示，选择数据清单中的任意一个单元格，选择"数据 | 排序和筛选 | 高级"选项，在打开的对话框中设置列表区域为"A1：D13"，条件区域为"A17：B18"。

同时满足多个条件的高级筛选区域为两行，第一行是条件字段名，第二行是条件值。

	A	B	C	D
1	月份	最低温度	最高温度	平均温度
2	一月	-5	7	3
3	二月	0	8	6
4	三月	3	12	10
5	四月	8	16	14
6	五月	12	19	17
7	六月	14	24	22
8	七月	18	36	32
9	八月	22	39	34
10	九月	17	32	25
11	十月	12	20	18
12	十一月	2	14	12
13	十二月	-3	8	5

图 2-20　某地全年气温表

	A	B
17	最低温度	最高温度
18	>=10	>=10

图 2-21　同时满足多个条件区域

	A	B
17	最低温度	最高温度
18	>=10	
19		>=10

图 2-22　满足多个条件之一的区域

②满足多个条件之一的筛选。满足多个条件之一的筛选只能使用高级筛选。

如图 2-20 所示数据清单，若要筛选出最低温度或者最高温度大于 10℃的月份，则符合条件的记录需至少满足以下两个筛选条件之一："最高温度 ＞ ＝ 10"和"最低温度 ＞ ＝ 10"。

筛选步骤：在数据清单外建立一个用于筛选的条件区域，利用该条件区域对数据清单进行筛选。本例中，条件区域为"A17：B19"，如图 2-22 所示。具体筛选步骤与同时满足多个条件的筛选步骤相同。

满足多个条件之一的高级筛选区域大于两行，第一行为字段名，自第二行以后为条件值，以对角线方式排列在条件区域中。

3）分类汇总

分类汇总是将数据清单中的记录按某个字段分成多个类别，然后再对每个类别分别进行计算。

如图 2-23 所示数据清单，若要求分别计算各部门入职及离职人数总数，则需按照部门字段把表中的数据分为部门 A、部门 B 和部门 C 三个类别，然后对每个类别的入职人数和离职人数进行求和汇总。

分类汇总步骤：在分类汇总之前，必须先根据分类字段进行排序。本例中，先根据班级进行排序，可为升序或降序。选择数据清单当中的任意一个单元格，选择"数据 | 分级显示 | 分类汇总"选项，在打开的对话框中进行设置。本例中，设置分类字段为"部门"、汇总方式为"求和"，汇总项为"入职人数"和"离职人数"。

	A	B	C	D
1	部门	时间	入职人数	离职人数
2	部门A	2014年	2	4
3	部门A	2015年	3	1
4	部门A	2016年	3	0
5	部门B	2014年	5	6
6	部门B	2015年	6	2
7	部门B	2016年	5	1
8	部门C	2014年	4	2
9	部门C	2015年	8	3
10	部门C	2016年	7	6

图 2-23　各部门近年入职及离职人数统计

4）数据透视表

数据透视表是一种交互式的表，可以对数据清单进行统计和计算，利用数据透视表可对表格进行多项分类统计。

如图 2-23 所示数据清单，若要求统计各部门每一年的入职人数，则可使用数据透视表。

数据透视表使用步骤：选择建立数据透视表所需的数据区域（本例中选 A1：D10），选择"插入 | 表格 | 数据透视表 | 数据透视表"选项，在打开的对话框中设置"表/区域"为"A1：D10"，"现有工作表/位置"为"A20"，单击"确认"按钮。在工作表右侧出现的"数据透视表字段列表"任务窗格中将"部门"拖至"列标签"，"时间"拖至"行标签"，"入职人数"拖至"数值"，如图 2-24 所示，在 A20 为左上角的数据区域中出现有统计结果的数据透视表，如图 2-25 所示。

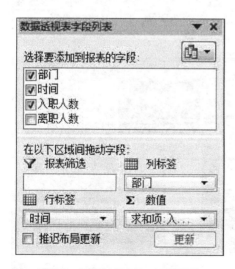

图 2-24　数据透视表行列标签及数值定义

20	求和项:入职人数	列标签			
21	行标签	部门A	部门B	部门C	总计
22	2014年	2	5	4	11
23	2015年	3	6	8	17
24	2016年	3	5	7	15
25	总计	8	16	19	43

图 2-25　生成的数据透视表

2.3　演示文稿制作软件 PowerPoint 2010

2.3.1　演示文稿的基本编辑

PowerPoint 2010 是 Microsoft Office 2010 办公套装软件之一，它是一个多媒体演示文稿制作软件，主要用于制作各种图文并茂的演示文稿。

1. PowerPoint 2010 基本操作

1）PowerPoint 2010 的基本概念

（1）演示文稿：即 PowerPoint 2010 文件，其扩展名为 pptx。

（2）幻灯片：构成演示文稿的基本单位。

（3）占位符：标识对象位置信息的特定区域，它的实质是预先设定好的文本框。

（4）对象：已插入幻灯片中的文字、声音、图形、图片、动画、视频剪辑等素材。

（5）幻灯片版式：定义了幻灯片上对象的基本布局结构。

（6）模板：一种特殊文件，扩展名为 potx。模板文件中预先定义好了项目符号、字体类型和大小、占位符的大小和位置、背景设计和填充、配色方案以及幻灯片母版等信息，利用它可快速制作幻灯片。

（7）主题：组成模板的元素，包括颜色、字体、设计风格等。模板包含主题。

2）演示文稿的窗口介绍

PowerPoint 2010 的窗口界面如图 2-26 所示。

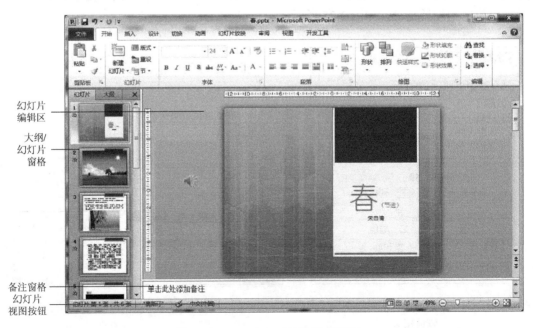

图 2-26　PowerPoint 2010 窗口界面

（1）幻灯片编辑区：幻灯片的编辑区域，用于对幻灯片进行编辑。

（2）大纲/幻灯片窗格：位于幻灯片编辑区左侧，包含幻灯片和大纲两个标签。幻灯片标签下可以看到缩略图形式显示幻灯片；大纲标签下，可以看到幻灯片文本的大纲。

（3）备注窗格：位于幻灯片编辑区下方，可供用户输入演讲者备注信息。

（4）幻灯片视图按钮：能让用户从不同的角度观察或管理演示文稿，其位于窗口界面右下角状态栏上，包含普通视图、幻灯片浏览视图、阅读视图和幻灯片放映视图等。

3）创建演示文稿

（1）创建空白演示文稿。

方法一：在启动 PowerPoint 2010 时系统会自动建立一个名称为"演示文稿 1"的空白演示文稿。

方法二：在打开的 PowerPoint 2010 界面中，选择"文件 | 新建 | 空白演示文稿"选项。

例如，要制作如图 2-27 所示的演示文稿，首先要使用以上任一方法新建一个空白演示文稿。

（2）利用模板创建演示文稿。在打开的 PowerPoint 2010 界面中，选择"文件 | 新建"选项，在"Office.com"区域中选择欲使用的模板，系统会根据用户的选择自动下载模板并生成演示文稿。

4）保存演示文稿

保存演示文稿的方法与 Word 2010 保存文档的方法相同，在此不再赘述。

5）幻灯片的编辑

新建的演示文稿中通常有一张或多张幻灯片，在制作演示文稿时通常需要插入、复制、移动和删除幻灯片。

6）插入新幻灯片

要在当前幻灯片后插入新幻灯片，选择"开始 | 幻灯片 | 新建幻灯片"选项，在打开的菜单中选择需要的版式。图 2-27 所示演示文稿中，创建新的演示文稿时系统会自动生成一张标题幻灯片，其余的幻灯片需采用此方法手工插入。

7）复制、移动和删除幻灯片

在编辑演示文稿的过程中，若需要对幻灯片进行复制、移动或删除，只需将演示文稿切换到"幻灯片浏览"视图，该视图下，直接拖动幻灯片可完成幻灯片的移动；按住 Ctrl 键拖动幻灯片可以完成幻灯片的复制；选择幻灯片后按 Delete 键则可删除幻灯片。

8）文本的编辑及格式化

演示文稿是由多张幻灯片构成的，编辑演示文稿实质上是编辑一张张的幻灯片。文字编辑是幻灯片编辑最基本的内容。在插入新幻灯片时，用户通常会根据实际需要选择幻灯片版式。幻灯片版式由占位符构成，若幻灯片版式中已有要输入文字的占位符，则直接单击占位符输入文字即可；若幻灯片版式中没有对应的占位符，则需选择"插入 | 文本 | 文本框 | 横排（或竖排）文本框"选项，在幻灯片对应位置绘制文本框，然后在文本框中输入文字。

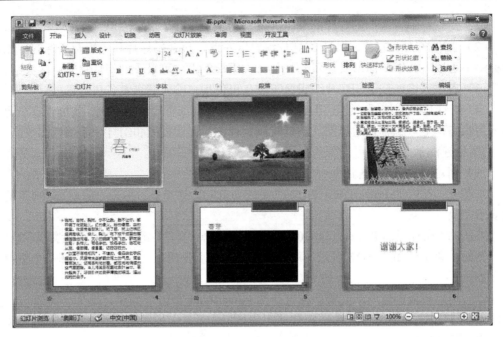

图 2-27　演示文稿实例

2. PowerPoint 2010 多媒体对象的插入

PowerPoint 2010 支持图片、视频、音乐、动画等多种多媒体对象的插入。多媒体对象的插入可使制作的幻灯片声色俱佳，内容更加全面完善。

1）插入图片、图形和艺术字

（1）图片、艺术字的插入。在幻灯片中插入图形，选择"插入 | 图像 | 图片"选项，在打开的对话框中选择欲插入的图片。图 2-27 所示演示文稿幻灯片 2 中的图片即使用此方法插入。

在幻灯片中插入艺术字，选择"插入 | 文本 | 艺术字"选项，幻灯片中直接输入艺术字字符。图 2-27 所示演示文稿幻灯片 6 为使用该方法制作的致谢幻灯片。

（2）图形的插入。在幻灯片中插入图形，选择"插入 | 插图 | 形状"选项，选择欲绘制的形状，在幻灯片上拖动绘制出选择的形状。

2）插入影片和声音

PowerPoint 2010 中支持多种音频文件和视频文件的插入与播放。

（1）插入声音。在幻灯片中插入声音，在"插入 | 媒体 | 音频"选项下选择对应的声音来源，然后在打开的对话框中选择欲插入的声音。

（2）插入影片。在幻灯片中插入影片，在"插入 | 媒体 | 视频"选项下选择对应的视频来源，然后在打开的对话框中选择欲插入的视频。图 2-27 所示演示文稿幻灯片 5 中的视频文件即使用此方法插入。

3）插入 Flash 动画

幻灯片中 Flash 动画的插入，能使演示文稿显得更加生动有趣，增强演示文稿的表现能力。

Flash 动画的插入过程如下。

（1）观察 PowerPoint 2010 "开发工具"选项卡是否已经显示在窗口界面上方，若未显示，右击任意选项卡，在快捷菜单中选择"自定义功能区"选项；在打开的对话框右侧"主选项卡"下拉列表框中选择"开发工具"选项。

（2）选择"开发工具 | 控件 | 其他控件"选项，在打开的对话框中选择 Shockwave Flash Object；在幻灯片中绘制插入动画的矩形区域。

（3）右击该区域，选择"属性"选项，在"属性"列表的 Movie 属性后填入需要播放的 Flash 动画的完整路径。

图 2-27 所示演示文稿幻灯片 3 中的 Flash 动画即使用此方法插入。

4）插入超级链接

PowerPoint 2010 中的超级链接可以让用户在演示文稿播放时控制幻灯片的跳转或打开指定目标文档，使演示文稿的结构更清晰。超级链接的对象可以是幻灯片中的文字、图片、文本框、图形、艺术字等。幻灯片中的对象设置了超级链接后，光标指针移动到其上时就会变为手指形状，单击即可跳转至指定的目标对象。

超级链接的设置方法如下。

方法一：选择要建立超级链接的对象，选择"插入 | 链接 | 动作"选项，在打开的对话框中"链接到"要跳转的目标幻灯片。若要建立的超级链接目标为本演示文稿幻灯片之间的简单跳转则可使用此方法。

方法二：选择要建立超级链接的对象，选择"插入 | 链接 | 超链接"选项，在弹出的对话框中选择要链接的对象。若要在本演示文稿中实现幻灯片的跳转则在对话框"链接到 | 本文档中的位置 | 请选择文档中的位置"选择要跳转的目标幻灯片。

方法三：选择"开始 | 绘图 | 形状列表"选项，拖动下拉列表的垂直滚动条至最底端，在"动作按钮"组中选择某个动作按钮；在幻灯片中拖动绘制出按钮，并在弹出的对话框中进行设置。

2.3.2 演示文稿综合应用

1. 演示文稿外观的美化

演示文稿外观可以通过配色方案、主题和母版来进行美化，美化后的演示文稿通常具有协调统一的外观。

1）配色方案

配色方案用于定义幻灯片背景颜色、强调文字的颜色、填充色、线条颜色、阴影的颜色、超级链接文字颜色、已访问超级链接文字颜色和标题文本的整体颜色搭配等。

配色方案的选择：选择"设计 | 主题 | 颜色"选项，在下拉列表中进行选择。

2）主题

主题定义了演示文稿的整体外观，包括演示文稿中使用项目符号、字体的类型和大小、背景设计和填充、配色方案等。主题是改变演示文稿外观的最快捷方式，使用主题可使演示文稿中的所有幻灯片具有同一风格。

设置幻灯片主题的方法：选择"设计 | 主题 | 主题"选项，在下拉列表中选择所需主题。图 2-27 所示演示文稿主题即用此方法设置。

3）母版

幻灯片母版又称为幻灯片主控，用于对幻灯片的预定格式进行设置，包含正文文字格式、标题文本格式、位置、颜色等信息。

母版有幻灯片母版、标题母版和备注母版。幻灯片母版用于控制除标题幻灯片外所有幻灯片的格式。选择"视图 | 母版视图 | 幻灯片母版"选项可编辑幻灯片母版。讲义母版用于创建讲义，用户可通过讲义了解演示文稿的大致内容，选择"视图 | 母版视图 | 讲义母版"选项可编辑讲义母版。备注母版提供演讲者备注使用的空间及设置备注幻灯片的格式，选择"视图 | 母版视图 | 备注母版"选项可编辑备注母版。

2. 动画的设置

演示文稿中动画的设置能使演示文稿变得更加生动，提高演讲者对演讲内容的控制力。

1）默认动画

默认动画设置的方法是：选择要设置动画的对象，在"动画 | 动画"选项下打开默认动画列表，选择欲设置的动画，并在"动画 | 动画 | 效果选项"下设置动画发生的方式，在"动画 | 计时"选项下设置"开始"、"持续时间"和"延迟"。

2）自定义动画

如果要对幻灯片中的对象设置更详细的动画效果，则要使用"高级动画"功能来进行设置，用户可以根据自己的需要做出复杂多变的动态效果。

自定义动画操作方式如下：选择要设置动画的对象，选择"动画 | 高级动画 | 添加动画"选项，选择需要添加的动画；选择"动画 | 高级动画 | 动画窗格"选项，在窗口右侧出现的动画窗格中双击要设置的动画，在打开的对话框中设置详细的动画选项。

3）幻灯片切换动画

幻灯片切换动画用于定义放映时幻灯片与幻灯片的过渡方式。设置幻灯片切换动画的方法：选择"切换 | 切换到此幻灯片"选项，打开幻灯片切换方式下拉列表，选择欲设置的切换动画；选择"切换 | 切换到此幻灯片 | 效果选项"，选择切换效果。在"切换 | 计时"选项中可进行更详尽的设置。

3. Excel 2010 图表的插入

PowerPoint 2010 演示文稿的编辑过程中经常需要插入 Excel 2010 图表，用以清晰地展示数据。

插入 Excel 2010 图表的方法：选择"插入 | 插图 | 图表"选项，在打开的 Excel 2010 文档中编辑 Excel 表格数据达到间接编辑图表数据的目的；选择图表，在 PowerPoint 2010 中出现"图表工具"工具栏，利用其可编辑图表外观（"图表工具"工具栏用法详见 Excel 2010 部分）。

4. 演示文稿的放映

演示文稿编辑完成以后，便可通过投影仪或者展台进行播放，或者将其打印成讲义在演讲时使用。

1）设置放映方式

放映方式的设置定义了幻灯片在放映状态下用户以何种方式对演示文稿进行控制。

设置放映方式的方法：选择"幻灯片放映 | 设置 | 设置幻灯片放映"选项，在打开的对话框中可设置以下放映方式。

（1）演讲者放映（全屏）：在此放映方式下，放映过程全程由演讲者控制，同时演讲者还可随时使用 PowerPoint 提供的画笔，在演讲过程中进行注释或绘制图形。

（2）观众自行浏览（窗口）：此种放映方式会提供观众自行浏览的工具栏来进行幻灯片的查看。

（3）在展台浏览（全屏）：在此种放映方式下，设计者必须制作有良好效果的超级链接和动作按钮，用于切换幻灯片。

2）放映幻灯片

放映幻灯片的方法：选择"幻灯片放映 | 开始放映幻灯片 | 从头开始/从当前幻灯片开始"选项。

5. 演示文稿的打包播放

在我们使用演示文稿的过程中经常会遇到制作好的演示文稿复制后就无法正常运行的问题。为了解决这个问题，PowerPoint 提供了将演示文稿、链接文件和播放器一起打包的功能。

演示文稿打包的方法：选择"文件 | 保存并发送 | 将演示文稿打包成 CD | 打包成 CD"选项，在打开的对话框中选择"复制到 CD"选项可将当前演示文稿及其相关文件刻录在CD 上；选择"复制到文件夹"选项可将当前演示文稿及其相关文件打包成一个文件夹。

6. 演示文稿的打印

演示文稿可以幻灯片序列的方式打印出来，也可以大纲、讲义以及备注的形式打印。

打印演示文稿的方法：选择"文件 | 打印"选项，在窗口右侧设置打印范围、每页打印幻灯片张数、单双面打印等，设置好后单击"打印"按钮即可以完成演示文稿的打印。

第3章　计算机网络基础及应用

3.1　计算机网络概述

从计算机诞生至今，计算机系统的应用已经深入社会的各行各业以及社会的各个层次。计算机从专家学者的使用工具逐渐成为大众的使用工具。

计算机技术与通信技术的结合，形成了一个崭新的技术领域：计算机网络。计算机网络是计算机应用的高级形式，代表着计算机发展的一个重要方向。尽管目前我国计算机网络的普及程度与世界上一些强国相比有很大的差距，但是随着国家社会经济的快速发展，以及社会向信息时代大步迈进，将来我国计算机网络的应用必将更加普及，各行各业会需要更多的计算机网络技术人才。

3.1.1　计算机网络的形成与发展

1. 计算机网络的形成

早在 1951 年，美国麻省理工学院林肯实验室就开始为美国空军设计名为 SAGE 的半自动化地面防空系统，该系统最终于 1963 年建成，被认为是计算机和通信技术结合的先驱。

20 世纪 60 年代初，美国为了保证本土防卫和海外防御力量在受到苏联第一次核打击以后仍然具有一定的生存和反击能力，认为有必要设计出一种分散的网络化指挥系统，它由一个个分布式的指挥机构组成，当部分指挥机构被摧毁后，其他部分仍然正常工作，并且这些幸存的指挥机构之间的通信不受那些已被摧毁的指挥机构影响。为了对这一构思进行验证，1969 年美国国防部高级研究规划局资助建立了 ARPANET 网络发展计划，现代意义上的计算机网络是由此开始的。最早 ARPANET 只连接了 4 台主机，分别位于加利福尼亚大学洛杉矶分校、加利福尼亚大学圣芭芭拉分校、斯坦福大学和犹他州立大学，这就是互联网的雏形。

2. 计算机网络的发展

计算机网络技术的发展越来越成为当今世界高新技术发展的核心之一，而其发展历程也曲曲折折，绵延至今。计算机网络的发展分为以下几个阶段。

1）第一阶段：诞生阶段（计算机终端网络）

20 世纪 60 年代中期之前的第一代计算机网络是以单个计算机为中心的远程联机系统。典型应用是由一台计算机和全美范围内 2000 多个终端组成的飞机订票系统。终端是一台计算机的外部设备，包括显示器和键盘，无 CPU 和内存。随着远程终端的增多，在主机前增加了前端机（FEP）。当时，人们把计算机网络定义为"以传输信息为目的而连接起来，实现远程信息处理或进一步达到资源共享的系统"，但这样的通信系统已具备网络的雏形。早期的计算机为了提高资源利用率，采用批处理的工作方式。为适应终端与计算机的连接，出现了多重线路控制器。

2）第二阶段：形成阶段（计算机通信网络）

20 世纪 60 年代中期至 70 年代的第二代计算机网络是以多个主机通过通信线路互联起来，为用户提供服务，兴起于 60 年代后期，典型代表是美国国防部高级研究规划局协助开发的 ARPANET。主机之间不是直接用线路相连的，而是由接口报文处理机（IMP）转接后互联的。IMP 和它们之间互联的通信线路一起负责主机间的通信任务，构成了通信子网。通信子网互联的主机负责运行程序，提供资源共享，组成资源子网。这个时期，网络概念为"以能够相互共享资源为目的互联起来的具有独立功能的计算机之集合体"，形成了计算机网络的基本概念。

ARPANET 的主要特点是：资源共享、分散控制、分组交换、采用专门的通信控制处理机、分层的网络协议。这些特点被认为是现代计算机网络的一般特征。

3）第三阶段：互联互通阶段（开放式的标准化计算机网络）

20 世纪 70 年代末期至 90 年代的第三代计算机网络是具有统一的网络体系结构并遵守国际标准的开放式和标准化的网络。ARPANET 兴起后，计算机网络发展迅猛，各大计算机公司相继推出自己的网络体系结构及实现这些结构的软硬件产品。由于没有统一的标准，不同厂商的产品之间互联很困难，人们迫切需要一种开放性的标准化实用网络环境，这样两种国际通用的最重要的体系结构应运而生，即 TCP/IP 体系结构和国际标准化组织的 OSI 体系结构。

4）第四阶段：高速网络技术阶段（新一代计算机网络）

20 世纪 90 年代至今的第四代计算机网络，局域网技术发展成熟，出现了光纤及高速网络技术、多媒体网络、智能网络，整个网络就像一个对用户透明的大的计算机系统，发展为以 Internet（因特网）为代表的互联网。

3. 我国计算机网络的发展

我国计算机网络起步于 20 世纪 80 年代。我国最早着手建设专用计算机广域网的是铁道部（现更名为国家铁路局）。铁道部在 1980 年即开始进行计算机联网实验。1989 年 11 月我国第一个公用分组交换网 CNPAC 建成运行。在 20 世纪 80 年代后期，公安、银行、军队以及其他一些部门也相继建立了各自的专用计算机广域网。这对迅速传递重要的数据信息起着重要的作用。另外，从 20 世纪 80 年代起，国内的许多单位相继组建了大量的局域网。局域网造价低，所有权和使用权都属于本单位，因此便于开发、管理和维护。局域网的发展很快，对各行各业的管理现代化和办公自动化起到了积极的作用。

1994 年 4 月 20 日我国用 64kbit/s 专线正式连入因特网。从此，我国被国际上正式承认为接入因特网的国家。同年 5 月中国科学院高能物理研究所设立了我国的第一个万维网服务器。同年 9 月我国公用计算机互联网 CHINANET 正式启动。到目前为止，我国陆续建造了基于因特网技术的并可以和因特网互连的 9 个全国范围的公用计算机网络，分别是：①中国公用计算机互联网（CHINANET）；②中国教育和科研计算机网（CERNET）；③中国科学技术网（CSTNET）；④中国联通互联网（UNINET）；⑤中国网通公用互联网（CNCNET）；⑥中国国际经济贸易互联网（CIETNET）；⑦中国移动互联网（CMNET）；⑧中国长城互联网（CGWNET）；⑨中国卫星集团互联网（CSNET）。

3.1.2　计算机网络的功能

计算机网络的主要功能有四个方面，最基本功能是资源共享和数据通信。

（1）资源共享。资源共享是人们建立计算机网络的主要目的之一。计算机资源包括硬件资源、软件资源和数据资源。硬件资源的共享可以提高设备的利用率，避免设备的重复投资，如利用计算机网络建立网络打印机。软件资源和数据资源的共享可以充分利用已有的信息资源，减少软件开发过程中的劳动，避免大型数据库的重复设置。

（2）数据通信。数据通信是指利用计算机网络实现不同地理位置的计算机之间的数据传送。例如，人们通过电子邮件（E-mail）发送和接收信息，使用 IP 电话进行相互交谈等。

（3）均衡负荷与分布处理。均衡负荷与分布处理是指当计算机网络中的某个计算机系统负荷过重时，可以将其处理的任务传送到网络中的其他计算机系统中，以提高整个系统的利用率。对于大型综合性的科学计算和信息处理，通过适当的算法，将任务分散到网络中不同的计算机系统上进行分布式的处理。如通过国际互联网中的计算机分析地球以外空间的声音等。

（4）综合信息服务。在当今的信息化社会中，各行各业每时每刻产生大量的信息需要及时处理，而计算机网络在其中起着十分重要的作用。

3.1.3　计算机网络的分类

计算机网络的分类方式有很多种，可以按网络的覆盖范围、交换方式、网络拓扑结构等分类。

1. 根据网络的覆盖范围分类

根据网络的覆盖范围可以将计算机网络分为三类：局域网（local area network，LAN）、城域网（metropolitan area network，MAN）和广域网（wide area network，WAN）。

（1）局域网（LAN）。局域网是将有限范围内（如一个实验室、一栋大楼、一个校园）的各种计算机、终端与外部设备互连成网。局域网按照采用的技术、应用范围和协议标准的不同可以分为共享局域网与交换局域网。局域网技术发展迅速，应用日益广泛，是计算机网络中最活跃的领域之一。

局域网的特点是连接范围较小，一般不超过 2km，通常是由一个单位组建拥有的，如一个建筑物内、一个学校内、一个工厂的厂区内等。局域网的组建简单、灵活，使用方便。

（2）城域网（MAN）。城市地区网络常简称为城域网。目标是要满足几十公里范围内的大量企业、机关、公司的多个局域网互连的需求，以实现大量用户之间的数据、语音、图形与视频等多种信息的传输功能。城域网基本上是一种大型的局域网，通常使用与局域网相似的技术。城域网地理范围可从几十公里到上百公里，可覆盖一个城市或地区，分布在一个城市内，是一种中等形式的网络。

（3）广域网（WAN）。广域网也称为远程网。它所覆盖的地理范围从几十公里到几千公里，因为距离较远，信号衰减比较严重，所以这种网络一般要租用专线。广域网覆盖一个国家、地区，或横跨几个洲，形成国际性的远程网络。广域网的通信子网主要使用分组交换技术。广域网的通信子网可以利用公用分组交换网、卫星通信网和无线分组交换网，它将分布在不同地区的计算机系统互连起来，达到资源共享的目的。

三种网络的比较：局域网的覆盖范围在 2km 内，同一栋建筑物内或同一园区，传输速度快（10Mbit/s/100Mbit/s），成本便宜。城域网的覆盖范围比局域网广，在 2～10km，比局域网传输速度慢、成本高。广域网是三种网络中覆盖范围最大的，在 10km 以上，可跨越国家或洲界，传输速度最慢，成本最高。

2. 按交换方式分类

按交换方式可以将计算机网络分为三类：电路交换网、报文交换网、分组交换网。

（1）电路交换网。最早出现在电话系统中，早期的计算机网络就是采用此方式来传输数据的，数字信号经过变换成为模拟信号后才能在线路上传输。

（2）报文交换网。报文交换是一种数字化网络。当通信开始时，源机发出的一个报文被存储在交换器里，交换器根据报文的目的地址选择合适的路径发送报文，这种方式称为存储—转发方式。

（3）分组交换网。采用报文传输，但它不是以不定长的报文作为传输的基本单位，而是将一个长的报文划分为许多定长的报文分组，以分组作为传输的基本单位。这种方式灵活性好且传输效率高，不仅大大简化了对计算机存储器的管理，而且也加速了信息在网络中的传播速度。由于分组交换优于线路交换和报文交换，具有更多优点，因此它已成为计算机网络的主流。

3. 按网络拓扑结构分类

计算机网络的物理连接形式称为网络的物理拓扑结构。连接在网络上的计算机、大容量的外存、高速打印机等设备均可看作网络上的一个节点。

按网络拓扑结构可以将计算机网络分为五类：星形拓扑结构、环形拓扑结构、总线形拓扑结构、树形拓扑结构、网状拓扑结构。

1）星形拓扑结构

星形布局是以中央节点为中心，与各节点连接而组成的，各个节点间不能直接通信，而是经过中央节点控制进行通信。这种结构适用于局域网，近年来局域网大都采用这种连接方式。这种连接方式以双绞线或同轴电缆作连接线路。

星形拓扑结构的优点：①安装容易，结构简单，费用低，通常以集线器（hub）作为中央节点，便于维护和管理；②中央节点的正常运行对网络系统来说是全关重要的，便于管理、组网容易、网络延迟时间短、误码率低；③单台计算机出现故障，不会影响其所在的整个网络。

星形拓扑结构的缺点：①中央节点出现故障，整个网络会瘫痪；②共享能力较差、通信线路利用率不高、中央节点负担过重；③各节点之间通信量不能过大，否则很容易产生信息阻塞。

2）环形拓扑结构

环形网中各节点通过环路接口连在一条首尾相连的闭合环形通信线路中，环路上任何节点均可以请求发送信息。请求一旦被批准，便可以向环路发送信息。一个节点发出的信息必须穿越环中所有的环路接口，信息流中目的地址与环上某节点地址相符时，即被该节点的环路接口所接收，而后信息继续流向下一环路接口，一直流回到发送该信息的环路接口节点。这种结构特别适用于实时控制的局域网系统。

环形拓扑结构的优点：①安装容易，费用较低，电缆故障容易查找和排除；②对于资源的分配比较公平，不论节点位于环路的哪个位置；③网络性能比较稳定，能承受较重的负担。

有些网络系统为了提高通信效率和可靠性，采用了双环结构，即在原有的单环上再套一个环，使每个节点都具有两个接收通道，简化了路径选择的控制，可靠性较高、实时性强。

环形拓扑结构的缺点：①环路中任何一个节点出现故障，会影响整个网络，因而环形网络出现故障，很难诊断；②网络的扩充不方便；③节点过多时传输效率低。

3）总线形拓扑结构

用一条称为总线的中央主电缆，将相互之间以线性方式连接的工作站连接起来的布局方式称为总线形拓扑结构。总线形拓扑结构是一种共享通路的物理结构。这种结构中的总线具有信息的双向传输功能，普遍用于局域网的连接。总线一般采用同轴电缆或双绞线。

总线形拓扑结构的优点：①安装容易，扩充或删除一个节点很容易，不需停止网络的正常工作，节点的故障不会殃及系统；②由于各个节点共用一个总线作为数据通路，信道的利用率高；③结构简单灵活、便于扩充、可靠性高、响应速度快；④设备量少、价格低、安装使用方便、资源共享方便、便于广播式工作。

总线形拓扑结构的缺点：①由于信道共享，连接的节点不宜过多，并且总线自身的故障可以导致系统的崩溃；②过重的网络负载可能会减小网络的传输速度；③总线长度有一定限制，一条总线也只能连接一定数量的节点。

4）树形拓扑结构

树形拓扑结构是总线形拓扑结构的扩展，它是在总线网上加上分支形成的，其传输介质可有多条分支，但不形成闭合回路。树形拓扑结构就像一棵"根"朝上的树，与总线形拓扑结构相比，主要区别在于总线形拓扑结构中没有"根"。这种拓扑结构的网络一般采用同轴电缆，用于军事单位、政府等上、下界限相当严格和层次分明的部门。

树形拓扑结构的优点：容易扩展，故障也容易分离处理，具有一定的容错能力，可靠性强，便于广播式工作。

树形拓扑结构的缺点：整个网络对根的依赖性很大，一旦网络的根发生故障，整个系统就不能正常工作。

5）网状拓扑结构

将多个子网或多个网络连接起来构成网状拓扑结构。在一个子网中，集线器、中继器将多个设备连接起来，而桥接器、路由器及网关则将子网连接起来。

网状拓扑结构的优点：可靠性高、资源共享方便、有好的通信软件支持下通信效率高。

网状拓扑结构的缺点：价格高昂、结构复杂、软件控制麻烦。

3.1.4　计算机网络的组成

从逻辑上讲，计算机网络是由通信子网和资源子网两部分组成的，通信子网负责全网的数据通信，资源子网则负责全网的信息处理。计算机网络都包括硬件和软件两大部分，网络硬件提供的是数据处理、数据传输和建立通信通道的物质基础，而网络软件是真正控制数据通信的，软件的各种网络功能需依赖硬件去完成，二者缺一不可。

1. 网络硬件

网络硬件由计算机、通信设备、连接设备及辅助设备组成。下面介绍几种常用的网络硬件。

（1）服务器（server）。计算机网络中，最核心的组成部分是计算机。服务器是计算机网络中向其他计算机或网络设备提供某种服务的高性能计算机。服务器通常按其提供的服务被冠以不同的名称，如数据库服务器、邮件服务器、信息浏览服务器等。

（2）客户机（client）。客户机是与服务器相对的一个概念。在计算机网络中享受其他计算机提供的某种服务的计算机称为客户机。

（3）网络适配器，又称网卡，是局域网中连接计算机和传输介质的接口，不仅能实现与局域网传输介质之间的物理连接和电信号匹配，还涉及帧的发送与接收、帧的封装与拆封、介质访问控制、数据的编码与解码以及数据缓存的功能等。

（4）网络传输介质，是网络中发送方与接收方之间的物理通路，它对网络数据通信的质量有很大影响。常用的网络传输介质有四种：同轴电缆、双绞线、光纤、无线传输介质。

（5）网络连接设备。网络连接设备是把计算机网络中的通信线路连接起来的各种设备的总称，这些设备包括中继器、集线器、交换机和路由器等。

①中继器（repeater）是一种放大模拟信号或数字信号的网络连接设备，通常具有两个端口。它接收传输介质中的信号，将其复制、调整和放大后再发送出去，从而使信号能传输得更远，延长信号传输的距离。中继器不具备检查和纠正错误信号的功能，它只是转发信号。

②集线器是构成局域网最常用的连接设备之一。集线器是局域网的中央设备，它的每一个端口可以连接一台计算机，局域网中的计算机通过它来交换信息。常用的集线器可通

过两端装有 RJ-45 连接器的双绞线与网络中计算机上安装的网卡相连,每个时刻只有两台计算机可以通信。

③交换机(switch)又称交换式集线器,在网络中用于完成与它相连的线路之间的数据单元的交换,是一种基于 MAC(网卡的硬件地址)识别,完成封装、转发数据包功能的网络设备。在局域网中可以用交换机来代替集线器,其数据交换速度比集线器快得多。这是由于集线器不知道目标地址在何处,只能将数据发送到所有的端口。而交换机中会有一张地址表,通过查找表格中的目标地址,把数据直接发送到指定端口。

④路由器(router)是一种连接多个网络或网段的网络设备,它能将不同网络或网段之间的数据信息进行"翻译",以使它们能够相互"读"懂对方的数据,实现不同网络或网段间的互联互通,从而构成一个更大的网络。目前,路由器已成为各种骨干网络内部之间、骨干网之间一级骨干网和因特网之间连接的枢纽。校园网一般就是通过路由器连接到因特网上的。

2. 网络软件

(1)网络通信协议是计算机网络中计算机进行交流、数据通信时必须遵守的约定和规则。通常包括传输数据的格式、规范,差错控制方案,计时与时序等相关约定。

(2)网络操作系统是整个网络硬件、软件资源的管理者,负责管理及协调网上所有资源协同工作,为网络安全、用户请求等提供服务。网络操作系统作用在两个级别:在服务器端,为服务器上的任务提供资源管理;在客户端,向用户和应用软件提供网络环境的"窗口"。常用的网络操作系统有 UNIX、Linux、Netware 和 Windows NT 等。

(3)网络应用软件是指网络能够为用户提供各种服务的软件,如浏览查询、传输软件、电子邮件等。

3.2　Internet 基础与应用

Internet 中文正式译名为因特网,又称为国际互联网,是目前世界上影响最大的国际性计算机网络。因特网是一个网络的网络(a network of network)。Internet 目前的用户已经遍及全球,有超过几亿人在使用,并且它的用户数还在以等比级数增长。

3.2.1　Internet 概述

1. Internet 简介

以小写字母 i 开始的 internet(互联网或互连网)是一个通用名词,它泛指多个计算机网络互连而组成的网络,在这些网络之间的通信协议可以是任意的。以大写字母 I 开始的 Internet(因特网)则是一个专用名词,它指当前世界上最大的、开放的、由众多网络相互连接而成的特定计算机网络,它采用 TCP/IP 协议族作为通信的规则,且前身是美国的 ARPANET。

　　Internet 是世界上规模最大、覆盖面最广、信息资源最为丰富的计算机信息资源网络。它是将遍布全球各个国家和地区的计算机系统连接而成的一个计算机互连网络。从技术角度看，Internet 是一个以 TCP/IP 作为通信协议连接各国、各地区、各机构计算机网络的数据通信网络。从资源角度来看，它是一个集各部门、各领域的各种信息资源为一体的，供网络用户共享的信息资源网络。

　　2. Internet 在中国的发展

　　1987～1993 年是 Internet 在中国的起步阶段。在此期间，以中国科学院高能物理研究所为首的一批科研院所与国外机构合作开展一些与 Internet 联网的科研课题，通过拨号方式使用 Internet 的电子邮件系统，并为国内一些科研机构提供 Internet 电子邮件服务。1987年，在北京计算机技术及应用研究所建成我国第一个 Internet 电子邮件节点，由 CASNET 向国内科研、教育机构用户提供 Internet 电子邮件服务。1990 年 10 月，中国正式向国际 Internet 网络信息中心（InterNIC）登记注册了最高域名 CN，从而开通了使用自己域名的 Internet 电子邮件。1994 年 4 月，由中国科学院主持建设的中国国家计算与网络设施（The National Computing and Networking Facility of China，NCFC），又称中关村地区教育科研示范网 NCFCnet，以专线形式连入 Internet，在 NCFC 网络上建立了代表中国（CN）的域名服务器并完成了域名服务器的设置，开通了 Internet 的全功能服务。能够使用 Internet 的骨干网 NSFnet，标志着我国正式加入 Internet 行列。

　　3. Internet 的特点

　　（1）Internet 是一个虚拟的计算机网络。Internet 是一个结构松散、分布式控制的网络，包含了无数个相互协作的网络，它们通过彼此协调和相互制约来保证彼此连接与资源共享的实现，网络运行不受任何政府或组织的管理和控制。网络上的用户既是网络资源的提供者，又是网络资源的索取者。

　　（2）Internet 采用 TCP/IP 协议。TCP/IP 协议是目前最成功的网络体系结构和协议规范，该协议实现了各种机型和各种类型网络的互连，实现了网络间的通信及数据的交换。

　　（3）Internet 具有丰富的网络信息资源。Internet 是一个巨大的信息资源库，它不仅提供了各类丰富的信息资源，还提供了一批强有力的信息资源检索工具，人们可以利用这些工具方便地检索到所需要的信息资源。

　　4. Internet 基础概念

　　1）WWW

　　万维网（World Wide Web，WWW）也称为全球信息网或者 Web，是一种基于 HTTP 协议的网络信息资源，是建立在超文本、超媒体技术基础上，集文字、图形、图像、声音为一体，以直观的图形界面展现和提供信息的网络信息资源。由于其使用简单、功能强大，目前是 Internet 上发展最快、规模最大、资源最丰富的一种网络信息资源形式，是 Internet 信息资源的主流。

2）TCP/IP

Internet 是由众多运行不同操作系统的不同类型计算机连接而成的计算机互联网络，为使这些计算机之间能协同工作，共享彼此的资源，就必须使 Internet 上有一套用来规范网络的通信语言，即网络协议。TCP 和 IP 就是这套协议中最基本、最重要的两个协议。

TCP 是传输控制协议（transfer control protocol）的缩写，IP 是网际协议（internet protocol）的缩写，TCP/IP 协议是 Internet 得以存在的技术基础。TCP/IP 协议使信息以数据的形式在网络上传输。当网络用户将信息发往其他计算机时，TCP 协议负责将完整的信息分成若干个数据包，并在数据包的前面加入收发节点的信息，然后由 IP 协议负责将不同的数据包送往接收端，不同的包可能经过的路径不同，在接收端再由 TCP 协议将数据从包中取出，还原成初始的信息。

TCP/IP 协议是一组协议集合的名称，因为在这个协议集合中最重要的是 TCP 和 IP 协议，故该协议集合被命名为 TCP/IP 协议。协议集合中还包括许多其他的协议，如支持 E-mail 功能的简单邮件传输协议（simple mail transfer protocol，SMTP），邮局协议（post office protocol，POP），文件传输协议（file transfer protocol，FTP），支持 WWW 功能的超文本传输协议（hypertext transfer protocol，HTTP）等。

3）IP 地址

Internet 是基于 TCP/IP 协议的网络，网络中的每个节点（服务器、工作站、路由器）必须有一个唯一的地址，用来保证通信时准确无误。它是网络位置的唯一标识，称为 IP 地址。在 IPv4 中，IP 地址是一个 32 位的二进制数字，通常写成 4 个十进制的数字字段，中间用点隔开。IPv6 的地址长度为 128 位，是 IPv4 地址长度的 4 倍，于是 IPv6 点分十进制格式不再适用，采用十六进制表示。

4）域名地址

IP 地址以数字来表示主机地址，较难记忆。为了使用和记忆的方便，就产生了更为高级的字符型主机地址，即域名地址。Internet 在 1984 年采用了域名管理系统（domain name system，DNS），入网的每台主机都具有与下列结构类似的域名：

主机名.机构名.网络名.最高层域名

域名地址和 IP 地址之间一般存在一一对应关系，但也有两个域名地址对应一个 IP 地址或域名地址不变而 IP 地址改变的情况。Internet 上通过域名管理系统将域名地址转换为与其对应的 IP 地址。

5）统一资源定位器

统一资源定位器（uniform resource locator，URL）采用一种统一标准的格式指明 Internet 上信息资源的位置，Internet 通过 URL 将世界上的联机信息资源组织成有序的结构。URL 不仅用于 HTTP 协议，还可用于 FTP、Telnet 等协议。URL 的地址格式如下。

应用协议类型：//服务器的主机名（域名或 IP 地址）/路径名/.../文件名

例如，ftp：//ftp.pku.edu.cn/pub/dos/readme.txt 表示通过 FTP 协议，从中国教育与科研网中的北京大学 FTP 服务器上获取 pub/dos 路径下的 readme.txt 文件。

6）超文本标记语言

超文本标记语言（hypertext mark up language，HTML）是一种专门的编程语言，具体规定和描述了文件显示的格式。它是 Web 的描述语言，用于编制通过 WWW 方式显示的超文本文件。它是 WWW 文件所采用的简单标记语言。

7）浏览器

浏览器（browser）是提供 WWW 服务的客户端浏览程序，可向 WWW 服务器发送服务请求，建立与服务器的连接，并对服务器发来的由 HTML 定义的超文本信息和各种媒体数据格式进行解释、显示与播放。目前 WWW 环境中使用最多的主流浏览器是 Microsoft 公司的 Internet Explorer（IE），其他的还有 Chrome、Firefox、Opera 等。

3.2.2　Internet 应用

Internet 是一个巨大的信息库。Internet 提供的主要服务有 WWW 服务、电子邮件（E-mail）、文件传输（FTP）、远程登录（Telnet）等。

1. WWW 服务

WWW 服务也称 Web 服务，是目前应用最广的一种基本互联网应用，登录网络都要用到这种服务。WWW 服务使用的是超文本标记语言，可以很方便地从一个信息页转换到另一个信息页。它不仅能查看文字，还可以欣赏图片、音乐、动画。最流行的 WWW 服务的程序就是微软的 IE 浏览器。

2. 电子邮件 E-mail

E-mail 是 Internet 上使用最广泛的一种服务。用户只要能与 Internet 连接，具有能收发电子邮件的程序，就可以与 Internet 上所有 E-mail 用户方便、快速地交换电子邮件，也可以向多个用户发送同一封邮件，或将收到的邮件转发给其他用户。电子邮件中除文本外，还可包含声音、图像、应用程序等各类文件。此外，用户还可以邮件方式在网上订阅电子杂志、获取所需文件、参与有关的讨论组。

3. FTP 文件传输

FTP 文件传输服务允许 Internet 上的用户将某台计算机上的文件传输到另一台计算机上，几乎所有类型的文件，包括文本文件、二进制可执行文件、声音文件、图像文件、数据压缩文件等，都可以用 FTP 传送。FTP 有一套文件传输服务软件，使用简单的 get 或 put 命令进行文件的下载或上传，如同在 Internet 上执行文件复制命令一样。大多数 FTP 服务器主机都采用 UNIX 操作系统，但普通用户通过 Windows 操作系统也能方便地使用 FTP。

FTP 最大的特点是用户可以使用 Internet 上众多的匿名 FTP 服务器。所谓匿名服务器，指的是不需要专门的用户名和口令就可进入的系统。用户连接匿名 FTP 服务器时，都可以用"anonymous"（匿名）作为用户名，以空口令作为口令登录。登录成功后，用户便可以从匿名服务器上下载文件。基于对安全问题的考虑，大多数匿名 FTP 服务器不允许用户上传文件。

4. 远程登录（Telnet）

Telnet 协议是 TCP/IP 协议族中的一员，是 Internet 远程登录服务的标准协议和主要方式。它为用户提供了在本地计算机上控制远程主机工作的能力。在终端使用者的计算机上使用 Telnet 程序连接到服务器输入命令，这些命令会在服务器上运行，就像直接在服务器的控制台上输入一样，如此便可实现在本地控制服务器。要开始一个 Telnet 会话，必须输入用户名和密码来登录服务器。Telnet 是常用的远程控制 Web 服务器的方法。

5. Internet 在医学中的应用

Internet 在医学中主要有医学文献检索、远程医疗、远程医学教育与网上专题讨论等几方面的应用。

3.3　Internet 医学信息资源与检索

信息获取能力是现代社会人才素质的基本要素，也是人才竞争优势的重要体现。信息检索（information retrieval）作为人类获取信息的主要手段和技术，在人类的知识传播和科学研究中起着重要的作用。近年来，随着 Internet 技术的应用和发展，信息的增长和传播速度达到了前所未有的高度，也正因为如此，信息检索的作用也更显突出。

1. 信息检索

信息检索起源于图书馆的参考查询和文摘索引工作，从 19 世纪下半叶开始发展，至 20 世纪 40 年代，索引和检索已成为图书馆独立的工具与用户服务项目。随着网络技术的发展，计算机技术逐步走进信息检索领域，并与信息检索理论紧密结合。

信息检索是把大量文献信息按照一定的方式组织和存储起来，并根据检索课题的需求查找出有关文献信息的过程。信息检索包括信息存储和信息查找两个过程。对用户而言，通常所说的信息检索仅指信息查找过程。信息检索根据检索对象不同，分为文献检索、事实检索和数据检索等。信息检索步骤：分析课题需求（明确检索目的和要求）→选择数据库→选择检索途径→拟定检索词→构筑检索式→浏览检索结果→（调整检索策略→重新检索操作）→输出检索结果（→获取原始文献）。

2. 搜索引擎

随着 Internet 的飞速发展，网络资源日新月异，呈爆炸式增长。为高效、准确地找到自己所需的信息，各种网络信息检索工具应运而生。网络搜索引擎正是一种能够通过 Internet 接受用户的查询指令，并向用户提供符合其查询要求的信息资源网址的系统。

搜索引擎（search engine）是目前最常用的网络检索工具。搜索引擎是指根据一定的策略，运用特定的计算机程序从互联网上搜集信息，在对信息进行组织和处理后，为用户提供检索服务，将与用户检索相关的信息展示给用户的系统。搜索引擎的种类很多，按不同的标准划分有不同的类型，按检索内容范围可将搜索引擎划分为综合搜索引擎（也称为通用搜索引擎）、专业搜索引擎和学术搜索引擎。

1）综合搜索引擎

Google（https://www.google.com）成立于 1998 年，目前是公认的全球最大的搜索引擎。百度（https://www.baidu.com），2000 年 1 月由李彦宏、徐勇创立于北京中关村，是全球最大的中文搜索引擎。Yahoo！（https://www.yahoo.com）成立于 1994 年，由美籍华人杨致远和 David Filo 创办，是最老的"分类目录"搜索数据库，也是最重要的搜索服务网站之一。

2）专业搜索引擎

专业搜索引擎是特定学科的信息检索工具，用来搜集和组织专业性较强的学术信息资源。重要的医学专业搜索引擎有以下几种。①Medical Matrix（医源），1994 年由堪萨斯大学创建，现由美国 Medical Matrix L.L.C.主持，是目前最重要的医学专业搜索引擎。它是一个可免费进入的 Internet 临床医学数据库，提供了关键词搜索和分类目录搜索，最适合临床医师使用。②HONselect 是一个多语种、智能型、功能强大的针对医药卫生领域中不同种类网络信息资源的搜索引擎，具有英文、法文、德文、西班牙文、葡萄牙文和汉语六个版本。③WebMD 是目前美国最大的医疗健康服务网站，拥有全球最丰富的健康医疗资讯，创立于 1996 年。Medscape、RxList 是 WebMD 旗下的两个重要门户网站。Medscape 可检索图像、音频、视频资料，是 Web 上最大的免费提供临床医学全文文献和继续医学教育资源（CME）的网点，RxList 主要为用户提供详细的药物信息，用户可以通过药名首字母索引检索或直接在检索框中输入普通药名或商品药名进行检索。④OncoLink 是由美国宾夕法尼亚大学癌症中心于 1994 年开发的一个免费全文癌症信息检索网站，是 Internet 上的第一个多媒体肿瘤学信息资源服务中心。

3）学术搜索引擎

Google 学术搜索（http://scholar.google.com.cn）建立在 Google 搜索引擎的基础上，检索范围涉及医药、物理、经济及计算机等多个学科领域，搜索文献类型包括学术性刊物文章、研究机构论文、技术报告、摘要等。百度学术搜索（http://xueshu.baidu.com）是百度旗下提供海量中英文文献检索的学术资源检索平台，涵盖各类学术期刊、会议论文等。

3. Internet 上的医学文献数据库

1）常用的外文医学文摘数据库

MEDLINE 是美国国立医学图书馆生产的国际性综合生物医学信息书目数据库，是当前国际上最权威的生物医学文献数据库。MEDLINE 包括美国《医学索引》（*Index Medicus*）的全部内容和《牙科文献索引》（*Index to Dental Literature*）、《国际护理索引》（*International Nursing Index*）的部分内容。MEDLINE 收录 1966 年以来世界 70 多个国家和地区出版的

3400 余种生物医学期刊的文献，近 960 万条记录。每年递增 30 万～35 万条记录，以题录和文摘形式进行报道，其中 75% 是英文文献，70%～80% 的文献有英文文摘。

SCI（science citation index）是由美国科学信息研究所 1961 年创办出版的引文数据库，是覆盖生命科学、临床医学、物理化学、农业、生物、兽医学、工程技术等方面的综合性检索刊物，尤其能反映自然科学研究的学术水平，是目前国际上三大检索系统中最著名的一种。其中以生命科学及医学、化学、物理所占比例最大，收录范围是当年国际上的重要期刊，尤其是它的引文索引表现出很高的科学参考价值，在学术界占有重要地位。

2）常用的中文医学全文数据库

中国医院知识总库（CHKD），是专门针对医务人员临床疑难病症诊断治疗，医学科研项目选题、设计、撰写论文、成果鉴定，医院管理人员决策经营，医院科技项目查询和科研绩效评价，医务人员继续医学教育等多方面的信息需要，开发的专业化知识仓库。网址为 http://www.chkd.cnki.net/。

中国知网（CNKI），是由清华大学主办，中国学术期刊电子杂志社出版，清华同方知网（北京）技术有限公司发行，数百位科学家、院士、学者参与建设，精心打造的大型知识服务平台和数字化学习系统。网址为 http://www.cnki.net/。

万方数据库是由万方数据公司开发的，涵盖期刊、会议纪要、论文、学术成果、学术会议论文的大型网络数据库；万方数据库的覆盖范围是自然科学、数理化、天文、地球、生物、医药、卫生、工业技术、航空、环境、社会科学、人文地理等各学科领域。主要收录了 1998 年以来国家级学会、协会、研究会组织召开的全国性学术会议论文。

3）医学网站

医学网站根据应用的不同有不同的分类。

中国传统医学网站：中医世家（http://www.zysj.com.cn/）、世界针灸门户（http://www.acutimes.com/）等。

医疗机构网站：国家食品药品监督管理总局（http://samr.cfda.gov.cn/）、中华人民共和国国家卫生健康委员会（http://www.nhc.gov.cn/）、中华医学会（http://www.cma.org.cn/）等。

医学教育类网站：国家医学考试网（http://www.nmec.org.cn/）、医学考研网（http://www.medkaoyan.net/）等。

医疗人才就业类网站：中国卫生人才网（http://www.21wecan.com/）、中国医疗人才网（http://www.120job.cn）、中国护士网（http://www.china-nurse.com/）等。

4. 其他信息资源级利用

MOOC（massive open online course，大规模开放在线课程，简称慕课）是近几年来迅速崛起的一种新型教育模式，MOOC 是一种不限人数的，通过网络学习的课程，作为一种教育资源，可以免费获取，是一种新的知识获取渠道和学习模式。国内外各大MOOC 学习平台有 Coursera、edX、Udacity、爱课程、学堂在线、MOOC 学院、中国大学 MOOC 等。

3.4　信　息　安　全

信息作为一种资源，它的普遍性、共享性、增值性、可处理性和多效用性，使其对于人类具有特别重要的意义。信息安全的实质就是要保护信息系统或信息网络中的信息资源免受各种类型的威胁、干扰和破坏，即保证信息的安全性。

3.4.1　信息安全概述

1. 信息安全的定义

信息安全学科可分为狭义安全与广义安全两个层次。狭义的安全是建立在以密码学为基础的计算机安全领域，早期中国信息安全专业通常以此为基础，辅以计算机技术、通信网络技术与编程等方面的内容。广义的信息安全是一门综合性学科，从传统的计算机安全到信息安全，不但是名称的变更，也是对安全发展的延伸，安全不再是单纯的技术问题，而是将管理、技术、法律等问题相结合的产物。

本节介绍的信息安全是建立在网络基础上的信息安全，指的是网络系统的硬件、软件及其系统中的数据受到保护，不受偶然的或者恶意的原因而遭到破坏、更改、泄露，系统连续可靠正常地运行，网络服务不中断。

2. 信息安全的基本目标

通常，信息安全的目标是指 CIA（confidentiality integrity availability），即机密性、完整性和可用性。CIA 概念源自信息技术安全评估标准（information technology security evaluation criteria，ITSEC），它也是信息安全的基本要素和安全建设所应遵循的基本原则。

机密性（confidentiality），又称保密性，是指保证信息不被非授权访问，即使非授权用户得到信息也无法知晓信息内容。通常通过访问控制，阻止非授权用户获得机密信息，通过加密变换阻止非授权用户获知信息内容。

完整性（integrity）是指信息在输入和传输的过程中，不被非法授权修改和破坏，保证数据的一致性。完整性还包括发布者不被冒充，来源不被伪造。一般通过访问控制来阻止篡改行为，同时通过消息摘要算法来检验信息是否被篡改。

可用性（availability）是指保证信息与信息系统可被授权人正常使用，授权用户根据需要可以随时访问所需信息，它是对信息网络可靠性的要求。

此外，信息安全还要求可控性（controllability）和不可抵赖性（non-repudiation）。可控性是指对信息的传播及内容具有控制能力。不可抵赖性是指用户不能抵赖自己曾经给其他用户发送过的某个信息，也不能否认自己曾接收过对方信息，这在电子商务中是极其重要的。

3. 信息安全的发展

信息安全经历了三个发展阶段。

通信安全（communication security），20 世纪初，人们主要关注信息传递过程中的安全问题。此阶段的主要威胁是搭线窃听，需要解决的问题是防止非法人员截获信息及确保通信的真实性，涉及的安全属性主要是保密性，保证信息不泄露给未经授权的人或设备，确保信道、消息源、发信人的真实性及核对信息获取者的合法性。重点是通过密码（主要是序列密码）解决通信保密问题。

信息安全（information security），20 世纪 70 年代到 80 年代，计算机技术日渐普及，信息安全问题也提到日程上来。此时对信息安全的威胁主要是非法访问、脆弱的口令、恶意代码（病毒）等，需要解决的问题是确保信息系统中硬件、软件及应用中的保密性、完整性、可用性。主要采取加密技术、身份鉴别、访问控制、系统审计等安全机制。

信息保障（information assurance），20 世纪 90 年代以后，信息安全的焦点不仅是保障信息的机密性、完整性、可用性，还衍生出可控性、不可抵赖性等其他目标，同时信息安全从单一的被动防御向全面动态的防护、检测、响应、恢复等整体体系建设方向发展，即信息保障。信息保障的核心涉及系统或数据的四个方面的要求：保护、检测、反应、恢复。

4. 信息安全的威胁

随着科技的进步，信息在存储、使用和传输过程中面临着对机密性、完整性、可用性、可控性和不可抵赖性的威胁。

信息安全威胁主要有自然威胁和人为威胁。自然威胁主要是由自然环境造成的对计算机系统设备和设施的影响与破坏，是不可避免的。人为威胁主要有操作失误、意外损坏等无意威胁，非授权访问、拒绝服务、传播病毒等。人为威胁引发的攻击又分为被动攻击和主动攻击。

1）被动攻击

被动攻击不会导致系统中信息的任何改动，系统的操作和状态也没有改变。被动攻击主要是针对机密性的攻击，常见的被动攻击手段如下。

窃听：用各种可能的手段窃取系统中的信息资源和敏感消息。例如，对通信线路中传输的信号进行搭线监听。

通信量分析：通过对系统进行长期监听，对通信频度、信息流向、通信总量的变化等进行研究，从而得到想要的信息。

2）主动攻击

主动攻击的目的是篡改系统中的信息，改变系统的操作。主动攻击是针对完整性和可用性的攻击，常见的主动攻击手段如下。

假冒：通过欺骗通信系统（或用户）达到非法用户冒充成为合法用户，或者特权小的用户冒充成为特权大的用户的目的。黑客大多采用假冒攻击。

篡改：数据被非授权地进行增删、修改或破坏，其目的是使被攻击方误认为修改后的信息合法。

拒绝服务：对信息或其他资源的合法访问被无条件阻止。通过使服务器崩溃或过载阻止服务器提供服务。

欺骗攻击：攻击者创造出一个易于误解的环境，诱使受害者进入，并做出缺乏安全考虑的决策。常见的有 Web 欺骗和 IP 欺骗。

5. 信息安全评价标准

1）美国标准

1985 年，美国国防部开发了计算机安全标准——可信任计算机标准评价准则（trusted computer standards evaluation criteria，TCSEC），即网络安全橙皮书。网络安全橙皮书一直是评估多用户主机和小型操作系统的主要标准。TCSEC 是计算机系统安全评估的第一个正式标准。

TCSEC 把安全的级别从低到高分成四个类别：D 类、C 类、B 类和 A 类，每类又分几个级别。其中 D 类是最低的安全级别，是完全不可信任的。A 类是验证保护级别，是最高的安全级别。各级别的功能描述如表 3-1 所示。

表 3-1　TCSEC 安全评价准则的功能描述

级别	级别名称	功能描述
D1	最低保护级	不要求用户进行用户登录和密码保护，整个系统是不可信任的
C1	自主安全保护级	要求硬件有一定的安全级，用户必须通过登录认证方可使用系统，并建立了访问许可权限机制
C2	受控存取保护级	引进受控访问环境，限制用户执行某些系统指令；授权分级，系统管理员给用户分组，授予不同的访问权限；采用系统审计，跟踪记录所有安全事件及系统管理员工作
B1	标记安全保护级	对网络上每个对象都实施保护；系统具有强制性保护功能。如果用户没有与安全等级相连，系统就不会让用户存取对象
B2	结构化保护级	对网络和计算机系统中所有对象都加以定义，给一个标签；为工作站、终端等设备分配不同的安全级别；取消特权用户
B3	安全域级	采用硬件来保护系统的数据存储区；根据最小特权原则，增加了系统安全员，将人为因素对计算机安全的威胁减至最小
A1	验证保护级	增加了安全系统的受监视设计；所有构成系统的部件的来源都必须有安全保证；规定了安全计算机系统运送到现场安装所必须遵守的程序

2）欧洲评价标准

欧洲的信息技术安全评价标准（information technology security evaluation criteria，ITSEC），是由英国、法国、德国和荷兰制定的信息技术安全评估准则，较美国制定的 TCSEC 在功能的灵活性和有关的评估技术方面均有很大进步。

ITSEC 把安全的级别从低到高分成七级：E0 级，不充分的安全保证；E1 级，功能测试；E2 级，数字化测试；E3 级，评估测试；E4 级，半形式分析；E5 级，形式化分析；E6 级，形式化验证。

3）通用评价准则

1996 年，由六个国家（美国、加拿大、英国、法国、德国、荷兰）联合提出的信息技术安全评价通用准则（the common criteria for information technology security evaluation），简称 CC 标准。CC 标准是信息技术安全性评估标准，用来评估信息系统、信息产品的安全性。CC 标准是第一个信息技术安全评价的国际标准。

CC 标准的评估等级从低到高分为七级：EAL1，功能测试级；EAL2，结构测试级；EAL3，系统测试和检查级；EAL4，系统设计、测试和复查级；EAL5，半形式化设计和测试级；EAL6，半形式化验证的设计和测试级；EAL7，形式化验证的设计和测试级。

4）中国评价标准

1999 年 10 月经过国家质量技术监督局批准发布的《计算机信息系统　安全保护等级划分准则》（GB 17859—1999）将计算机安全保护等级从低到高划分为五个级别：GB1，用户自主保护级；GB2，系统审计保护级；GB3，安全标记保护级；GB4，结构化保护级；GB5，访问验证保护级。

3.4.2　计算机网络安全技术

计算机网络安全是指利用网络管理和技术措施，保证在一个网络环境里，数据的机密性、完整性及可使用性受到保护。计算机网络安全包括两个方面，即物理安全和逻辑安全。物理安全指系统设备及相关设施受到物理保护，免于破坏、丢失等。逻辑安全包括信息的完整性、保密性和可用性。

1. 黑客

黑客（hacker），泛指擅长信息技术的人群、精通计算机各类技术的计算机高手。他们以保护网络为目的，使更多的网络趋于完善和安全。以不正当侵入为手段找出网络漏洞，利用工具攻击别人，利用网络漏洞破坏网络的人则称为"骇客"（cracker）。黑客是有建设性的，而骇客则专门搞破坏。

黑客攻击的一般步骤如下。

1）锁定目标、收集信息

攻击的第一步就是要确定目标的位置。在互联网上就是要知道这台主机的域名或者 IP 地址，然后利用一些公开的协议或工具来收集目标的相关信息，如系统类型、操作系统、所提供的服务等。最后通过得到的各种信息，分析目标主机上可能存在的漏洞，找出最好的入侵方法。

2）发动攻击

完成对目标的扫描和分析，找到系统的安全弱点或漏洞后，就可以对目标主机实施攻击。黑客常用的攻击手段如下。

口令入侵：攻击者首先利用一些系统使用习惯性账号的特点，采用暴力法（也称为字典穷举法）或中途截击的方式，破译或获取用户账号、密码，然后使用这些合法的账号和密码登录目的主机，实现对系统的完全控制。

电子邮件攻击：这是一种简单的攻击方法，一般有三种情况。第一种情况，攻击者给受害人发送大量的垃圾信件，导致受害人信箱的容量被完全占用，从而无法正常收发邮件。第二种情况，非法使用受害服务器的电子邮件服务功能，向第三方发送垃圾邮件，为自己做广告或宣传产品等，这样就使受害服务器负荷加重。第三种情况，一般公司的服务器可能把邮件服务器和 Web 服务器都放在一起，攻击者可以向该服务器发送大量的垃圾邮件，这些邮件可能都塞在一个邮件队列中，直到邮箱被撑破或者把硬盘塞满。

木马攻击：是后门攻击的一种。通过伪造合法的程序，偷偷侵入用户系统从而获得系统的控制权。它以提供某些功能为诱饵，当目标计算机启动时木马程序随之启动，然后在某一特定的端口监听，监听端口收到命令后，木马程序会根据命令在目标计算机上执行一些操作，如传送或删除文件，窃取口令、重新启动计算机等。

拒绝服务攻击：在入侵目标服务器无法得逞时，利用拒绝服务攻击使服务器或网络瘫痪。一般通过发送大量合法请求，进行恶意攻击导致服务器资源耗尽，不能对正常的服务请求做出响应。可以说拒绝服务攻击是入侵者的终极手法。

3）做好下次入侵的准备

黑客攻击成功后一般试图毁掉攻击入侵的痕迹，并在受到损害的系统上建立另外的新的安全漏洞或后门，以便在先前的攻击点被发现之后，继续访问这个系统。

2. 密码技术

密码技术是对信息在存储或传输过程中采用秘密交换方式以防止第三方窃取篡改的技术。密码技术可以有效地提高数据存储、传输、处理过程中的安全性，密码技术是信息安全的核心。

我们把待伪装或加密的消息称为明文，明文施加某种伪装或变换后称为密文。从明文到密文的过程称为加密，加密时使用的方法称为加密算法，加密的密码称为加密密钥。从密文到明文的过程称为解密，解密时使用的方法称为解密算法，解密的密码称为解密密钥。

通常根据加密和解密使用的密钥是否相同，可以将密码体系分为对称密码体系和非对称密码体系。

1）对称密码体系

对称密码体系也称为常规密码体系，加密的密钥和解密的密钥是同一个，如图 3-1 所示。

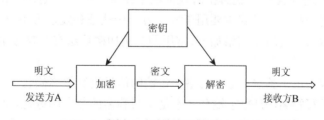

图 3-1　对称密码体系

对称密码体系的安全性取决于密钥的机密性，加密算法和解密算法是不用保密的，也是不可能保密的。

下面介绍对称密码体系中的两种加密方法。

（1）代替密码。代替密码又称为替换密码，把明文中的每一个字符替换成密文中的另一个字符。接收者对密文作反向替换就可以恢复出明文。典型的代替密码是凯撒密码。

　　例如，发送方要发的明文是"ATTACK"，密钥是"3"，用凯撒密码加密后得到的密文就是"DWWDFN"。接收方收到密文后，反方向推3个字母就可以得到明文。

　　（2）置换密码。置换密码又称为换位密码，它按照某一规律重新排列明文的字母。即明文的字母保持相同，但顺序被打乱了。

　　例如，发送方发的明文是"SECRET"，密钥是"635214"，密文就是"ERETCS"。接收方收到密文后根据密钥重新排列即可得到明文。

　　对称加密体系主要用于本地加密，常见的对称加密算法有数据加密标准（data encryption standard，DES）和国际数据加密算法（international data encryption algorithm，IDEA）等。DES加密算法采用56位的加密密钥，IDEA加密算法的加密密钥是128位。

　　2）非对称密码体系

　　非对称密码体系也称为公钥密码体系，其加密密钥和解密密钥不相同。在公钥密码体系中，每个用户都有一对密钥，私有密钥（简称私钥）只有自己知道，公开密钥（简称公钥）是对网络上所有用户公开的。

　　非对称密码体系有两种工作模式：加密模式和认证模式，如图3-2所示。

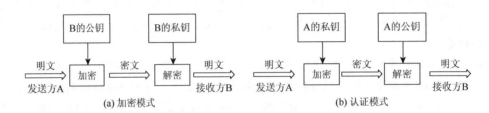

图3-2　非对称密码体系

　　在加密模式中，发送方A用接收方B的公钥加密，接收方B用自己的私钥解密。因为全世界只有接收方B有私钥，所以可以保证数据的机密性。

　　在认证模式中，发送方A用自己的私钥加密，接收方B用发送方A的公钥解密。当接收方B可以用发送方A的公钥解密时就证明了该信息是A发送的，因为全世界只用A可以用自己的私钥加密。该模式主要用于发送方身份认证和发送方不可否认。

　　非对称密码体系主要用于网络加密，常用的公钥加密算法有SHA算法和RSA算法等。

　　3）数字签名

　　数字签名又称为电子签名，是对网络上传输的信息进行签名确认的一种方式。它类似于现实生活中的手写签名，但数字签名并不是手写签名的数字图像化，而是加密后得到的一串数据。它是网上通信双方通过密码技术防止伪造和欺骗的一种身份认证。

　　数字签名在ISO 7498—2标准中定义为附加在数据单元上的一些数据，或是对数据单元所做的密码变换，这种数据和变换允许数据单元的接收者用以确认数据单元来源和数据单元的完整性，并保护数据，防止被人（如接收者）伪造。

　　数字签名的技术基础是公钥密码技术。例如，采用 RSA 算法产生的数字签名过程如下。

　　（1）发送方采用某种摘要算法从报文中生成一个128位的散列值（称为报文摘要）。

（2）发送方用 RSA 算法和自己的私钥对这个散列值进行加密，产生一个摘要密文，这就是发送方的数字签名。

（3）将这个加密后的数字签名作为报文的附件和报文一起发送给接收方。

（4）接收方从接收到的原始报文中采用相同的摘要算法计算出 128 位的散列值。

（5）报文的接收方用 RSA 算法和发送方的公钥对报文附加的数字签名进行解密。

（6）如果两个散列值相同，那么接收方就能确认报文是由发送方签名发送的。

4）数字证书

数字证书是 Internet 用于标志通信各方身份信息的一种技术，它提供了一种在 Internet 上验证通信实体身份的方式，其作用类似于日常生活中的身份证。

数字证书是由证书权威机构（certificate authority，CA）发行的，人们可以在网上用它来识别对方的身份。数字证书包含公开密钥拥有者信息，以及公开密钥的文件。最简单的证书包含一个公开密钥、名称以及证书授权中心的数字签名。数字证书还有一个重要的特征就是只在特定的时间段内有效。

数字证书可用于发送安全电子邮件、访问安全站点、网上证券交易、网上招标采购、网上办公、网上保险、网上税务、网上签约、网上银行等安全电子事务处理和安全电子交易活动。

3.4.3　计算机病毒与防火墙

1. 计算机病毒概述

1）计算机病毒的定义

计算机病毒在《中华人民共和国计算机信息系统安全保护条例》中的定义为：计算机病毒是指编制或者在计算机程序中插入的破坏计算机功能或者毁坏数据，影响计算机使用，并且能够自我复制的一组计算机指令或者程序代码。

计算机病毒是一个程序，一段可执行代码。就像生物病毒一样，具有自我繁殖、互相传染以及激活再生等生物病毒特征。计算机病毒有独特的复制能力，它们能够快速蔓延，又常常难以根除。它们能把自身附着在各种类型的文件上，当文件从一个用户复制后传送到另一个用户时，它们就随文件一起蔓延开来。

2）计算机病毒的特点

寄生性：计算机病毒通常寄生在其他程序之中，当执行这个程序时，病毒就会被激活，而在未启动这个程序之前，它是不易被人发觉的。

传染性：病毒的基本特征。计算机病毒通过各种渠道从已被感染的计算机扩散到未被感染的计算机，一旦病毒被复制或产生变种，其速度之快令人难以预防，在某些情况下会致使被感染的计算机工作失常甚至瘫痪。

潜伏性：有些病毒像定时炸弹一样，它的发作是预先设计好的，当不满足发作条件时，病毒潜伏在计算机中，除了传染外不做什么破坏。

破坏性：计算机病毒的破坏性是多方面的，主要表现为：破坏数据或文件；占用 CPU、内存等系统资源，影响计算机的运行速度；破坏计算机的硬件等。

可触发性：编制计算机病毒的人一般都会设定一些触发条件。常见的病毒触发机制有时间、日期、文件类型、系统类型、特定数值或事件等。

3）计算机病毒的构成

计算机病毒程序通常由四个模块构成：引导模块、触发模块、感染模块和破坏模块。

引导模块：负责将病毒引入计算机内存，使感染模块和破坏模块处于活动状态。

触发模块：设计病毒的触发机制，根据预定条件是否满足控制病毒的感染和破坏动作。

感染模块：负责寻找被感染的目标，检查目标是否感染病毒，判断目标是否满足其他感染条件，如果满足条件则复制自身到目标，完成感染。

破坏模块：负责实施病毒的破坏动作或在被感染设备中表现特定现象。

不是所有的病毒程序都要包括这四个模块。例如，文件型病毒程序没有引导模块，引导型病毒没有破坏模块。

4）计算机病毒的分类

按照传播媒介的不同，计算机病毒可分为单机病毒和网络病毒。

（1）单机病毒。单机病毒一般是通过移动存储设备感染的，如 U 盘、光盘、移动硬盘等。下面介绍几类典型的单机病毒。

引导区病毒：这类病毒隐藏在硬盘或软盘的引导区，当计算机从感染了引导区病毒的硬盘或软盘启动时，或当计算机从受感染的软盘中读取数据时，引导区病毒就开始发作，将病毒程序复制到主机的内存中，不断感染其他磁盘，进行传播。受感染的计算机在启动时把病毒激活，激活的病毒将夺取系统控制权，控制系统，导致系统不能正常启动。

文件型病毒：这类病毒主要感染计算机中的可执行文件（.exe）、批处理文件（.bat）和命令文件（.com）等。文件型病毒是对计算机的源文件进行修改，使其成为新的带毒文件。一旦计算机运行该文件就会被感染，从而达到传播的目的。

宏病毒：通常寄存在 Office 文档中。一旦打开这样的文档，其中的宏就会被执行，于是宏病毒就会被激活，转移到计算机上，并驻留在 Normal 模板上。从此以后，所有自动保存的文档都会感染上这种宏病毒，而且如果其他用户打开了感染病毒的文档，宏病毒又会转移到其他的计算机上。

（2）网络病毒。网络病毒的传播媒介不再是移动存储设备，而是网络。这种病毒的传染能力更强，破坏力更大。目前，常见的网络病毒包括以下几种。

网页脚本病毒：通常是用脚本程序语言编写而成的恶意代码，一般带有广告性质，会修改 IE 首页、修改注册表信息等，造成用户使用计算机异常。常用的脚本语言有 VBScript 和 JavaScript。脚本病毒必须通过微软的执行环境 Windows 脚本宿主（Windows scripting host，WSH）才能够启动执行以及感染其他文件。

蠕虫病毒：通常利用操作系统或应用程序的漏洞进行自我传播，传染途径是通过网络和电子邮件。与一般病毒不同，蠕虫不需要将其自身附着到宿主程序，当形成规模、传播速度过快时会极大地消耗网络资源，导致大面积网络拥塞甚至瘫痪。

木马：指通过特定的程序（木马程序）来控制另一台计算机。木马这个名字来源于古希腊传说（荷马史诗中木马计的故事，Trojan 一词本意是特洛伊的故事，代指特洛伊木马）。木马程序不会自我繁殖，也并不刻意地去感染其他文件，它通过将自身伪装吸引用户下载执行，向施种木马者提供打开被种主机的门户，使施种者可以任意毁坏、窃取被种主机的文件，甚至远程操控被种主机。木马病毒的产生严重危害着现代网络的安全运行。

5）典型的计算机病毒

（1）Elk Cloner 病毒。Elk Cloner 病毒是世界上第一个被广泛传播的个人计算机病毒。它是由 15 岁的高中生里奇·斯克伦塔（Rich Skrenta）于 1982 年编写的。这个病毒没有恶意，靠磁盘传播，计算机被感染后每启动 50 次就会显示一首名为"Elk Cloner：The program with a personality"的诗。

（2）CIH 病毒。CIH 病毒是世界上第一个直接攻击硬件的病毒。它是中国台湾计算机鬼才陈盈豪编写的，爆发于 1998 年。CIH 病毒爆发时共造成全球 6000 万台计算机瘫痪，其中韩国损失最为严重，共有 30 万台计算机中毒，占全国计算机总数的 15%以上，损失更是高达两亿韩元以上。土耳其、孟加拉、新加坡、马来西亚、俄罗斯、中国大陆的计算机均惨遭 CIH 病毒袭击。

（3）冲击波病毒。冲击波病毒是利用在 2003 年 7 月 21 日公布的 RPC 漏洞进行传播的病毒。运行时会不停地利用 IP 扫描技术寻找网络上系统为 Win2000 或 XP 的计算机，找到后利用 DCOM/RPC 缓冲区漏洞攻击该系统。一旦攻击成功，病毒将会被传送到对方计算机中进行感染，使系统操作异常、不停重启，甚至导致系统崩溃，中毒后的提示窗口如图 3-3 所示。

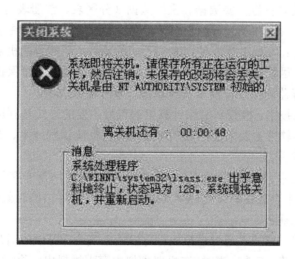

图 3-3　感染冲击波病毒后的系统提示

（4）熊猫烧香。熊猫烧香是一种经过多次变种的蠕虫病毒。2006 年 10 月 16 日由 25 岁的中国湖北武汉人李俊编写，拥有超强的感染传播能力，它主要通过下载的文档传染。中毒后计算机的可执行文件会出现"熊猫烧香"图案，如图 3-4 所示。但原病毒只会对 exe 图标进行替换，并不会对系统本身进行破坏。该病毒后来产生了很多变种病毒。

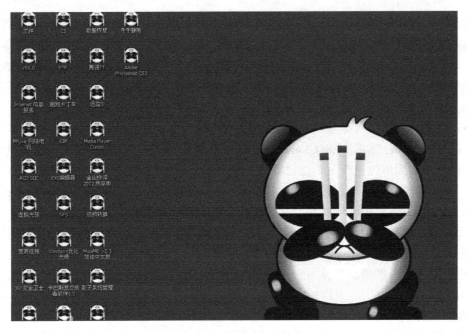

图 3-4　感染熊猫烧香病毒后的计算机桌面

6) 计算机病毒的防与治

(1)计算机病毒防范。防范计算机病毒其实就是要养成良好的计算机和网络使用习惯，预防计算机病毒感染，及时发现计算机病毒的入侵，发现病毒及时消除。防范计算机病毒要做到以下几点：及时备份重要数据和系统数据（分区表、注册表等）；安装具有实时防病毒功能的防病毒软件，并及时升级更新，定期检测系统；密切关注漏洞公告，及时更新系统或安装补丁程序；不要下载或使用来历不明的软件；新购置的机器、磁盘、软件使用前要进行病毒检测；尽量使用硬盘引导系统；外用的磁盘尽量要写保护，外来的磁盘要杀毒；建立严密的病毒监测体系，及早发现病毒，及时清除病毒。

(2)主要反病毒技术。检查和清除计算机病毒最主要的方式是利用反病毒软件，即杀毒软件。目前反病毒软件主要采用的反病毒技术有特征码识别技术、虚拟执行技术、实时监控技术、启发技术等。

①特征码识别技术。特征码识别是在出现新病毒后由反病毒专家从病毒样本中分析出病毒的特征码，并集中存放在病毒代码库文件中，在运行时将扫描对象与特征代码库比较，如有吻合，则判断为病毒。

②虚拟执行技术。该技术通过虚拟执行方法查杀病毒，可以应对加密、变形、异型及病毒生产机生产的病毒。查杀病毒时，在机器虚拟内存中模拟出一个"指令执行虚拟机器"。在虚拟机环境中虚拟执行可疑带毒文件（不会被实际执行）。在执行过程中，从虚拟机环境内截获文件，如果含有可疑病毒代码，则杀毒后将其还原到原文件中，从而实现对各类可执行文件内病毒的查杀。

③实时监控技术。通过利用操作系统底层接口技术，对系统中的所有类型文件或指定类型的文件进行实时的行为监控。一旦有病毒传染或发作时就及时报警，从而实现了对病

毒的实时、永久、自动监控。这种技术能够有效控制病毒的传播途径，但实现难度较大，系统资源的占用率高。

④启发技术。在原有的特征码识别技术基础上，根据反病毒样本分析专家总结的分析可疑程序样本经验（移植入反病毒程序），在没有符合特征值比对时，根据反编译程序代码所调用的 win32 API 函数情况（特征组合、出现频率等），判断程序的具体目的是否为病毒、恶意软件，符合判断条件即报警提示用户发现可疑程序，达到防御未知病毒、恶意软件的目的。

2. 防火墙技术

由于 Internet 的开放性、无边界性、自由性，人们在利用网络获取和发布信息的同时，也伴随着信息被窃取和破坏的威胁。计算机网络还存在着以下一些安全隐患：①计算机操作系统本身的漏洞和缺陷；②各种服务存在 bug 和漏洞，如 Telnet、DNS 等；③TCP/IP 协议几乎没有考虑安全因素；④追查黑客的攻击很困难，因为攻击可能来自 Internet 上的任何地方。

出于对以上问题的考虑，应该把被保护的网络从开放的、公共的网络中独立出来，成为可管理、可控制、安全的内部网络。最基本的分隔手段就是防火墙。

1）防火墙的概念

防火墙一词来自建筑物中的同名设施，Internet 防火墙能防止网络上的不安全因素蔓延到内部网络。

狭义的理解，防火墙是指安装了防火墙软件的主机或路由器；广义的理解，防火墙还包括整个网络的安全策略和安全行为。

AT&T 的两位工程师 William Cheswich 和 Steven Bellovin 给出了防火墙的明确定义：所有的从外部到内部或者从内部到外部的通信都必须经过它；只有内部访问策略授权的通信才能被允许通过；系统本身具有很强的高可靠性。

2）防火墙的基本类型

包过滤防火墙，又称为访问控制表。它根据定义好的过滤规则审查每个数据包并确定数据包是否与过滤规则匹配，从而决定数据包是否通过。

应用网关防火墙，在网关上执行一些特定的应用程序和服务器程序，实现协议过滤和转发功能，能针对特别的网络应用协议制定数据过滤规则。

代理服务器防火墙，主要使用代理技术来阻断内部网络和外部网络之间的通信，达到隐蔽内部网络的结构和运行状态的可能。

状态检测防火墙，也称为自适应防火墙，或动态包过滤防火墙。这种防火墙能通过状态检测技术动态记录、维护各个连接的协议状态，并且在网络层和 IP 之间插入一个检查模块，对 IP 包的信息进行分析检测，以决定是否允许通过防火墙。

3）防火墙的局限性

防火墙能够禁止某些信息或未授权的用户访问受保护的网络，但防火墙无法阻止以下几种情况的攻击。

（1）防火墙无法阻止来自内部的攻击，因为防火墙的设计是以保护内部网络为前提的。

（2）防火墙不能阻止感染了病毒的软件或文件的传输。

（3）防火墙不能防范不经过防火墙的攻击。

3.4.4　信息安全相关法规与网络行为规范

1. 国外信息安全相关法律法规

面对严峻的网络信息安全挑战，世界各国都依法加强对网络信息安全的维护力量，努力防范和遏制网络信息安全对国家安全和社会稳定所造成的威胁。世界上已有 50 多个国家和地区颁布保护网络信息安全的法律。

美国作为世界信息产业的发源地，其信息化的发达程度一直走在世界前列。下面以美国为例介绍其信息安全的相关法律法规。

（1）《计算机欺骗和滥用法》。该法于 1986 年签署，旨在为针对联邦政府的计算机犯罪阐明欺诈和滥用的定义，消除法律模糊性，以及扫除对计算机犯罪起诉的障碍。该法定义了计算机犯罪的内容，主要有蓄意诈骗、非法访问医疗记录系统、帮助获得未授权的访问等。

（2）《计算机安全法》。1987 年制定的《计算机安全法》，是美国关于计算机安全的根本大法，旨在提高联邦计算机系统的安全性和保密性。美国通过单独立法来集中打击信息犯罪活动，以此杜绝罪犯凭借玩弄技术术语而逍遥法外。

2. 我国信息安全相关法律法规

（1）《计算机信息网络系统安全保密管理暂行规定》1997 年。

（2）《计算机信息系统安全专用产品检测和销售许可证管理办法》1997 年。

（3）《金融机构计算机信息系统安全保护工作暂行规定》1998 年。

（4）《计算机病毒防治管理办法》2000 年。

（5）《中国公用计算机互联网国际联网管理办法》2000 年。

（6）《电子认证服务管理办法》2005 年。

（7）《互联网 IP 地址备案管理办法》2005 年。

（8）《互联网安全保护技术措施规定》2005 年。

（9）《信息安全等级保护管理办法（试行）》2006 年。

（10）《中华人民共和国网络安全法》2017 年。

3.5　物联网概述

1995 年，比尔·盖茨在《未来之路》一书中已经提及物联网的概念，只是当时受限于无线网络、硬件及传感设备的发展，并未引起世人的重视。1998 年，美国麻省理工学院创造性地提出了当时被称作产品电子编码（electronic product code，EPC）系统的"物联网"的构想。1999 年，美国 Auto-ID 研究中心首先提出"物联网"的概念，主要是建立在物品编码、射频识别技术和互联网的基础上。2005 年 11 月 17 日，在突尼斯举行的信息社会世界峰会上，国际电信联盟（International Telecommunication Union，ITU）发布了《ITU 互联网报告 2005：物联网》，正式提出了"物联网"的概念。报告指出，无所不在的"物联网"通信时代即将来临，世界上所有的物体从轮胎到牙刷、从房屋到纸巾都可以通过因特网主动进行交换。射频识别技术、传感器技术、纳米技术、智能嵌入技术将得到更加广泛的应用。根据 ITU 的描述，在物联网时代，通过在各种各样的日常用品上嵌入一种短距离的移动收发器，人类在信息与通信世界里将获得一个新的沟通维度，从任何时间任何地点的人与人之间的沟通连接扩展到人与物和物与物之间的沟通连接。在中国，物联网最早被称为传感网。中国科学院在 1999 年就启动了传感网的研究，并取得了一些科研成果，建立了一些适用的传感网。这些年，物联网在我国才迅速升温，并受到业界和国家相关部门的高度重视。

1. 物联网的概念

1）物联网的定义

物联网（internet of things，IOT），即"物物相连的互联网"。

中国物联网校企联盟将物联网定义为当下几乎所有技术与计算机、互联网技术的结合，实现物体与物体之间，环境以及状态信息实时的共享以及智能化的收集、传递、处理、执行。广义上说，当下涉及信息技术的应用，都可以纳入物联网的范畴。

国际电信联盟发布的 ITU 互联网报告，对物联网进行如下定义：通过二维码识别设备、射频识别装置、红外感应器、全球定位系统和激光扫描器等信息传感设备，按约定的协议，把任何物品与互联网相连接，进行信息交换和通信，以实现智能化识别、定位、跟踪、监控和管理的一种网络。

2）物联网与互联网的区别

物联网与互联网有着本质的区别。互联网是为了使人通过网络交换信息产生的，其服务的主体是人。而物联网是为物而生的，主要为了管理物，让物自主地交换信息，间接服务于人。物联网的真正实现必然比互联网的实现更难。

互联网和物联网的终端连接方式不同。互联网用户通过服务器、台式计算机、笔记本电脑和移动终端访问互联网资源。而物联网中的传感器节点需要通过无线传感器网络的汇聚节点接入互联网，射频识别芯片通过读写器与控制主机连接，再通过控制节点的主机接入互联网。因此，由于互联网与物联网的应用系统不同，所以接入方式也不同。物联网应用系统将根据需要选择无线传感器网络或射频识别应用系统接入互联网。

互联网需要人自己来操作才能得到相应的资料，而物联网数据是由传感器或者射频识别读写器自动读出的。

2. 物联网的体系架构

物联网的价值在于让物体也拥有"智慧"，从而实现人与物、物与物之间的沟通，物联网的特征在于感知、互联和智能的叠加。因此，物联网由三个部分组成：感知部分，以二维码、射频识别、传感器为主，实现对"物"的识别；传输网络，通过现有的互联网、广电网络、通信网络等实现数据的传输；智能处理，利用云计算、数据挖掘、中间件等技术实现对物品的自动控制和智能管理等。

目前业界把物联网体系架构大致分成了三个层次，感知层、网络层和应用层，如图 3-5 所示。

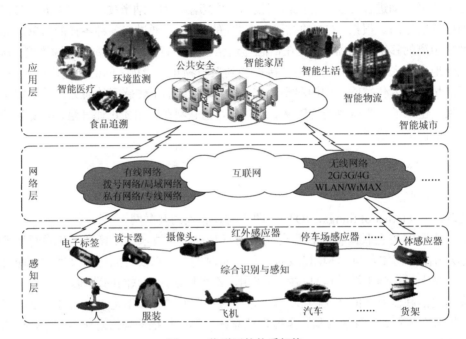

图 3-5　物联网的体系架构

1）感知层

物联网在传统网络的基础上，从原有网络用户终端向"下"延伸和扩展，扩大通信的对象范围，即通信不仅局限于人与人之间的通信，还扩展到人与现实世界的各种物体之间的通信。这里的"物"并不是自然物品，而是要满足一定的条件才能够被纳入物联网的范围，例如，有相应的信息接收器和发送器、数据传输通路、数据处理芯片、操作系统、存储空间等，遵循物联网的通信协议，在物联网中有可被识别的标识。从上述条件可以看出现实世界的物品未必能满足这些要求，这就需要安装特定的物联网设备才能满足以上条件，并加入物联网。

物联网感知层解决的就是人类世界和物理世界的数据获取问题。感知层处于三层架构的最底层，是物联网发展和应用的基础，具有物联网全面感知的核心能力。作为物联网最基本的一层，感知层具有十分重要的作用。

感知层一般包括数据采集和数据短距离传输两部分，即首先通过传感器、摄像头等设备采集外部物理世界的数据，然后通过蓝牙、红外、ZigBee、工业现场总线等短距离有线或无线传输技术进行协同工作或者传递数据到网关设备。

感知层的关键技术包括传感器技术、射频识别技术、二维码技术等。

（1）传感器技术。传感器是一种检测装置，能感受到被测的信息，并能将信息按一定规律变换成电信号或其他所需形式的信息输出，以满足信息的传输、处理、存储、显示、记录和控制等要求。它是实现自动检测和自动控制的首要环节。在物联网系统中，对各种参量进行信息采集和简单加工处理的设备，称为物联网传感器。传感器可以独立存在，也可以与其他设备以一体的方式呈现，但无论哪种方式，它都是物联网中的感知和输入部分。在未来的物联网中，传感器及其组成的传感器网络将在数据采集前端发挥重要的作用。

传感器是摄取信息的关键器件，它是物联网中不可缺少的信息采集手段，也是采用微电子技术改造传统产业的重要方法，对提高经济效益、科学研究与生产技术的水平，有着举足轻重的作用。传感器技术水平高低不但直接影响信息技术水平，而且还影响信息技术的发展与应用。目前，传感器技术已渗透到科学和国民经济的各个领域，在工农业生产、科学研究及改善人民生活等方面，起着越来越重要的作用。

（2）射频识别技术。射频识别是一种非接触式的自动识别技术，主要用来为各种物品建立唯一的身份标识，是物联网的重要支持技术。它通过射频信号自动识别目标对象并获取相关数据，识别工作不需要人工干预，可工作于各种恶劣环境。射频识别技术可识别高速运动物体，并可同时识别多个标签，操作快捷方便。

一套完整的射频识别系统由阅读器、应答器和应用软件系统三个部分组成。应答器俗称电子标签，由一个微小的芯片以及一个电波接收与反射的天线组成，每个标签具有唯一的电子编码，附在物体上标识目标对象；阅读器由天线、耦合元件、芯片组成，是读写标签信息的设备；应用软件系统主要用于进一步处理所收集的数据，以供人们使用。

由于射频识别具有无须接触、自动化程度高、耐用可靠、识别速度快、适应各种工作环境、可实现高速和多标签同时识别等优势，因此可用于广泛的领域，如物流和供应链管理、门禁安防系统、道路自动收费、航空行李处理、文档追踪、图书馆管理、电子支付、生产制造和装配、物品监视、汽车监控、动物身份标识等。

（3）二维码技术。二维码（2-dimensional bar code）技术是物联网感知层实现过程中最基本和关键的技术之一。二维码也称为二维条码或二维条形码，是用某种特定的几何形体按一定规律在平面上分布（黑白相间）的图形来记录信息的应用技术。

从技术原理来看，二维码在代码编制上巧妙地利用构成计算机内部逻辑基础的"0"和"1"比特流的概念，使用若干与二进制相对应的几何形体来表示数值信息，并通过图像输入设备或光电扫描设备自动识别以实现信息的自动处理。

二维码分为堆叠式/行排式二维码和矩阵式二维码。堆叠式/行排式二维条码形态上是由多行短截的一维条码堆叠而成的；矩阵式二维码以矩阵的形式组成，在矩阵相应元素位置上用"点"表示二进制"1"，用"空"表示二进制"0"，"点"和"空"的排列组成代码。

与射频识别技术相比，二维码最大的优势在于成本较低，一条二维码的成本仅为几分钱，而射频识别标签因其芯片成本较高，制造工艺复杂，价格较高。二者之间的对比如表 3-2 所示。

表 3-2　射频识别与二维码的功能比较

功能	射频识别	二维码
读取数量	可同时读取多个射频识别标签	一次只能读取一个二维码
读取条件	射频识别标签不需要光线就可以读取或更新	二维码读取时需要光线
容量	存储资料的容量大	存储资料的容量小
读写能力	电子资料可以重复写	资料不可更新
读取的方便性	射频识别标签可以很薄，如在包内仍可读取资料	二维码读取时需要清晰可见
坚固性	射频识别标签在严酷、恶劣与肮脏的环境下仍然可读取资料	当二维码污损将无法读取，无耐久性
高速读取	在高速运动中仍可读取	移动中读取有所限制

2）网络层

物联网网络层是在现有网络的基础上建立起来的，它与目前主流的移动通信网、国际互联网、企业内部网、各类专网等网络一样，主要承担着数据传输的功能，特别是当三网融合后，有线电视网也能承担数据传输的功能。

在物联网中，要求网络层能够把感知层感知到的数据无障碍、高可靠性、高安全性地进行传送，它解决的是感知层所获得的数据在一定范围内，尤其是远距离的传输问题。同时，物联网网络层将承担比现有网络更大的数据量和面临更高的服务质量要求，所以现有网络尚不能满足物联网的需求，这就意味着物联网需要对现有网络进行融合和扩展，利用新技术以实现更加广泛和高效的互连功能。

网络层的关键技术有 Internet、移动通信网、无线传感器网络等。

（1）Internet。Internet 将作为物联网主要的传输网络之一。但是物联网具有大数据量和多终端的要求，由于 Internet 用 IP 地址对节点进行标识，而目前的 IPv4 资源空间耗竭，已经无法提供更多的 IP 地址，所以引入 IPv6 技术。IPv6 以其近乎无限的地址空间使 Internet 不仅可以为人类服务，还将服务于众多硬件设备，如家用电器、传感器、远程照相机、汽车等，使物联网无处不在地深入世界的每个角落。

（2）移动通信网。在物联网中，终端需要以有线或无线方式连接起来，发送或者接收各类数据。同时，考虑到终端连接的方便性、信息基础设施的可用性（不是所有地方都有方便的固定接入能力）以及某些应用场景本身需要监控的目标就是在移动状态下。因此，移动通信网络以其覆盖广、建设成本低、部署方便、终端具备移动性等特点将成为物联网重要的接入手段和传输载体，为人与人之间的通信、人与网络之间的通信、物与物之间的通信提供服务。在移动通信网中，当前比较热门的接入技术有 4G、Wi-Fi 和 WiMAX。

（3）无线传感器网络。无线传感器网络（wireless sensor network，WSN），由部署在监测区域内大量的微型传感器节点组成，通过无线通信方式形成的一个多跳的自组织的网络系统。它集信息采集、数据传输、信息处理为一体，目的是协作地感知、采集和处理网络覆盖区域中被感知对象的信息，并发送给观测者。典型的无线传感器网络包含传感器、感知对象和观测者三个要素。

3）应用层

应用层是物联网体系架构的最高层。它的主要功能是把感知和传输来的信息进行分析与处理，做出正确的控制和决策，实现智能化的管理、应用和服务。这一层解决的是信息处理和人机界面的问题。

应用层的关键技术有 M2M 技术、云计算、中间件等。

（1）M2M 技术。M2M（machine to machine），狭义的理解是机器到机器的通信，广义的理解是以机器终端智能交互为核心的、网络化的应用与服务。

M2M 不是数据简单地在机器和机器之间传输，更重要的是，它是机器和机器之间的一种智能化、交互式的通信。也就是说，即使人们没有实时发出信号，机器也会根据既定程序主动进行通信，并根据所得到的数据智能化地做出选择，对相关设备发出正确的指令。可以说，智能化、交互式成为 M2M 有别于其他应用的典型特征。

M2M 技术是一种无处不在的设备互连通信技术，它让机器之间、机器与人之间实现超时空无缝连接。M2M 技术涉及机器、M2M 硬件、通信网络、中间件、应用五个重要的技术部分。

（2）云计算。云计算（cloud computing）是基于互联网的相关服务的增加、使用和交付模式，通常涉及通过互联网来提供动态、易扩展且经常是虚拟化的资源。云是网络、互联网的一种比喻说法，因为过去在图中往往用云来表示电信网，后来也用来表示互联网和底层基础设施的抽象。云计算可以达到每秒 10 万亿次的运算能力，可以模拟核爆炸、预测气候变化和市场发展趋势。用户通过计算机、笔记本电脑、手机等方式接入数据中心，按自己的需求进行运算。

对云计算的定义有多种说法。现阶段广为接受的是美国国家标准与技术研究院给出的定义：云计算是一种按使用量付费的模式，这种模式提供可用的、便捷的、按需的网络访问，进入可配置的计算资源共享池（资源包括网络、服务器、存储、应用软件、服务），这些资源能够被快速提供，只需投入很少的管理工作，或与服务供应商进行很少的交互。

云安全（cloud security）是一个从云计算演变而来的新名词。云安全的策略构想是：使用者越多，每个使用者就越安全，因为如此庞大的用户群，足以覆盖互联网的每个角落，只要某个网站出现问题或某个新木马病毒出现，就会立刻被截获。云安全通过网络的大量客户端对网络中软件行为的异常监测，获取互联网中木马、恶意程序的最新信息，推送到服务器端进行自动分析和处理，再把病毒和木马的解决方案分发到每一个客户端。

云存储是在云计算概念上延伸和发展出来的另一个新概念。云存储是指通过集群应用、网格技术或分布式文件系统等功能，将网络中大量各种不同类型的存储设备通过应用软件集合起来协同工作，共同对外提供数据存储和业务访问功能的一个系统。云计算系统运算和处理的核心是大量数据的存储与管理，在系统中需要配置大量的存储设备，由此云计算系统就转变成为一个云存储系统。

云游戏是以云计算为基础的游戏方式。在云游戏的运行模式下，所有游戏都在服务器端运行，并将渲染完毕后的游戏画面压缩后通过网络传送给用户。在客户端，用户的游戏设备不需要任何高端处理器和显卡，只需要基本的视频解压能力就可以了。

（3）中间件。中间件（middleware）是为了实现每个小的应用环境或系统的标准化，以及它们之间的通信，在后台应用软件和读写器之间设置的一个通用的平台与接口。物联网中间件是在物联网中采用中间件技术，以实现多个系统或多种技术之间的资源共享，最终组成一个资源丰富、功能强大的服务系统，最大限度地发挥物联网系统的作用。具体来说，物联网中间件的主要作用在于将实体对象转换为信息环境下的虚拟对象，因此数据处理是中间件最重要的功能。

第4章　程序设计基础

人们在计算领域的探索和追求，导致了计算工具的发展，一方面，计算模型得到了发展，并已经改变了人们的工作、生活和思维方式。另一方面，也促进了程序设计语言和设计方法的发展与改进。本章主要介绍程序设计语言、程序设计方法以及算法。

4.1　程序设计简介

4.1.1　程序设计语言

人们使用计算机，可以通过某种计算机语言与其交流，并用计算机语言描述所要完成的工作。程序设计语言（programming language）就是一种计算机语言，用于书写计算机程序的一组记号和一组规则，这种标准化的语言可以向计算机发出指令。依靠程序设计语言，人们把要解决的某个问题或某类问题的步骤，书写成程序提交给计算机完成，从而让计算机帮助人们解决一些难题。因此，程序设计语言是表达编程思想、描述计算过程的规范性语言。

程序设计语言由机器语言发展至今，已经进入第四代。每一代的语言都有其特色，并且一直朝着容易使用、除错和维护及功能更强的目标发展。而且每一种语言都有其语法特性及优点，以及较为适合应用的领域。

1）程序设计语言第一代：机器语言

在所有程序设计语言中，机器语言是唯一能被计算机硬件系统理解和执行的语言。机器语言由二进制 0、1 代码指令构成，如"10110000 00000011"表示将数 3 送入寄存器 AL 中。不同的 CPU 具有不同的指令系统。机器语言程序的优点是处理效率最高、执行速度最快、无须"翻译"。机器语言程序的缺点是难编写、难修改、难维护，需要用户直接对存储空间进行分配，编程效率极低。这种语言已经被逐渐淘汰了。

2）程序设计语言第二代：汇编语言

汇编语言是用助记符号编写程序的语言，如 MOV 表示传送指令，ADD 表示加法指令等。汇编语言指令是机器指令的符号化，与机器指令存在着直接的对应关系，如机器语言"10110000 00000011"对应的汇编语言为"MOV AL, 3"。用汇编语言编写的程序称为汇编语言源程序，计算机无法识别和自动执行汇编语言源程序，必须经过汇编语言编译器将它翻译成机器语言才能执行。汇编语言的优点：可直接访问系统接口，汇编语言程序翻译成的机器语言程序的效率高。汇编语言的缺点：逐条指令书写，不易编写大程序，不利于复杂算法的实现，需要理解硬件的结构和操作细节，难学难用、容易出错、维护困难等。但是从软件工程角度来看，只有在高级语言不能满足设计要求，或不具备支持某种特定功能的技术性能，如特殊的输入输出时，汇编语言才被使用。

3）程序设计语言第三代：高级语言

高级语言是面向用户的、基本上独立于计算机种类和结构的语言。高级语言最大的优点是：形式上接近于算术语言和自然语言，概念上接近于人们通常使用的概念；高级语言的一个命令可以代替几条、几十条甚至几百条汇编语言的指令。因此，高级语言易学易用，通用性强，应用广泛。高级语言种类繁多，可以从应用特点和对客观系统的描述两个方面进行分类。用高级语言编写的程序称为高级语言源程序，计算机无法识别和自动执行高级语言源程序，高级语言源程序翻译成机器语言程序才能在机器上直接执行。

图 4-1 是高级语言和汇编语言翻译成机器语言的过程。

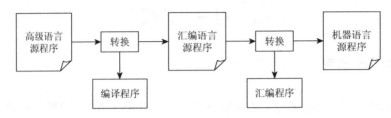

图 4-1　高级语言和汇编语言翻译成机器语言的过程

4）程序设计语言第四代

程序设计语言第四代英文简称为 4GLS。编码时只需说明"做什么"，不需描述算法细节。数据库查询和应用程序生成器是 4GLS 的两个典型应用。

真正的第四代程序设计语言还没有出现。所谓的第四代程序设计语言大多是指基于某种语言环境上具有 4GLS 特征的软件工具产品，如 System Z、PowerBuilder、Focus 等。第四代程序设计语言是面向应用的，为最终用户设计的一类程序设计语言。它具有缩短应用开发过程、降低维护代价、最大限度地减少调试过程中出现的问题以及对用户友好等优点。程序设计语言的终极目标是让计算机理解自然语言。

4.1.2　编译和解释

计算机只理解机器语言，可直接执行用机器语言编写的程序。而用汇编语言和高级语言编写的程序，机器不能直接执行，必须将它们翻译成完全等价的机器语言程序才能执行。

第三代程序语言是高级语言，其源代码（source code）撰写完成后必须经过语言处理程序的转换，这个转换过程可将源代码翻译成计算机可以解读的机器码。这个转换过程依照处理方式的不同可分为编译（compile）与解释（interpret）两种。

编译使用编译器（compiler）来将程序源代码翻译为等价的机器语言程序（也称为目标代码），如图 4-2 所示。编译的特点是：一旦整个源代码翻译完毕，就可以多次执行目标代码，再也不需要编译器的参与了。C、C++、Visual C++、Fortran、COBOL、Pascal等语言都使用了编译的方法。

解释是使用解释器（interpreter）来对源代码做逐行解释的方法，每解释完一行程序代码后，才会再解释下一行，如图 4-3 所示。若解释的过程中发生错误，则解释的动作会停止，这时必须将错误处理后，才能继续进行解释的动作，而且使用解释器翻译的程序每次执行时都必须再解释一次。例如，Lisp、Prolog 等语言皆使用了解释的方法。

解释执行特别适合于动态语言和交互式环境，因为可以立即得到计算结果，便于人机对话。解释器边翻译边解释执行，重复执行的程序需要重复翻译，比编译执行要花更多的时间，执行效率较低。

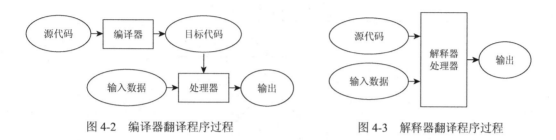

图 4-2　编译器翻译程序过程　　　　　　　　图 4-3　解释器翻译程序过程

4.1.3　程序设计方法

程序设计方法的发展经历了几个阶段：面向计算机的程序设计、结构化程序设计、面向对象的程序设计和后面向对象的程序设计。

1. 面向计算机的程序设计

最早的编程语言是由计算机可以直接识别的二进制指令组成的机器语言。设计人员关注的重心是使程序尽可能地被计算机接受并按指令正确地执行，至于计算机的程序能否让人理解并不重要。

随后出现了汇编语言，它将机器指令映射为一些能读懂的助记符。由于汇编语言的抽象层次太低，程序员需要考虑大量的机器细节。

面向计算机的程序设计的基本思想可归纳为注重机器、逐一执行。

2. 结构化程序设计

结构化程序设计（structured programming）最早是由 E.W.Dijikstra 在 1965 年提出的，是软件发展的一个重要的里程碑。结构化程序设计的主要观点是采用自顶向下、逐步求精及模块化的程序设计方法；使用三种基本控制结构构造程序，任何程序都可由顺序、选择、循环三种基本控制结构构造。结构化程序设计主要强调的是程序的易读性。

结构化程序设计采用了模块分化与功能分解，因此可将一个较复杂的问题分解为若干个子问题，各子问题分别由不同的人员解决，从而提高了程序开发速度，利于程序调试和软件的开发与维护。

结构化程序设计思想的核心是功能的分解。结构化程序设计的自项而卜、逐步求精的思想如图 4-4 所示，图中的树状结构中 P 表示程序，P_1、P_2、P_3 等表示子程序，以此类推，P_{311}、P_{312} 等表示基本程序。简单地说，它就是"数据＋算法"。

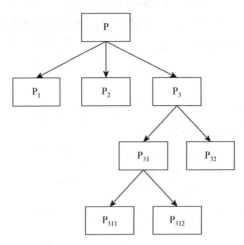

图 4-4　结构化程序设计思想示意图

3. 面向对象的程序设计

在结构化程序设计中，数据与操作的分离，使程序的可重用性差，维护代价高，不利于程序的更新换代，因此，出现了面向对象的程序设计思想。

面向对象编程（object-oriented programming，OOP，面向对象的程序设计）是一种计算机编程架构。面向对象的程序设计的一条基本原则是计算机程序是由单个能够起到子程序作用的单元或对象组合而成的，由于数据和操作封装在对象中，编程人员在编程过程中能够将数据和操作联系在一起，便于程序的修改和调试；面向对象编程使用类的继承性，使得编程人员可以在可视化的环境中进行组件化的编程，使设计人员能从单调、重复的编程过程中解放出来，去进行创造性的总体设计工作。面向对象的程序设计达到了软件工程的三个主要目标：重用性、灵活性和扩展性。为了实现整体运算，每个对象都能够接收信息、处理数据和向其他对象发送信息。简单地说，它就是"对象＋消息"。

4. 后面向对象的程序设计

（1）面向方面的程序设计。经过多年的实践摸索，人们逐渐发现面向对象方法也有其不足，如许多软件系统都不完全能按系统的功能来划分，仍然有许多重要的需求和设计决策，如安全、日志等，它们具有一种"贯穿特性"，即实现这些功能的代码分布贯穿在整个系统的基本功能代码中，形成了常见的代码散布和代码交织现象，无论是采用结构化还是面向对象的编程方法，都难以用清晰的、模块化的方法实现，因此，采用面向方面的程序设计方法来解决这类问题。

（2）面向 agent 的程序设计。随着软件系统服务能力要求的不断提高，在系统中引入智能因素成为必然，agent 是继面向对象设计方法之后，一种引入智能因素的软件抽象方法，面向 agent 技术可用于分析、描述和实现复杂、庞大的系统，尤其是分布式系统，是一种新的软件开发方法。agent 是指"生存"于计算机操作系统、数据库及网络等环境中的软件，这种软件被看作"一个自治的实体，它能够感知环境，并且对外界的信息做出一定的判断和推理，来控制自己的决策和行动，以便完成一定的任务"。

（3）基于组件的程序设计。基于组件的程序设计方法与搭积木的过程类似，把一个庞大的应用程序分成多个模块，每个模块保持一定的功能独立性，在协同工作时，通过相互之间的接口完成实际的任务，我们把每一个这样的模块称为组件，一个设计良好的应用系统往往被切分成一些组件，这些组件可以单独开发，单独编译，甚至单独调试和测试。当所有的组件开发完成后，把它们组合在一起就得到了完整的应用系统。

基于组件的程序设计提高了软件的重用性，使软件开发脱离了小作坊的工作模式，按照大规模的工业化方式进行，是软件开发方法发展的必然结果。

4.1.4　常用程序设计语言

TIOBE 编程语言社区排行榜是编程语言流行趋势的一个指标，每月更新，这份排行榜排名基于互联网上有经验的程序员、课程和第三方厂商的数量。排名使用著名的搜索引擎（如 Google、MSN、Yahoo!、Wikipedia、YouTube 以及 Baidu 等）进行计算。这个排行榜只是反映某个编程语言的热门程度，并不能说明一门编程语言好不好，或者一门语言所编写的代码数量。这个排行榜可以用来考查你的编程技能是否与时俱进，也可以在开发新系统时作为一个语言选择依据。表 4-1 为 2017～2018 年度编程语言排行榜前10 榜单。

表 4-1　2017～2018 年度 TIOBE 编程语言社区编程语言排行榜前 10 榜单

Jan. 2018	Jan. 2017	Change	Programming Language	Ratings	Change
1	1		Java	14.215%	−3.06%
2	2		C	11.037%	+ 1.69%
3	3		C++	5.603%	−0.70%
4	5	↑	Python	4.678%	+ 1.21%
5	4	↓	C#	3.754%	−0.29%
6	7	↑	JavaScript	3.465%	+ 0.62%
7	6	↓	Visual Basic.Net	3.261%	+ 0.30%
8	16	↑	R	2.549%	+ 0.76%
9	10	↑	PHP	2.532%	−0.03%
10	8	↓	Perl	2.419%	−0.33%

在 2018 年 1 月 TIOBE 编程语言社区排行榜的统计中，Top 5 中 Java、C、C++、Python、C#排名并未变化，而专门为统计和数据分析开发的 R 语言一路飙升至前十名。

Java 具有卓越的通用性、高效性、平台移植性和安全性，广泛应用于个人计算机、数据中心、游戏控制台、科学超级计算机、移动电话和互联网开发等领域。C 语言既具有高级语言的特点，又具有汇编语言的特点，其应用范围极为广泛，几乎可以用于程序开发的任何领域。目前，C 语言一般被用于应用软件开发、底层网络程序开发、系统软件和图形处理软件开发、数字计算、嵌入式开发、游戏软件开发等领域。C＋＋效率高，并且有很多成熟的网络通信的库，广泛应用于游戏开发、科学计算、网络软件、分布式应用、操作系统、驱动程序、移动设备、嵌入式系统以及教育与科研，是最常用的编程语言。Python 具有丰富和强大的库。它常被称为胶水语言，能够把用其他语言制作的各种模块（尤其是 C/C＋＋）很轻松地联结在一起。常见的一种应用情形是，使用 Python 快速生成程序的原型（有时甚至是程序的最终界面），然后对其有特别要求的部分，用更合适的语言改写。比如，3D 游戏中的图形渲染模块，性能要求特别高，就可以用 C/C＋＋重写，而后封装为 Python 可以调用的扩展类库。

4.2　算 法 概 述

20 世纪 70 年代，Knuth 出版了 *The Art of Computer Programming*（三卷），以各种算法研究为主线，确立了算法为计算机科学基础的重要主题，1974 年获得图灵奖。20 世纪 70 年代后，算法作为计算机科学的核心推动了计算机科学技术的飞速发展。

需要解决的问题抽象成数据模型之后，就要找到问题的解决方法：算法。算法设计是计算思维大显身手的领域，计算机科学家采用多种思维方式和方法来发现有效的算法。计算机在各个领域中的成功应用，都有赖于高效算法的发现。高效的算法的寻找，又依赖各种算法设计方法的巧妙运用。

1. 算法

算法指求解某一个特定类型问题的具体步骤和方法。即给定初始状态或输入数据，经过计算机程序的有限次运算，能够得出所要求或期望的终止状态或输出数据，如图 4-5 所示。在设计算法的同时要结合数据结构的设计，数据结构的设计就是选取存储方式。算法的设计与数学模型的选择更紧密相关，但同一个数学模型可以有不同的算法，而且它们的有效性可能有相当大的差距。

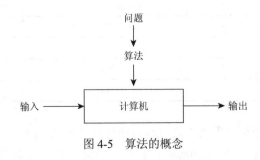

图 4-5　算法的概念

2. 算法的特点

（1）有穷性。算法中每一条指令的执行次数有限，执行每条指令的时间有限（对任何的合法输入，算法总能在运算有限步后终止）。

（2）确定性。组成算法的每条指令必须是确切的，不能出现任何二义性。

（3）输入。一个算法有零个或多个输入，执行算法时，从外界获得必要的信息。

（4）输出。一个算法有一个或多个输出，算法的解就是输出。

（5）可行性。算法中的运算是能够实现的基本运算，每一种运算可在有限的时间内完成。

3. 算法实例

冒泡排序是一种排序算法，思路清晰，代码简洁。冒泡排序的基本思想就是不断比较相邻的两个数，让较大的元素不断地往后移。经过一轮比较，就选出最大的数；经过第 2 轮比较，就选出次大的数，以此类推。"冒泡"这个名字是因为越大的元素会经由交换，慢慢"浮"到数列的顶端。

例如，对 3，2，4，1 进行冒泡排序说明，这里以从小到大排序为例进行讲解。

第一轮排序过程

3，2，4，1（最初）

2，3，4，2（比较 3 和 2，交换）

2，3，4，1（比较 3 和 4，不交换）

2，3，1，4（比较 4 和 1，交换）

第一轮结束，最大的数 4 已经在最后面，因此第二轮排序只需要对前面三个数进行再比较。

第二轮排序过程

2，3，1，4（第一轮排序结果）

2，3，1，4（比较 2 和 3，不交换）

2，1，3，4（比较 3 和 1，交换）

第二轮结束，第二大的数已经排在倒数第二个位置，所以第三轮只需要比较前两个元素。

第三轮排序过程

2，1，3，4（第二轮排序结果）

1，2，3，4（比较 2 和 1，交换）

至此，排序结束。

4. 算法的描述方法

可以用自然语言、伪代码、流程图或计算机程序语言来描述算法，算法必须精确地描述计算过程。

伪代码就是自然语言和计算机程序语言的混合体，它可以用清晰、简洁的表示方法来说明给定的算法。

冒泡排序的伪代码

```
BubbleSort(A[0..n-1])
//输入:数组A
//输出:按升序排列的数组A
for(i=0; i<=n-2;i++)
for(j=0; j<=n-2-i;j++)
if A[j+1]<A[j] then swap A[j] and A[j+1]
```

注: swap A[j] and A[j+1]语句的含义是数组中两个元素进行交换。

5. 算法分析

1) 算法的正确性

在计算机应用技术领域,算法通常是针对实际问题而设计并且通过编程的手段实现的,其目的是运用计算机解决实际问题,在此情况下,一个无休止运行而无结果的算法是毫无意义的,如求 $1+2+3+4+\cdots$ 这个式子的和是无意义的,虽然该式子的计算是有规律的,但该式子的计算是不能终止的,不知道需要加到哪个自然数。因此,要求我们针对实际问题设计出正确的算法,即对每一个输入,算法都以正确输出停机。

2) 算法的复杂性分析

计算机的资源是有限的,在时间和空间方面有效的算法将有效地使用这些资源,在计算机应用领域,掌握算法分析理论与方法是十分重要的。分析算法的结果意味着预测算法所需要的资源。算法的复杂性包括时间复杂性和空间复杂性。时间复杂性就是需要时间资源的量;空间复杂性就是需要空间资源的量。同样的问题可以有不同的算法,设计算法追求的目标就是设计出复杂性尽可能低的算法。选取算法的准则:选取已有算法中复杂性最低者。因此,要求我们学会选择和改进已有的算法,不断提高算法的效率始终是人们不懈的追求。

一个算法中的语句执行次数称为语句频度或时间频度,记为 $T(n)$。若有某个辅助函数 $f(n)$,使得当 n 趋近于无穷大时,$T(n)/f(n)$ 的极限值为不等于零的常数,则称 $f(n)$ 是 $T(n)$ 的同数量级函数。记作 $T(n) = O(f(n))$,称 $O(f(n))$ 为算法的渐进时间复杂度,简称时间复杂度。

时间频度不同,但时间复杂度可能相同。例如,$T(n) = n^2 + 3n + 4$ 与 $T(n) = 4n^2 + 2n + 1$,它们的频度不同,但时间复杂度相同,都为 $O(n^2)$。

下面以冒泡排序算法来进行时间复杂度分析。

(1) 冒泡排序算法。冒泡排序算法需要的时间依赖于输入:排序 1000 个数比排序 3 个数需要更长的时间;另外,依据它们已被排序的程度,冒泡排序可能需要不同数量的时间来排序两个具有相同规模的输入序列。

冒泡排序算法伪代码如下。

```
//输入:数组A
//输出:按升序排列的数组A
for(i=0;i<=n-2;i++)
for(j=0;j<=n-2-i;j++)
```

```
if  A[j+1]＜A[j] then swap A[j] and A[j+1]
```
（2）冒泡排序算法时间复杂度分析。

语句 i=0 执行频度为 1；

语句 i＜=n-2；i++；j=0；

每个语句执行频度为 n-1；

语句 j＜=n-2-i；j++；

if A[j+1]＜A[j] then swap A[j] and A[j+1]；

每个语句执行频度为 1+2+3+…+(n-1)=(n-1)n/2；

$$T(n) = 1 + (n+1) + (n-1)n/2 = 0.5n^2 + 0.5n + 2$$

忽略掉 $T(n)$中的常量、低次幂和高次幂的系数为 n^2，令 $f(n)=n^2$，那么

$$\lim_{n \to \infty} \frac{T(n)}{f(n)} = \lim_{n \to \infty} \frac{0.5n^2 + 0.5n + 2}{n^2} = 0.5$$

$$T(n) = O(n^2)$$

（3）冒泡排序算法时间复杂度简化的分析。当有若干个循环语句时，算法的时间复杂度是由嵌套层数最多的循环语句中最内层语句的频度 $f(n)$决定的。如上面程序段中执行频度最大的语句是 if A[j + 1]＜A[j] then swap A[j] and A[j + 1]，内循环的执行次数虽然与问题规模 n 没有直接关系，但是却与外层循环的变量取值有关，而最外层循环的次数直接与 n 有关，因此可以从内层循环向外层分析语句 if A[j + 1]＜A[j] then swap A[j] and A[j + 1] 的执行次数：$(n-1)n/2$，则该程序段的时间复杂度为 $T(n) = O(n^2/2 + 低次项) = O(n^2)$。

（4）空间复杂度。与时间复杂度类似，一个程序的空间复杂度是指运行完一个程序所需内存的大小。利用程序的空间复杂度，可以对程序的运行所需要的内存有个预先估计。一个算法所需的存储空间用 $f(n)$表示。$S(n) = O(f(n))$，其中 n 为问题的规模，$S(n)$为空间复杂度。

算法执行期间所需要的存储空间包括三个部分：算法程序所占的空间；输入的初始数据所占的存储空间；算法执行过程中所需要的额外空间。

第5章　多媒体技术及医学应用

从 20 世纪 80 年代中后期开始，多媒体成为人们关注的热点。多媒体技术以数字技术为基础，融合了通信技术、广播电视技术和计算机技术，形成了一门新的能够对文字、图形、图像、声音、音频、视频等多种媒体信息进行存储、传送和处理的综合性技术。多媒体技术的发展，广泛影响着教育科研领域、工程制造领域、医学临床及其他各个研究领域的发展。

5.1　多媒体技术概述

5.1.1　媒体

1. 媒体的分类

媒体通常指人们用于传播和表示各种信息的手段，或者说是信息的载体。按照国际电话电报咨询委员会（CCITT）的通用定义，把媒体分为如下五类。

（1）感觉媒体：指能直接作用于人的感觉器官，能使人产生直接感觉的媒体，如语言、音乐、图像、动画、视频等。

（2）表示媒体：指为了更有效地加工、处理和传输感觉媒体而人为研究和构造出来的媒体，如语言编码、电报码、条形码等。

（3）表现媒体：指用于通信中使电信号和感觉媒体之间产生转换的媒体，分为输入媒体（键盘、扫描仪、数码相机等）和输出媒体（显示器、打印机等）。

（4）存储媒体：指用于存放某种媒体的存储介质，如磁盘、光盘等。

（5）传输媒体：指用于传输信息媒体的物理传输介质，如电话线、电缆、光纤等。

2. 多媒体的定义

多媒体，指各种媒体的组合，是由文本、声音、图形、图像、动画和视频等多种媒体元素有机结合在一起构成的。

5.1.2　多媒体技术及其特点

1. 多媒体技术

多媒体技术是指基于计算机科学的综合技术，包括音频和视频技术、信息处理技术、软件技术、硬件技术、人工智能技术、通信技术、网络技术等。

2. 多媒体技术的特点

（1）集成性：多媒体技术是结合文字、图形、影像、声音、动画等各种媒体的一种应用技术，是建立在数字化处理基础上的，并且是一个利用计算机技术来整合各种媒体的系统。它包括多媒体信息的集成，媒体与处理设备、软件的集成。

（2）交互性：即可与使用者作交互性沟通的特性，是多媒体技术最重要的特征。让使用者由被动变主动，按照自己的意愿提出问题、主动检索，以达到增进知识及解决问题的目的。

（3）多样性：是多媒体的主要特征，文本、声音、图形、图像、动画和视频的有机结合，更有效地提高了信息传递效果。

（4）实时性：指在多媒体系统中声音及动态视频图像、动画之间的同步特性，即实时地反映它们之间的联系。

5.2 多媒体信息处理技术

多媒体信息的处理和应用需要一系列相关技术的支持，以下几个方面的关键技术是多媒体研究的热点。

5.2.1 数据压缩编码技术

数字化时代数据的存储容量相当庞大，例如，未经压缩的视频图像处理时的数据量为每秒 28MB，播放一分钟立体声音乐就需要 100MB 储存空间，这给存储器、通信干道以及计算机的处理速度带来了极大的压力。所以，对多媒体数据进行压缩编码是解决存储和传输的有效途径。采用恰当的编码算法对图像、音频和视频进行压缩，既能节省存储空间又能提高通信介质的传输效率，同时也使计算机实时处理和播放多媒体信息成为可能。

目前的研究结果表明，选用合适的数据压缩技术，有可能将字符数据量压缩到原来的 1/2，语音数据量压缩到原来的 1/10～1/2，图像数据量压缩到原来的 1/60～1/2。如今已有压缩编码/解压缩编码的国际标准 JPEG（静止图像压缩/解压缩标准）和 MPEG（运动图像压缩/解压缩标准）。

常用的压缩编码方法有两类：一类是冗余压缩法，也称无损压缩法，这种压缩无失真；另一类是熵压缩法，也称有损压缩法，这种压缩有失真。

衡量数据压缩技术的重要指标有三项：一是压缩比要大；二是压缩算法要简单，压缩、解压缩速度要快；三是恢复效果要好，要尽可能恢复原始数据。

5.2.2 多媒体存储技术

随着多媒体技术应用的普及，各种媒体信息在介质中占用的存储空间越来越大，解决这一问题的关键是数据存储技术。现代信息存储技术主要分为以下几种。

1. 直接连接存储技术

经常使用的磁盘、磁带和光盘都是直接连接在计算机中的，都采用的是直接连接存储技术。

2. 移动存储技术

目前主要使用的有以下几种。

（1）移动硬盘：能在一定程度上满足需要经常传送大量数据的用户需要。目前移动硬盘的存储容量可达上百吉字节，甚至几太字节。

（2）闪存盘：基于闪存技术的闪存卡主要是面向数码相机、PDA 等消费电子领域的移动存储产品。闪存卡是一种半导体存储器，用于存储数据信息，可反复读写，十分方便。

（3）U 盘：主要是通过整合闪存芯片、USB、I/O 控制芯片而成的产品。它以灵活、小巧、美观、便于携带的优点受到了广泛欢迎。

3. 网络存储技术

与网络密切相关的存储技术有两种。一种是 NAS（network add-on storage，网络附加存储），是直接连接到网络上通过网络传输的存储器。另一种是 SAN（storage area network，存储区域网络），以块为存储单元，通过光纤传输数据的技术。它将数据存储设备从服务器中分离出来，用局域网连接，使用网络中的任何主机可以访问网络中的任何一个存储设备。

5.2.3　多媒体数据库技术

多媒体数据分为结构化数据和非结构化数据。结构化数据结构简单、处理方便，如数字、符号等；非结构化数据无法用数字或统一的结构表示，如图像、声音、网页等。网络技术的发展，特别是 Internet 和企业内部网（intranet）技术的飞速发展，使得非结构化数据的数量日益增大，需要建立多媒体数据库，对非结构化数据进行有效管理。

多媒体数据库管理系统（multimedia database management system，MDBMS）要求能够实现以下功能：多媒体数据对象的定义、多媒体数据的存取、多媒体数据库运行控制、多媒体数据的组织和管理、多媒体数据库的建立和维护、多媒体在网络上的通信。

目前，很多数据库管理系统（如 SQL Server、Oracle、Sybase）围绕 MDBMS 管理多媒体数据的要求进行扩充。由于"类"的概念和面向对象数据库模型非常适合多媒体数据，建立面向对象的多媒体数据库是多媒体数据库管理的发展方向。

由于多媒体数据库的特点，单凭关键词很难做到对多媒体信息的描述和检索。基于内容的检索是一种新的检索技术，能对多媒体对象的内容以及上下文语义环境进行检索。常见的检索方式有基于内容的图像检索、基于内容的视频检索以及基于内容的音频检索。

5.2.4　虚拟现实技术

虚拟现实（virtual reality）是指利用计算机生成的一种模拟环境，通过多种传感设备使用户"投入"该环境中，实现用户与该环境直接进行自然交互的技术。虚拟现实技术在航空航天、医疗、军事、核工业等领域发挥着重要的作用。虚拟现实的本质是人与计算机之间进行交流。

1. 虚拟现实技术的特点

（1）沉浸感（immersion）：虚拟现实技术力图使用户在计算机创建的三维虚拟环境中处于一种全身心投入的感觉状态，即身临其境的感觉。

（2）交互性（interactivity）：主要是指参与者通过使用专门设备，用人类的自然技能实现对模拟环境的考察与操作，还包含交互过程中的实时性。

（3）思维构想（imagination）：指在这样一个环境中能够发挥人类的创造性和想象力。

2. 虚拟现实系统

一个完整的虚拟现实系统由虚拟环境，以高性能计算机为核心的虚拟环境处理器，以头盔显示器为核心的视觉系统，以语音识别、声音合成与声音定位为核心的听觉系统，以方位跟踪器、数据手套和数据衣为主体的身体方位姿态跟踪设备，以及味觉、嗅觉、触觉与力觉反馈系统等功能单元构成。

3. 虚拟现实技术的分类

虚拟现实技术从不同的角度有不同的分类方法。

根据用户参与虚拟现实情景的形式以及沉浸的程度分为桌面式虚拟现实系统、沉浸型虚拟现实系统、分布式虚拟现实系统和增强现实型虚拟现实系统四种。

按虚拟现实构建情景合理性可分为合理的虚拟现实、夸张的虚拟现实和虚构的虚拟现实三种。

5.3　多媒体技术在医学领域中的应用

1. 图像处理技术在医学中的应用

医学影像如电子计算机 X 射线断层扫描技术（computer tomography，CT）、磁共振成像（magnetic resonance imaging，MRI）、正电子发射计算机断层摄影术（positron emission computer tomography，PET）图片是医生诊断患者病情的重要依据，需要由图像处理工具对这些图片做简单的处理，使画面更清晰、病灶处更突出。

无论哪种医学影像图片，其灰度分布都是由人体组织特征参数的不同而决定的。某些组织之间的这种特征差异很小导致图像上的对比度也很小，相邻灰度的差别就很小。因此，对医学影像的后处理是很有必要的。

在医学中有专门处理医学图片的软件，一般是医学影像设备公司在出售其设备时配有的读片和处理图片的软件工具，这类软件要购买其设备才能得到，因此使用范围是有限的。目前大众化的图像处理工具有很多，如 Photoshop、Fireworks 等，具备调整画面亮度、对比度、图像的增强、锐化、平滑、分割、伪色彩处理等功能。软件的易得性和强大的功能，使其得到了广大医学影像工作者的喜欢。

2. 动画技术在医学中的应用

随着信息技术的迅猛发展和医学远程教育的需要，医学网络课程中包含了大量的音频、动画、视频等多媒体素材，但是受到目前网络带宽的限制，这类素材不利于在线学习。动画处理软件 Flash 在这方面具有独特的优势，它采用流媒体技术，一个由 Flash 制作的动画就是一个流媒体文件，在线学习时它可以边下载边播放，不需要等文件全部下载完再播放。传统的视频文件也可以导入 Flash 中，转化为 Flash 动画后，同样具有"流媒体"的特性，这在一定程度上突破了网络带宽限制的瓶颈。

Flash 生成的动画数据量小，因其能对导入的音频和视频进行有效压缩，压缩后只有原来的 10%。而且支持强大的网络发布功能，能生成 HTML 格式的文件，直接用于网络传输。

3. 现代多媒体综合技术在医学中的应用——远程医疗

多媒体远程医疗是指通过通信与多媒体技术，同医疗技术相结合，旨在提高诊断与医疗水平、降低医疗开支、满足广大人民的医疗保健需求。多媒体技术将音频、视频融合在一起，拉近了患者与医生之间的距离，好像面对面的受诊，能提供完整的医疗信息。

多媒体远程医疗系统大致可以分为四类：以检查诊断为目的的多媒体远程医疗诊断系统、以咨询会诊为目的的多媒体远程医疗会诊系统、以教学培训为目的的多媒体远程医疗教育系统、以家庭病床为目的的多媒体远程病床监护系统。

5.4　多媒体软件介绍

5.4.1　Photoshop CS5 概述

Photoshop 是 Adobe 公司推出的一款优秀的图形图像处理软件。该软件集图像设计、扫描、编辑、合成以及高品质输出功能于一体，是目前最优秀的平面图形图像处理软件之一。通过本节的学习，能够掌握图像处理的基本方法与技巧，掌握医学图像的常用处理操作并且能够启发创作思维，制作出有创意的平面设计作品。

1. Photoshop CS5 的工作界面

Photoshop CS5 的工作界面由程序栏、菜单栏、标题栏、工具箱、工具选项栏、面板组、状态栏等部分组成，如图 5-1 所示。

程序栏：可以调整 Photoshop 窗口大小，将窗口最大化、最小化或关闭，还可以直接访问 Bridge、切换工作区、显示参考线、网格等。

菜单栏：使用菜单栏中的菜单可以执行各种命令，单击菜单名称即可打开相应的菜单。

标题栏：显示了文档名称、文件格式、窗口缩放比例和颜色模式等信息。如果文档中包含多个图层，则标题栏中还会显示当前工作的图层的名称。

工具箱：包含了 Photoshop 中大部分常用的工具，单击某一工具按钮就可以调出相应的工具，它是用户最常使用的部分。

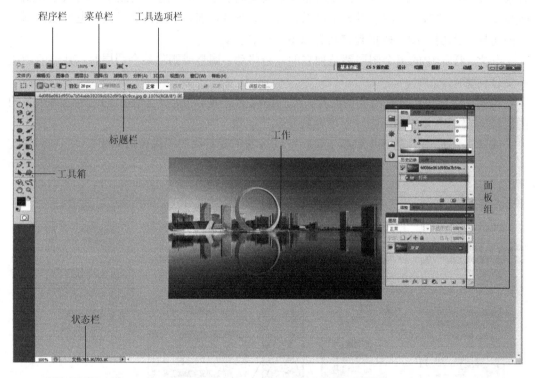

图 5-1 Photoshop CS5 的工作界面

工具选项栏：用来设置工具的各种选项，当选择某个工具时，工具选项栏的选项参数也会随之改变。在工具选项栏最左侧位置拖动鼠标，可将工具选项栏移动。

面板组：用来设置颜色、工具参数以及执行编辑命令。Photoshop CS5 包含 20 多个面板，在"窗口"菜单中可以选择需要的面板，以便帮助观察和修改图像。默认启动时，"导航器/信息"、"颜色/色板/样式"和"图层/通道/路径/历史记录/动作"三组控制面板在启动程序后成组显示在窗口右侧，可随意组合、拆分、显示、移动和关闭。

状态栏：窗口底部的横条为状态栏，为用户提供一些当前操作的信息。

2. Photoshop CS5 的工具箱

Photoshop CS 工具箱的工具十分丰富，功能也十分强大，它为图像处理提供了方便快捷的工具，如图 5-2 所示，单击工具箱顶部的双箭头，可以将工具箱切换为单排（或双排）显示。

3. 常用功能介绍

1）图层

在 Photoshop 中可以将图层想象成一张张叠起来的透明胶片，如果图层上没有图像，就可以一直看到底下的图层。使用图层的优点是非常方便地在相对独立的情况下对图像进行编辑或修改，可以为不同图层设置混合模式及透明度，可以通过更改图层的顺序和属性改变图像的合成效果，图层设置中可以有文本、图片、表格、插件等元素，也可以在图层里面再嵌套图层。图层概括起来具有以下三个特性。

独立：图形中的每个图层都是独立的，当移动、调整或删除某个图层时，其他的图层不受任何影响。

透明：图层可以看作透明的胶片，绘制图像的区域可查看下方图层的内容，将众多的图层按一定顺序叠加在一起，便可得到复杂的图像。

叠加：图像由上至下叠加在一起，可以得到千变万化的图像合成效果。

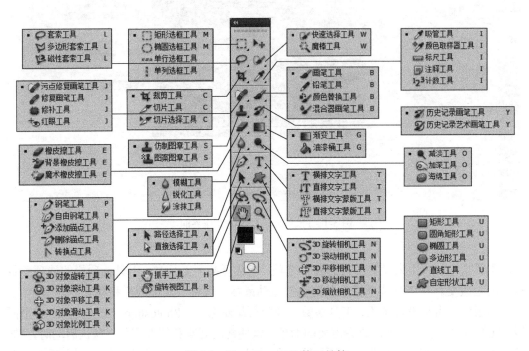

图 5-2　Photoshop CS5 的工具箱

2）图层控制面板和菜单

图层面板是进行图层编辑操作时必不可少的工具，它显示了当前图像的图层信息，从中可以调节图层叠放顺序、图层不透明度以及图层混合模式等参数，几乎所有的图层操作都可以通过它实现。执行"窗口"|"图层"命令，打开图层面板，如图 5-3 所示。

高亮显示的为当前图层,工具箱中的工具和大多数操作命令只对当前图层起作用。因此在编辑图层时,首先要选择某个图层使其成为当前图层。如果多个图层要做相同的操作,可将它们与当前图层链接。

3）图层的基本操作

（1）创建、隐藏、显示、复制、合并、删除图层等,还可以重命名图层名称、调整图层顺序。

（2）图层样式设置,图层样式包括投影、内阴影、内发光、外发光、斜面和浮雕、光泽等,用户可以通过图层样式的设置,制作出不同的艺术效果。

（3）每个图层中的图像都可以单独进行各种编辑操作,例如,更改图层的堆叠顺序、更改图层缩览图的大小、锁定图层、使用图层效果和样式等。

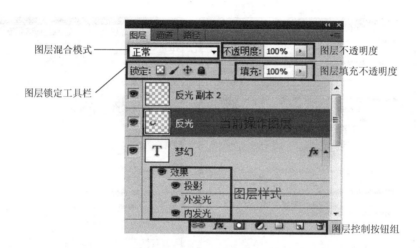

图 5-3 图层面板

4）图层的应用

圆环的制作,操作步骤如下。

（1）新建大小为 400 像素×200 像素、分辨率为 72DPI、RGB 模式、背景为白色的图层。

（2）绘制蓝色圆环,选择"椭圆选框工具",按住 Shift 键,在"蓝环"图层画出正圆选区,填充纯蓝色,并保留选区状态。将"蓝环"图层拖到"图层"调板下方的"新建图层"按钮上,产生"蓝环副本"图层,并在选区中填充纯蓝色以外的任何颜色。按住 Ctrl + T 键,使"蓝环副本"图层中的正圆处于变换状态。再按住 Alt + Shift 键,拖动四个顶角关键点中的任一点,将正圆成比例缩小,按 Enter 键确认。保留选区状态,删除"蓝环副本"图层,选择"蓝环"图层,按 Delete 键,得到如图 5-4 所示圆环效果。

（3）设置蓝环图层样式,双击"蓝环"图层,弹出"图层样式"对话框,进行如图 5-5 所示设置。

（4）复制其他两个圆环,按住 Ctrl + Alt 键,拖动已创建好的蓝色圆环,利用快捷方式复制出其他两个圆环,并修改图层名称,如图 5-6 所示。

（5）为其他两个圆环上色,并调整位置,最终效果如图 5-7 所示。

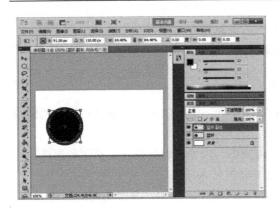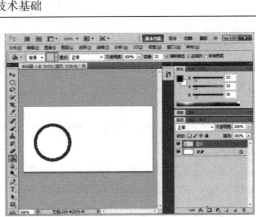

图 5-4　圆环效果

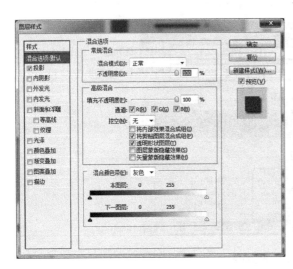

图 5-5　图层样式对话框

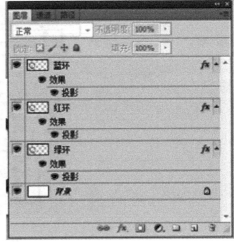

图 5-6　图层复制和更名

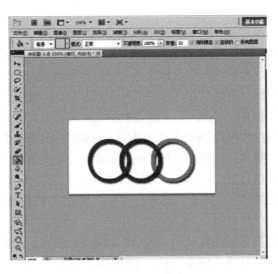

图 5-7　圆环效果

5）图像的色彩调整

图像色彩的调整包括色阶、曲线、亮度和对比度、色相和饱和度等，通过调整实现高质量图像的输出。

（1）色阶。选择"图像|调整|色阶"选项，如图 5-8 所示。观察图像的色调分布直方图，横轴方向代表像素的色调，从左到右显示为暗色值（0）到亮色值（255）之间的所有色阶值，纵轴方向代表像素的数量，即图像中同一色值下的像素总数，如果图像没有包含从最暗到最亮的颜色，图像的色阶会少于 256 层次，这时就需要拖动下方的黑、灰、白三个滑块来分别调整暗调、中间调和高调使对比度增加。调整时可预览图像的效果。

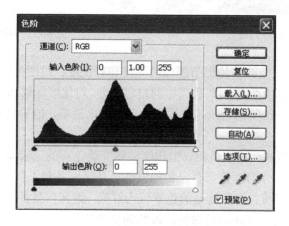

图 5-8　调整色阶窗口

图 5-9 和图 5-10 为色阶调整前后图像对比。

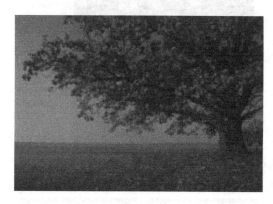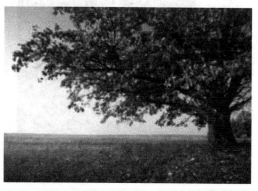

图 5-9　色阶调整前　　　　　　　　　　图 5-10　色阶调整后

（2）曲线。曲线是一个功能强大的色调调整命令，利用它可以综合调整图像的亮度、对比度、纠正偏色。与色阶命令相比，调整更加灵活、多样，功能更加强大。曲线调整命令特别适合对中间调的调整。

图 5-11 和图 5-12 为曲线调整前后图像对比。

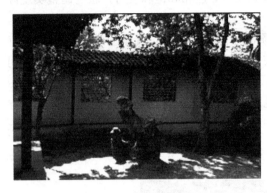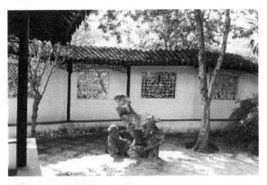

图 5-11　曲线调整前　　　　　　　　　　　图 5-12　曲线调整后

（3）亮度/对比度。能够整体调节图像的亮度和对比度，对图像的单个通道不起作用，亮度可以控制图像中所有颜色和灰色调中的白色成分，对比度能够改变图像中各种颜色的对比度。使用这个命令比使用色阶、曲线命令要方便、简单，能更直观地预览亮度、对比度的调整结果。

（4）色相、饱和度和明度。色相、饱和度和明度是色彩的三要素。色相是色彩的首要外貌特征，除黑白灰以外的颜色都有色相的属性，是区别各种不同色彩的最准确的标准。饱和度是指色彩的鲜艳度，饱和度高的色彩较为鲜艳，饱和度低的色彩较为暗淡。明度是指色彩的明暗差别，明度最高的是白色，最低的是黑色。

图 5-13 和图 5-14 为色相调整前后图像对比。

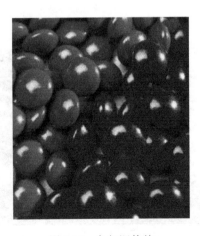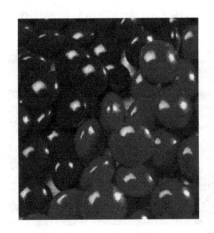

图 5-13　色相调整前　　　　　　　　　　　图 5-14　色相调整后

6）滤镜

滤镜是 Photoshop 中制作特殊效果的重要工具，它就像一个魔术师，可以把普通的图像变为非凡的视觉艺术作品。滤镜不仅可以制作各种特效，还能模拟素描、油画、水彩等绘画效果。默认情况下，滤镜应用于当前编辑图像的可见图层或选区，如果没有选区，将针对整幅图像应用滤镜效果。

滤镜的基本操作方法是，选择要编辑的图层或选区，在"滤镜"菜单中选择相应的滤镜组，在其子菜单中选择所需滤镜命令，在弹出的对话框中设置参数，最后单击"确定"按钮。

常用的滤镜组及功能如下。

锐化滤镜组：模糊可以使图像更加清晰，增强图像的整体效果，锐化滤镜包括 USM 锐化、锐化边缘、进一步锐化等。

风格化滤镜组：使图像产生不同的色块效果，对图像的边缘进行处理，使其轮廓更加清晰。查找边缘可以显著地转换所标识图像的区域，并突出边缘，用相对于白色背景的黑色线条勾勒图像的边缘，生成图像周围的边界。

杂色滤镜组：通过为图像添加像素点或去除杂色像素点来改善图像的质量。

扭曲滤镜组：是对图像进行几何变形，使图像产生各种扭曲变形的效果，包括波浪、波纹、极坐标等。

模糊滤镜组：模糊效果可以使图像变得柔和，其中包括高斯模糊、动感模糊等。

像素化滤镜组：使图像产生各种纹理材质效果。

素描滤镜组：使图像产生不同风格的手绘素描效果。

渲染滤镜组：通过为图像添加像素点或去除杂色像素点改善图像的质量。

滤镜命令都比较简单，即使是初学者，也能够应用不同的滤镜将图像处理成不同的效果，但是灵活地将多个滤镜结合起来应用却需要时间和经验的积累，以下以实例来简单说明滤镜的作用。

锐化，执行"滤镜|锐化"命令，应用效果如图 5-15 和图 5-16 所示。

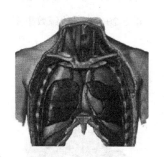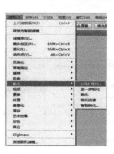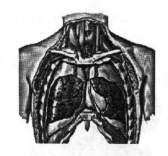
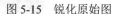

图 5-15　锐化原始图　　　　　　　　　　图 5-16　锐化效果图

照亮边缘，执行"滤镜|风格化|照亮边缘"命令，应用效果如图 5-17 和图 5-18 所示。

查找边缘，执行"滤镜|风格化|查找边缘"命令，应用效果如图 5-19 和图 5-20 所示。

中间值，执行"滤镜"|"杂色"|"中间值"命令，应用效果如图 5-21 和图 5-22 所示。

【滤镜的综合应用】　绚丽的礼花效果，操作步骤如下。

新建大小为 600 像素×600 像素、分辨率为 72DPI、RGB 模式、背景为黑色的图层。

制作烟火的形状，设定好画笔，绘制出如图 5-23 所示的烟火形状效果。

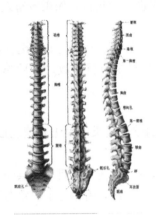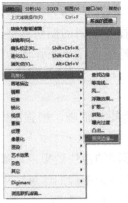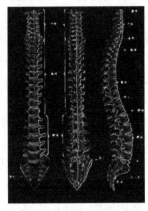

图 5-17　照亮边缘原始图　　　　　　图 5-18　照亮边缘效果图

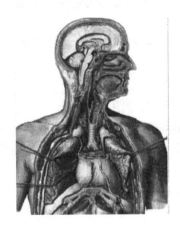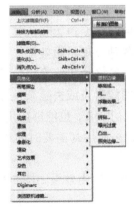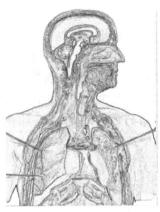

图 5-19　查找边缘原始图　　　　　　图 5-20　查找边缘效果图

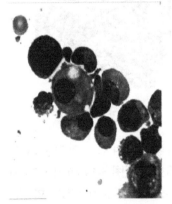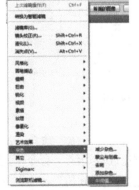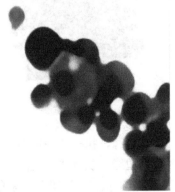

图 5-21　中间值原始图　　　　　　　图 5-22　中间值效果图

使用"极坐标"滤镜，执行"滤镜|扭曲|极坐标"命令，进行如图 5-24 所示的设置。

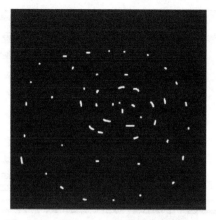

图 5-23 烟火形状

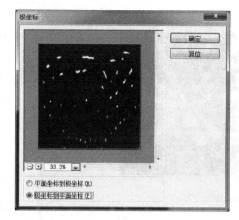

图 5-24 极坐标设置

旋转图像，选择"图像|图像旋转|90 度|顺时针"选项。

使用"风格化"滤镜，执行"滤镜|风格化|风"命令，进行如图 5-25 所示的设置，按 Ctrl + F 键三次，重复该滤镜的设置，得到如图 5-26 所示的效果。

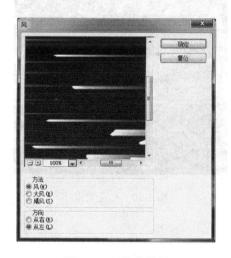

图 5-25 风格化设置

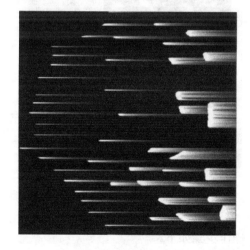

图 5-26 风格化效果

逆时针旋转图像，选择"图像|图像旋转|90 度|逆时针"选项。选择"滤镜|扭曲|极坐标"选项，进行如图 5-27 所示的设置。

对图形进行着色，选择"图像|调整|色相/饱和度"选项，进行如图 5-28 所示的调整。

使用"模糊"滤镜，选择"滤镜|模糊|高斯模糊"选项，进行如图 5-29 所示的设置。最后完成，得到如图 5-30 所示的礼花效果。

4. 制作医学光盘实例

本实例主要涉及选框工具、渐变工具、油漆桶工具、自由变换、文字工具、图层等的综合应用。

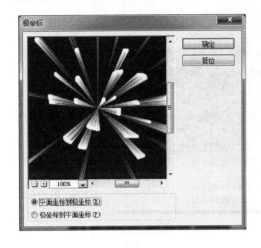

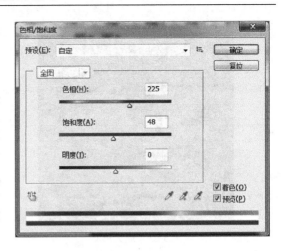

图 5-27　极坐标设置　　　　　　　　　　　　　图 5-28　色相/饱和度设置

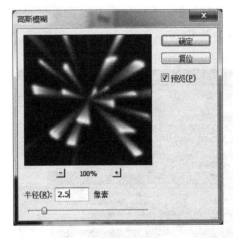

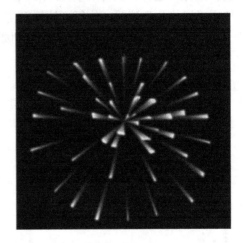

图 5-29　高斯模糊设置　　　　　　　　　　　　　图 5-30　礼花效果

操作步骤如下。

（1）选择"文件|新建"选项，或按 Ctrl + N 键，设置画布宽度为 500 像素，高度为 500 像素，分辨率为 300DPI，颜色模式为 RGB，名称为"光盘"。将前景色设为白色，背景色设为黑色。打开"新建"对话框，参数设置如图 5-31 所示。

（2）打开图层面板，建立新图层，借助参考线和标尺工具（选择"视图"|"标尺"选项即可添加标尺，选择"视图|新建参考线"选项分别添加水平和垂直参考线各一条），选择椭圆选框工具，在两条参考线交叉处出现"＋"，按住 Shift + Alt 键画出一个正圆，按 Alt + Delete 键，填充白色的前景色，如图 5-32 所示。

（3）新建图层 2，执行"选择"|"变换选区"命令，按住 Shift + Alt 键中心点不变等比例缩小先前绘画的圆，大小合适后按 Enter 键，按 Ctrl + Delete 键填充背景色，如图 5-33 所示。

（4）在图层面板上选择图层 1，按 Ctrl 键，单击图层 2 的缩略图，将图层 2 的选区载

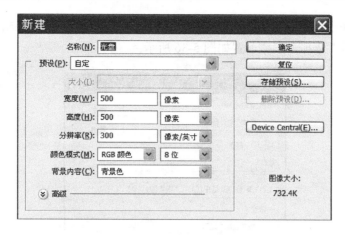

图 5-31　"新建"对话框

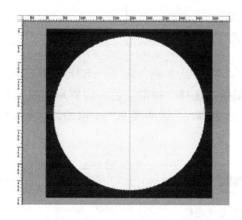

图 5-32　绘制椭圆

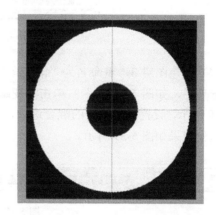

图 5-33　绘制同心圆

入图层 1 中，简称"载入选区"（本实例将多次应用此步骤，需透彻理解"载入选区"概念）。按 Delete 键，删除图层 2。收缩选区如图 5-34 所示。

（5）再次新建图层，生成图层 2（注意，这个图层 2 与刚才的图层 2 不同），再次将图层 1 的选区载入图层 2 中，方法同上，选择图层 2，按 Ctrl 键单击图层 1 的缩略图，将图层 1 的选区范围载入图层 2 中。选择标题栏中的"选择|修改|收缩"选项，如图 5-35 所示，填充背景色（Ctrl + Delete）。

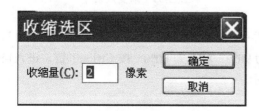

图 5-34　"收缩选区"对话框

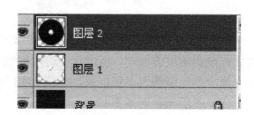

图 5-35　图层面板

（6）选择图层 1，按 Ctrl 键，单击图层 1 的缩略图，将图层 1 载入选区，选择标题栏中的"编辑|描边"选项，参数设置如图 5-36 所示。

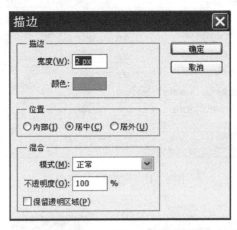

图 5-36　"描边"对话框

（7）新建图层 3，重命名为"渐变图层"，将图层 2 载入选区。选择渐变工具，显示渐变选项栏，如图 5-37 所示。单击渐变编辑条，选择一种渐变色，设置渐变编辑器，如图 5-38 所示，设置渐变图层的混合选项，填充 90%，不透明度 90%。取消选区按 Ctrl + D 键，渐变效果如图 5-39 所示。

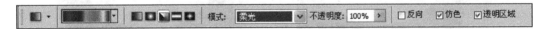

图 5-37　渐变选项栏

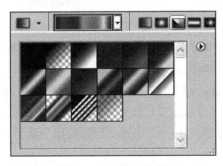
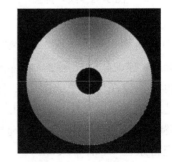

图 5-38　渐变编辑器　　　　　图 5-39　渐变效果

（8）打开"吉他"图像，将它拖入光盘文件中，自动生成新图层，命名为"封面素材"，放置在渐变图层的上方。将图片不透明度设为 90%，填充为 80%，按 Ctrl + T 键，进入自由变换命令，调整大小和位置，如图 5-40 所示。

（9）图层面板如图 5-41 所示。

（10）去掉参考线，创建文字图层，选择横排输入文字，设置文字图层的图层混合选项，如图 5-42 所示，最终效果如图 5-43 所示。

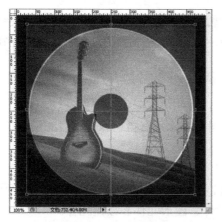

图 5-40 自由变换

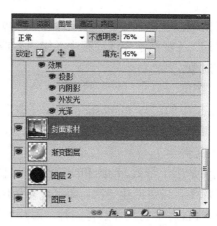

图 5-41 图层面板 2

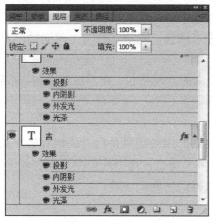

图 5-42 文字图层

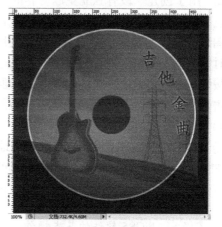

图 5-43 最终效果

5.4.2 Flash CS5 概述

Flash 是由 Adobe 公司开发的一种集动画创作与应用程序开发于一体的创作软件，其具有文件小、动画清晰、传输速度快、运行流畅等优势，在网页设计、动画短片、教学用课件等领域得到了广泛的应用。

1. 基本术语及概念

在学习使用 Flash CS5 进行动画制作之前，了解下列基本术语和概念，为后面制作出丰富多彩的动画效果打下基础。

1）帧

帧是创建动画的基础，是 Flash 进行动画制作最基本的单位。在时间轴窗口中，帧用灰色填充的小方格来表示，一个方格代表一帧，默认是每秒 24 帧。在时间轴上的每一帧都可以包含显示的所有内容，包括图形、声音、各种素材和其他多种对象，一帧就是一幅静止的画面，连续的帧就形成动画。

时间轴面板中的帧分为普通帧和关键帧。普通帧是具有内容的帧，用于延长关键帧的播放时间。关键帧是表现动画中关键内容或动作变化的那一帧，在舞台中是实实在在存在的一个对象。

2）图层

Flash 中的层与 Photoshop 的图层概念一样，透明的，就像是层叠在一起的多张幻灯胶片，每个图层都包含一个显示在舞台上的不同图像，都有自己独立的时间轴。

3）元件

元件是用于特效、动画和交互性的可重复使用的资源，由用户创建，存储在当前 Flash 文件的库中，只需创建一次，即可重复使用。它可以独立于主动画进行播放，相当于一个小动画。Flash 中的元件共有三种：影片剪辑元件、图形元件和按钮元件。

影片剪辑元件：一个独立的小影片，可以包含交互动画和音效，还可以包含其他的影片剪辑，用于创建一段有独立主题内容的动画片段，可以完全独立于场景时间轴，并且可以重复播放。它有元件自身独立的时间线，不受场景时间线长度的制约。

图形元件：通常用于存放可以重复使用的静态图像，图形元件与主时间轴同步进行，播放时完全受制于场景时间线。

按钮元件：用于在影片中创建对鼠标事件响应的互动按钮。在播放动画时，按钮元件对单击、滑过等事件作出响应，执行相应的动作。

4）场景

场景是用于绘制、编辑和测试动画的地方，Flash 中的场景是指一段相对独立的动画。一个 Flash 动画中可以只有一个场景，也可以有多个场景，每个场景中又包含若干层，每一层有若干帧。各个场景相互独立，各表现一段特定主题的动画。

2. 掌握 Flash CS5 软件的基本操作

1）动画文件

当启动 Flash CS5 后，弹出 Flash CS5 的初始界面，使用者首先要选择"从模板创建"或"新建"或"打开最近的项目"选项，如图 5-44 所示。

2）设置动画的属性

使用者创建一个全新的动画文件后，需按照自己的思路设计动画，此时需要设置动画的属性，使用者可通过"修改"|"文档"菜单或单击属性面板上的表示大小的按钮进行画布尺寸、标尺单位、背景颜色、帧频（FPS）等属性设置，如图 5-45 所示。

3）预览和测试动画

一段动画制作完成后，用户可以通过预览和测试动画的方式进行效果的测试检验。要预览和测试动画，可以选择"控制|测试影片|测试"选项或直接按 Ctrl + Enter 键，此时将会生成一个.swf 文件，并在 Flash 播放器窗口中播放，如图 5-46 所示。

4）发布 Flash 动画

在完成 Flash 动画的制作后，就涉及 Flash 文件的发布与导出，Flash 可以与多种文件一起使用，Flash CS5 提供了 7 种格式供用户选择，选择"文件|发布设置"选项，在

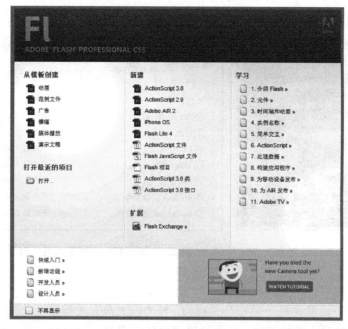

图 5-44　Flash CS5 初始界面

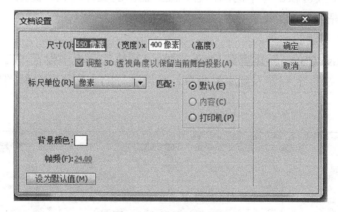

图 5-45　设置动画属性

"发布设置"对话框中进行设置后，只需要选择"文件|发布"选项即可按照设置直接将文件导出发布了，如图 5-47 所示。

　　设置时需要注意相应的文件格式：FLA 格式是 Flash 文件所有项目的源文件，而 SWF 是 Flash 的专用动画文件格式，这种格式的图像只能用 Flash Player 进行播放，不能在 Flash 中进行编辑。

3. Flash 基础动画制作

　　Flash 动画核心就是"遮罩＋补间动画＋逐帧动画"与元件的不同组合。这里将对 Flash 动画制作的基本方法和基础动画的制作原理逐一讲解，使学习者能够掌握简单的 Flash 基础动画制作的方法，并能够应用到以后的学习和工作中。

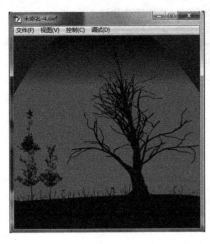

图 5-46　动画播放效果

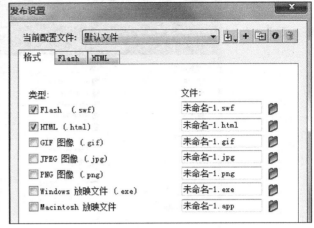

图 5-47　"发布设置"对话框

1）逐帧动画

逐帧动画的特点就是每一帧都是关键帧，每个帧上都有关键性变化的动画，类似电影播放模式，具有非常大的灵活性，几乎可以表现任何想表现的内容，很适合于表现很细腻的动画，因其每个关键帧都有不同的内容，最终输出的文件较大。例如，人物和动物急剧转身、走路以及精致的 3D 效果等。

【课堂实例】飞翔的小鸟。

（1）启动 Flash CS5，新建空白 Flash 文档，"属性"面板中设置"FPS"为 5。

（2）执行"文件|导入|导入到库"命令，将绘制好的小鸟飞翔分解图导入到库中，如图 5-48 所示。

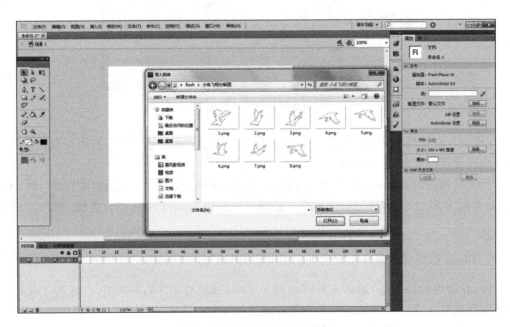

图 5-48　"导入到库"对话框

（3）在"时间轴"面板第 1 帧处插入关键帧，单击"库"面板，将小鸟飞翔分解图 1 拖入场景中，调整至合适位置，如图 5-49 所示。

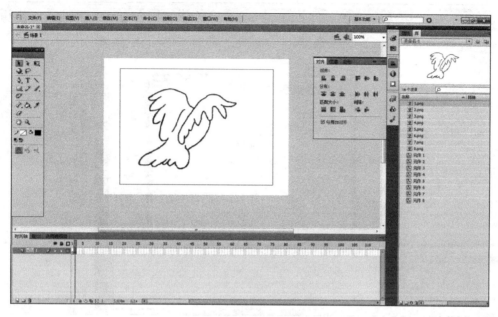

图 5-49　插入关键帧及调整位置

（4）在第 2 帧插入关键帧，删除小鸟飞翔分解图 1，然后将小鸟飞翔分解图 2 拖入场景中，调整至合适位置。用同样的方法将小鸟飞翔分解图依次拖入相应关键帧处，如图 5-50 所示。

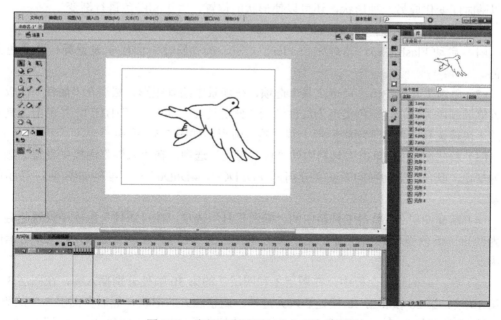

图 5-50　在场景中设置完成全部的分解图

（5）按 Ctrl + Enter 键测试动画效果，如图 5-51 所示。

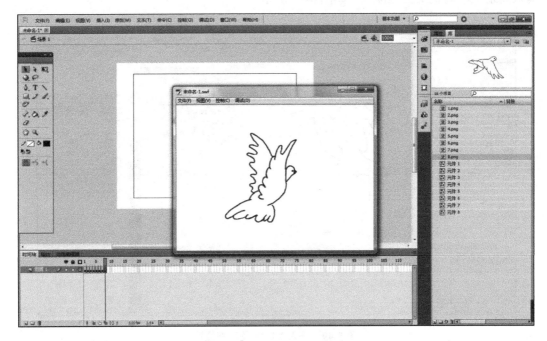

图 5-51　动画效果

2）补间形状动画

补间形状动画适用于图形对象。在两个关键帧之间可以制作出变形效果，让一种形状可以随时间变化成另一种形状，还可以使形状的位置、大小和颜色进行渐变。

【课堂实例】制作摇曳的蜡烛。

（1）启动 Flash CS5，新建空白 Flash 文档，在"属性"面板中设置舞台背景色为黑色。

（2）单击工具箱中的"矩形工具"选项，在场景中绘制矩形，然后在"属性"面板中设置笔触颜色为禁止，颜色类型为线性渐变（分别是#F70000，#FF3B1E），并单击工具箱中的"快速选择工具"选项将矩形上端调整为弧形，如图 5-52 所示。

（3）新建图层 2，单击工具箱中的"椭圆工具"选项，在"属性"面板中设置笔触颜色为禁止，颜色类型为径向渐变（分别是#FDFDCC，#D6D6D6），绘制如图 5-53 所示的光晕。

（4）新建图层 3，单击工具箱中的"椭圆工具"选项，在"属性"面板中设置笔触颜色为禁止，颜色类型为线性渐变（分别是#FFFF33，#FFFF33），绘制如图 5-54 所示的烛火。

（5）在"时间轴"面板中，在图层 1 和图层 2 的第 30 帧处分别插入帧，在图层 3 中的第 10 帧、第 20 帧和第 30 帧处插入关键帧，调整烛火的形状，然后在图层 3 中的第 1 帧、第 10 帧和第 20 帧处分别右击，在弹出的快捷菜单中选择"创建补间形状"选项。

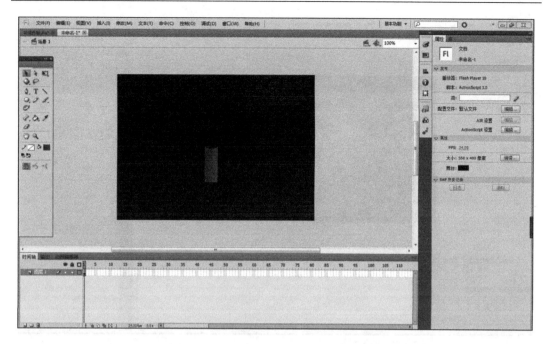

图 5-52　"属性"面板的设置及绘制蜡烛

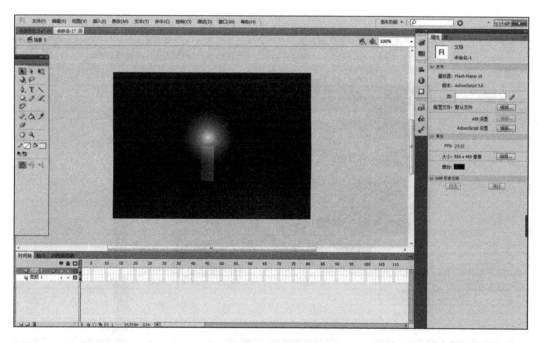

图 5-53　光晕的绘制

（6）按 Ctrl + Enter 键测试动画效果，如图 5-55 所示。

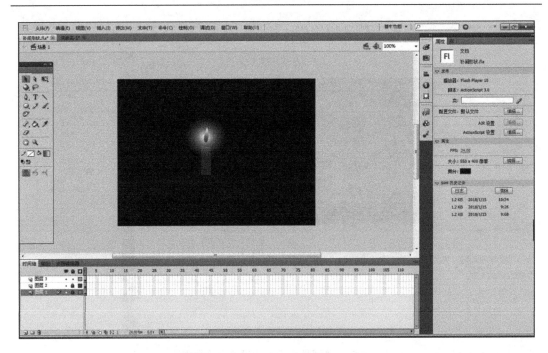

图 5-54 烛火的绘制

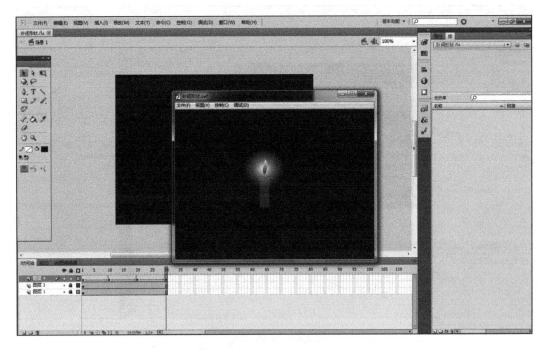

图 5-55 摇曳的蜡烛动画效果

3）传统补间动画

传统补间动画是使用动画的起始帧和结束帧建立补间的,其创建的过程是先创建起始帧和结束帧的位置，然后进行动画制作。动画中展示移动位置、改变大小、旋转、改变色彩等都可以用其实现。

【课堂实例】制作旋转的风车。

（1）启动 Flash CS5，新建空白 Flash 文档，在"属性"面板中设置舞台背景色为"#99CCFF"。

（2）单击工具箱中的"椭圆工具"及"钢笔工具"选项，绘制风车的轴，一个叶片，如图 5-56 所示。

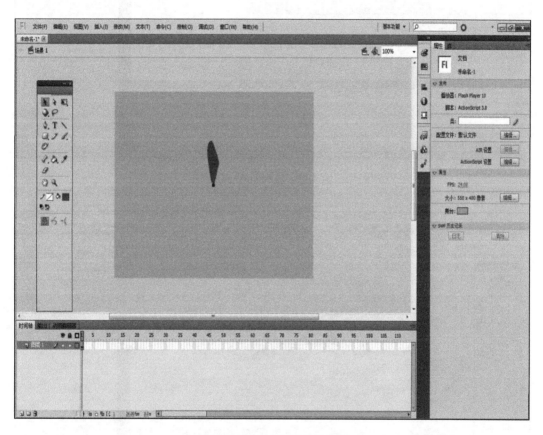

图 5-56　风车单片叶片的绘制

（3）复制调整好的叶片，将其分别放在轴的四周，填充不同颜色，用来区分旋转，如图 5-57 所示。

（4）使用"快速选择工具"选项选择刚绘制好的轴和叶片，选择菜单栏中的"修改|转换为元件"选项，将其转换成图形元件。

（5）新建图层 2，将其移动到图层 1 的下面，绘制风车支柱。

（6）在图层 1 的第 80 帧处插入关键帧，选择第 1 帧，右击，在弹出的快捷菜单中选择"创建传统补间"选项，在"属性"面板中调整缓动值为 1，顺时针旋转，旋转次数设置为 5；在图层 2 的第 80 帧处插入帧，如图 5-58 所示。

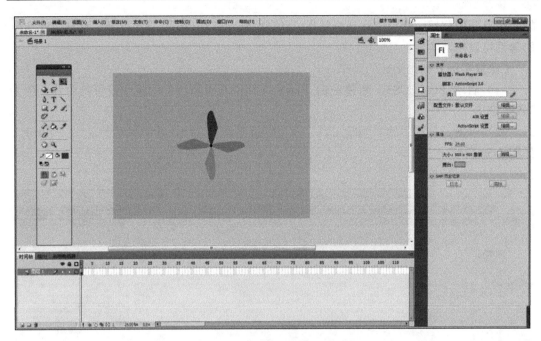

图 5-57　风车完整叶片

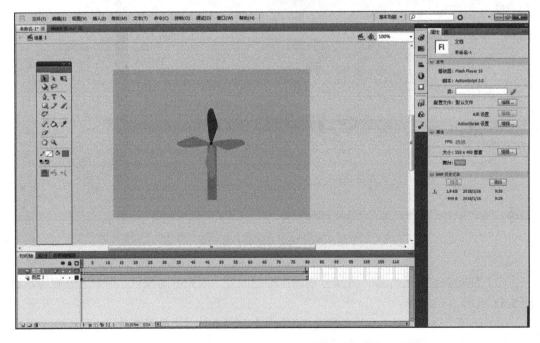

图 5-58　定义传统补间动画

（7）按 Ctrl + Enter 键测试动画效果，如图 5-59 所示。

4）引导线动画

引导线动画是指运动的对象按照事先设定的路线移动，它主要用于让对象进行非直线

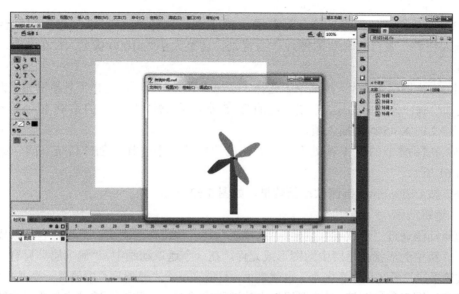

图 5-59　旋转的风车动画效果

运动。引导线不能是封闭的曲线，起点和终点之间必须是连续的，最终生成动画时引导线是不可见的。

【课堂实例】制作飞舞的蜻蜓。

（1）启动 Flash CS5，新建空白 Flash 文档，在"属性"面板中，设置舞台大小为 1000 像素×600 像素，FPS 选项设置为 5。

（2）利用工具箱中的"椭圆工具"、"快速选择工具"和"任意变形工具"绘制如图 5-60 所示的蜻蜓，并将其转换为元件，类型为影片剪辑。

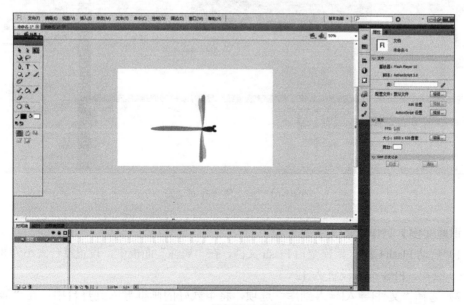

图 5-60　蜻蜓影片剪辑元件

（3）新建图层 2，将其移动到图层 1 的卜面，选择"文件|导入|导入到舞台"选项，导入任意一张自己喜欢的图片作为背景，调整大小为 1000 像素×600 像素，设置全居中。

（4）右击图层 1，从下拉菜单中选择"添加引导层"选项，选择工具箱里的"钢笔工具"选项绘制一条弯曲的线，在引导层的第 45 帧处插入帧，图层 1 的第 45 帧处插入关键帧，图层 2 的第 45 帧处插入帧。

（5）在图层 1 的第 1 帧处右击，弹出的快捷菜单中选择"创建传统补间"选项，如图 5-61 所示。

（6）按 Ctrl＋Enter 键测试动画效果，如图 5-62 所示。

5）遮罩动画

遮罩动画通过"遮罩层"创建。"遮罩层"是一种特殊的图层，可以把它想象成一块镂空板，镂空的形状就是层中的图形或元件。在一个遮罩动画中，"遮罩层"只有一个，而"被遮罩层"可以有任意多个。也就是说，只能在一个"遮罩层"中放置一个文本对象、影片剪辑、图形和位图等。"遮罩层"中的遮罩物就像是一些孔，透过这些孔，才能看到处于被遮罩层中的对象。

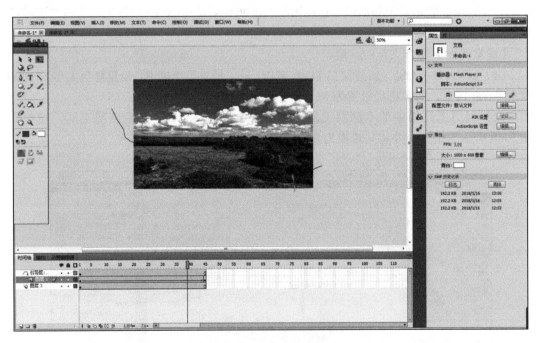

图 5-61　定义传统补间动画

【课题实例】制作遮罩文字效果。

（1）启动 Flash CS5，新建空白 Flash 文档，在"属性"面板中，设置舞台大小为 800 像素×200 像素，FPS 选项设置为 12。

（2）选择"文件|导入|导入到库"选项，将下载好的画框导入到舞台中，在"属性"面板中设置大小为 800 像素×200 像素，如图 5-63 所示。

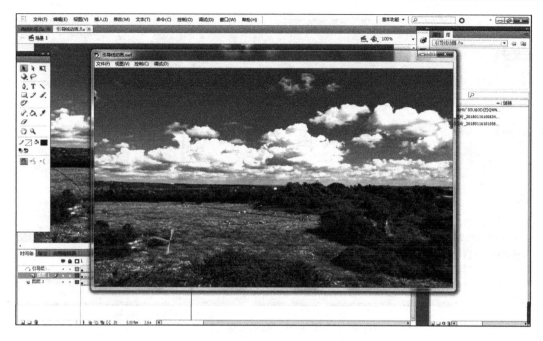

图 5-62　飞舞的蜻蜓动画效果

（3）新建图层 2，单击工具箱中的"文本工具"，在舞台中输入文字"大医精诚　医者仁心"，如图 5-64 所示。

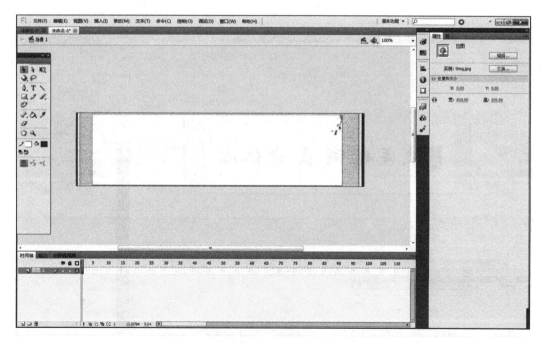

图 5-63　画框的绘制

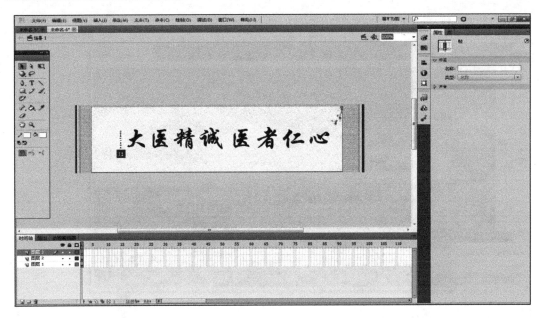

图 5-64　输入文本

（4）新建图层 3，在文字左侧绘制一个任意图形，在"时间轴"面板第 40 帧处插入关键帧，并将绘制好的图形移至文字右侧，分别在图层 1 和图层 2 的第 40 帧处插入帧。

（5）在图层 3 的第 1 帧处右击，在弹出的列表中选择"创建传统补间"选项，选择图层 3 右击，在弹出的列表中选择"遮罩层"选项后，如图 5-65 所示。

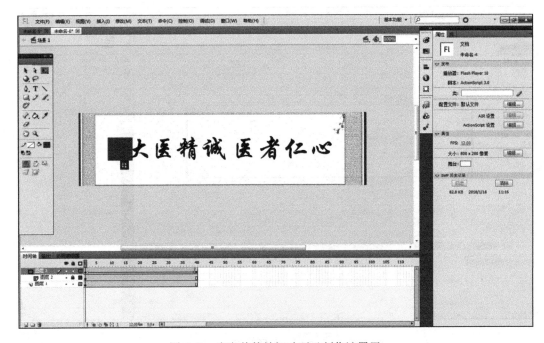

图 5-65　定义传统补间动画及制作遮罩层

（6）按 Ctrl + Enter 键测试动画效果，如图 5-66 所示。

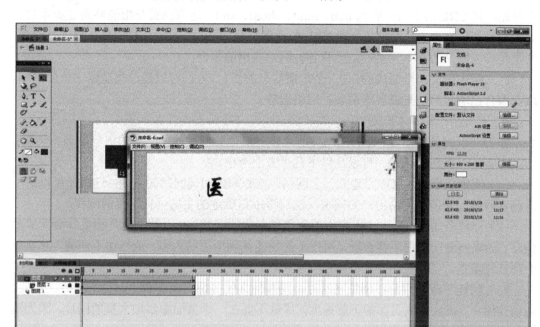

图 5-66　动画效果

5.4.3　Dreamweaver CS5 概述

Adobe Dreamweaver CS5 是一款集网页制作和网站管理于一体、所见即所得的网页编辑器，Dreamweaver CS5 是第一套针对专业网页设计师特别开发的视觉化网页开发工具，利用它可以轻而易举地制作出跨越平台限制和跨越浏览器限制的充满动感的网页。由于同新的 Adobe CS Live 在线服务 Adobe BrowserLab 集成，您可以使用 CSS 检查工具进行设计，使用内容管理系统进行开发并实现快速、精确的浏览器兼容性测试。本节以 Dreamweaver CS5 为例，介绍其网页设计的基本方法。

1. 网页制作基础

1）WWW 的概念

WWW 是 World Wide Web 的缩写，中文译为万维网，也可称为 Web。WWW 采用客户机/服务器的工作模式，其核心部分由 HTTP、HTML 和 URL 三个标准组成。

HTTP（超文本传输协议）用于对浏览器和服务器交流方式的规定。

HTML（超文本标记语言）用于定义超文本文档的结构和格式。

URL（统一资源标识符）用于给万维网上的资源定位的系统。URL 由三部分组成：协议类型、服务器名和路径。

2）网页与网站

网页是万维网中的一"页"，通过网址（URL）来识别和存取。网页可分为静态网页和动态网页两种。静态网页是指不可交互且更新复杂的网页，一般适用于更新较少的展示型网站，其 URL 的后缀一般为 htm、html、shtml、xml。动态网页是指能够通过脚本语言等自动更新的页面，如贴吧等，其 URL 的后缀一般为 aspx、asp、jsp、php、perl、cgi 等。网页是构成网站的基本元素，是承载各种网站应用的平台。

网站是由网页集合而成的，是一个传播信息的平台。人们可以通过浏览器来访问网站，以获取自己所需的信息或者享用各种网络服务。

3）网页制作的基本原则

作为一个网页制作者，在制作网页前应该先清楚如何才能使网页的内容准确、有吸引力、丰富，以及布局合理，可以从以下几个方面考虑。

（1）明确主题。如果你想建立一个网站，就必须先明确网站的主题，这样才可以进一步确定网站的功能和网站用户的需求。然后再根据确定的主题进行网页的制作。

（2）合理布局。如果用户根据你的主题进入你的网站，那么他必定是想要找到所需的信息。如果网站的布局不够合理，用户不能快速找到所需的内容，或操作不便捷，那么就会降低浏览量，甚至使用户转向你的对手网站。

（3）快速下载。用户在浏览网站时，没有什么比等待页面下载更忍受不了的。因此，要留住用户，就要提高页面的下载速度，尽量不要在一个页面中添加大量的图片，因为图片的下载速度要比文字慢得多。

（4）减少网页层次。用户在浏览网页时，都想快速地找到所需的信息，所以应尽量简化网页的层次，争取以最少的单击次数即可链接到具体的内容。

（5）风格统一。当确定网站主题、网标和网站的设计风格后，应尽量将网标等内容应用到网站的每个页面。这样不仅可以给浏览者留下深刻的印象，还可以使浏览者明确自己浏览的网站等。

4）网页的基本元素

一个吸引浏览者访问的网页，除了有鲜明的主题，还应由丰富的元素组成。构成网页的基本元素有文本、图片、音频、视频，以及其他一些多媒体元素等。

（1）文本。文本是网页中最主要的元素，是表达信息的最重要的方式。由于每个汉字只占有两字节的存储空间，所以使用纯文本来编辑网页可以减少网页的加载时间，一般用于大型网站的某些版面。文本一般可以作为网页的网站标题、导航条文本、链接文本、正文等。

（2）图像。图像可以使网页变得更加活泼，合理地搭配文本和图像，不仅可以显示信息，还可以增强浏览者对网页的兴趣。图像在网页中的用途很多，如网站的图标、导航条、背景、广告条等。

（3）动画。随着媒体元素的多元化，单纯由文本和图片构成的网页已不足以吸引浏览者，因此需要在网页中添加动画、音频、视频等多媒体元素来提高网页的艺术性和创造性，使网页有声有色，更具吸引力。

在很多情况下动画都是最吸引人眼球的元素，那么网页中的动画也不例外。它不仅丰富了页面，还使得页面更加生动活泼，有吸引力。常用的动画格式有 GIF、Flash、Java Applet 等。

（4）音频。音频文件可以以插入文件或背景音乐等形式添加到网页中。能够在网页中使用的音频格式有 MP3、MIDI、WAV 等。

（5）视频。随着网页技术的进步，新闻、电影、电视等内容的"回放"已不再是难事，这主要依靠的是网页中的视频。在网页中既可以上传截取的视频，也可以上传自创的视频。当然，将网页中的视频下载到本地磁盘中也是可以的。网页中常使用的视频格式有 AVI、RMVB、WMV、FLV 等。

（6）超级链接。超级链接是网页中的一部分，通过它能将网站中的各页面之间或当前网站与其他网站之间进行连接。在网页中，文本或图像都可以作为产生超级链接的对象，而链接所指向的目标更是丰富多彩，可以是一个新的网页、一张图片、一个文件、一个电子邮件地址，甚至是一个应用程序等。当浏览者单击链接的文本或图片时，链接目标即被激活，依据目标的类型来打开或运行。

（7）色彩构成。色彩构成指的是色彩的相互作用，是从人对色彩的心理效果和感觉出发而创造出的新的色彩效果的过程。对于一个网站来说，色彩的构成也相当重要，它不仅体现着整个网站的主题，也是从视觉和心理上吸引浏览者的重要元素之一。

5）HTML 基本概念

HTML 译为超文本标记语言或超文本链接标示语言，是构成网页文档的主要语言，也是目前网络上应用最为广泛的语言。HTML 文档可以描述网页中的文本、图像、动画、音频文件、视频文件、表格、超级链接等。

（1）HTML 的编辑环境。一个网页对应一个 HTML 文件，HTML 文件以.htm 或.html 为扩展名。可以使用任何能够生成 TXT 类型源文件的文本编辑器生成 HTML 文件。

①基本编辑软件。最基本的如 Windows 自带的记事本或写字板即可编写 HTML 文档，WPS 软件也可以编写。只要在编写后保存文档时注意选择.htm 或.html 作为文件的扩展名，这样浏览器才可以解释并执行文件，实现网页的浏览。

②部分所见即所得软件。此类软件要比基本编辑软件在 HTML 文档的编辑上具有更高的效率，它可以使你在较短的时间内做出页面，并且可以学习 HTML。该类型的软件主要有 HOTDOG 及国产软件"网页作坊"等。

③所见即所得软件。所见即所得的软件是 HTML 文档编辑最为有效的、使用最广泛的编辑器，即使是对 HTML 一窍不通也可以做出网页。该类型的软件主要有 FrontPage 和 Dreamweaver 等。

（2）HTML 文档的基本结构。一个 HTML 文档有如下的基本结构。

<html>标记网页的开始
<head>标记头部的开始
<title>网页的标题</title>头部元素描述，如文档标题等
</head>标记头部的结束
<body>标记页面正文开始
网页的主体
</body>标记正文结束
</html>标记该网页的结束

（3）书写注意事项。

①所有 HTML 标签都是由"＜"开始，"＞"结尾的，"＜"与"＞"必须成对使用。

②大部分标签都是成对出现的，但有些标签是可以只有开始标签，没有结尾标签的，如＜p＞段落标签、＜hr＞水平线标签等。

③HTML 标签对字母的大小写不区分。如＜title＞、＜TITLE＞和＜Title＞是等价的。

④标签前后和标签属性之间可以添加任意多个空格、制表符和回车符。

⑤HTML 文档可以添加注释，且注释内容不会在浏览器上显示出来。注释以"＜!--"开始，以"--＞"结束，其间可以换行。

6）关于层叠样式表

层叠样式表（cascading style sheet，CSS）是一组格式设置规则，用于控制 Web 页内容的外观。通过使用 CSS 样式设置页面的格式，可将页面的内容与表示形式分离开。页面内容（即 HTML 代码）存放在 HTML 文件中，而用于定义代码表示形式的 CSS 规则存放在另一个文件（外部样式表）或 HTML 文档的另一部分（通常为文件头部分）中。将内容与表示形式分离可使得从一个位置集中维护站点的外观变得更加容易，因为进行更改时无须对每个页面上的每个属性都进行更新。将内容与表示形式分离还可以得到更加简练的 HTML 代码，这样将缩短浏览器加载时间，并为存在访问障碍的人员（例如，使用屏幕阅读器的人员）简化导航过程。

使用 CSS 可以非常灵活并更好地控制页面的确切外观。使用 CSS 可以控制许多文本属性，包括特定字体和字大小；粗体、斜体、下划线和文本阴影；文本颜色和背景颜色；链接颜色和链接下划线等。通过使用 CSS 控制字体，还可以确保在多个浏览器中以更一致的方式处理页面布局和外观。

除设置文本格式外，还可以使用 CSS 控制 Web 页面中块级元素的格式和定位。块级元素是一段独立的内容，在 HTML 中通常由一个新行分隔，并在视觉上设置为块的格式。例如，h1 标签、p 标签和 div 标签都在 Web 页面上产生块级元素。可以对块级元素执行以下操作：为它们设置边距和边框、将它们放置在特定位置、向它们添加背景颜色、在它们周围设置浮动文本等。对块级元素进行操作的方法实际上就是使用 CSS 进行页面布局设置的方法。

2. Dreamweaver 概述

1）Dreamweaver CS5 的工作环境

启动 Dreamweaver，在"开始|所有程序"选项下找到 Adobe Dreamweaver CS5 选项，单击即可启动 Adobe Dreamweaver CS5。打开的 Adobe Dreamweaver CS5 软件窗口，如图 5-67 所示。

如果需要重新选择工作区，可以选择"编辑|首选参数"选项，在打开的"首选参数"对话框中切换到"常规"的参数设置。

Dreamweaver CS5 启动后，进入 Dreamweaver CS5 工作界面。Dreamweaver CS5 工作区使您可以查看文档和对象属性。工作区还将许多常用操作放置于工具栏中，使您可以快速更改文档。在 Windows 中，Dreamweaver CS5 提供了一个将全部元素置于一个窗口中的集成布局。在集成的工作区中，全部窗口和面板都被集成到一个更大的应用程序窗口中，如图 5-68 所示。

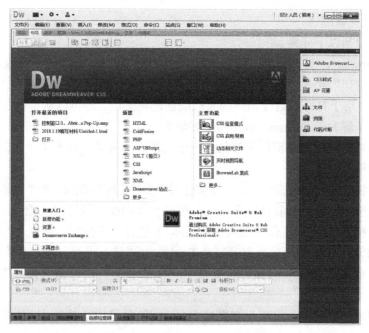

图 5-67 Dreamweaver 软件窗口

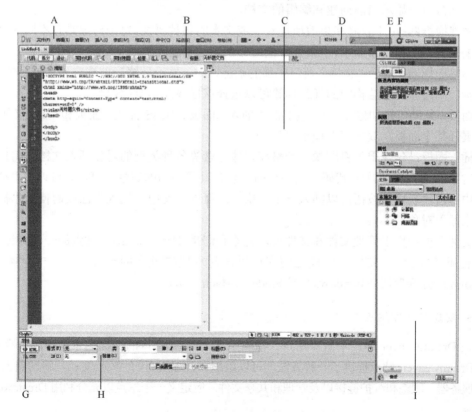

图 5-68 Dreamweaver CS5 工作界面

A. 应用程序栏 B. 文档工具栏 C. 文档窗口 D. 工作区切换器
E. 面板组 F. CS Live G. 标签选择器 H. 属性检查器 I. 文件面板

2）工作区元素概述

工作区中包括以下元素。

注：Dreamweaver 另外提供了许多面板、检查器和窗口。若要打开面板、检查器和窗口，请使用"窗口"菜单。

欢迎屏幕：用于打开最近使用过的文档或创建新文档。还可以从"欢迎"屏幕通过产品介绍或教程了解关于 Dreamweaver 的更多信息。

应用程序栏：应用程序窗口顶部包含一个工作区切换器、几个菜单（仅限 Windows）以及其他应用程序控件。

文档工具栏：包含一些按钮，它们提供各种"文档"窗口视图（如"设计"视图和"代码"视图）的选项、各种查看选项和一些常用操作（如在浏览器中预览）。

标准工具栏：（在默认工作区布局中不显示。）包含一些按钮，可执行"文件"和"编辑"菜单中的常见操作：新建、打开、在 Bridge 中浏览、保存、全部保存、打印代码、剪切、复制、粘贴、撤销和重做。若要显示"标准"工具栏，请选择"查看|工具栏|标准"选项。

编码工具栏：（仅在"代码"视图中显示。）包含可用于执行多项标准编码操作的按钮。

文档窗口：显示当前创建和编辑的文档。

属性检查器：用于查看和更改所选对象或文本的各种属性。每个对象具有不同的属性。在"编码器"工作区布局中，"属性"检查器默认是不展开的。

标签选择器：位于"文档"窗口底部的状态栏中。显示环绕当前选定内容的标签的层次结构。单击该层次结构中的任何标签可以选择该标签及其全部内容。

面板：帮助监控和修改工作。例如，"插入"面板、"CSS 样式"面板和"文件"面板。若要展开某个面板，双击其选项卡即可。

插入面板：包含用于将图像、表格和媒体元素等各种类型的对象插入文档中的按钮。每个对象都是一段 HTML 代码，允许在插入它时设置不同的属性。例如，可以在"插入"面板中单击"表格"按钮，以插入一个表格。还可以不使用"插入"面板而使用"插入"菜单来插入对象。

文件面板：用于管理文件和文件夹，无论它们是 Dreamweaver 站点的一部分还是位于远程服务器上。"文件"面板还使您可以访问本地磁盘上的全部文件，非常类似于 Windows 资源管理器（Windows）或 Finder（Macintosh）。

3. 创建与管理站点

在 Dreamweaver 中，术语"站点"指属于某个 Web 站点的文档的本地或远程存储位置。Dreamweaver 站点提供了一种方法，可以组织和管理所有的 Web 文档，将站点上传到 Web 服务器，跟踪和维护链接以及管理和共享文件。应定义一个站点以充分利用 Dreamweaver 的功能。

注：若要定义 Dreamweaver 站点，只需设置一个本地文件夹。若要向 Web 服务器传输文件或开发 Web 应用程序，还必须添加远程站点和测试服务器信息。

Dreamweaver 站点由三部分（或文件夹）组成，具体取决于开发环境和所开发的 Web 站点类型。

本地根文件夹：存储您正在处理的文件。Dreamweaver 将此文件夹称为"本地站点"。此文件夹通常位于本地计算机上，但也可能位于网络服务器上。

远程文件夹：存储用于测试、生产和协作等用途的文件。Dreamweaver 在"文件"面板中将此文件夹称为"远程站点"。远程文件夹通常位于运行 Web 服务器的计算机上。远程文件夹包含用户从 Internet 访问的文件。

通过本地文件夹和远程文件夹的结合使用，您可以在本地硬盘和 Web 服务器之间传输文件，这将帮助您轻松地管理 Dreamweaver 站点中的文件。您可以在本地文件夹中处理文件，希望其他人查看时，再将它们发布到远程文件夹。

测试服务器文件夹：Dreamweaver 在其中处理动态页的文件夹。

1）建立本地站点

（1）打开"新建站点"对话框，选择"站点|新建站点"选项，打开"站点设置对象"对话框，如图 5-69 所示。

（2）设置新站点信息。在图 5-69 的对话框中，输入"站点名称"假设为"中医文化"；输入或选择"本地站点文件夹"假设为"D:\中医文化\"；单击"保存"按钮完成站点设置。此时，"文件"面板中已同步到新建的"中医文化"站点中，如图 5-70 所示。

（3）修改站点信息。选择"站点|管理站点"选项，在打开的"管理站点"对话框中单击"编辑"按钮。将打开"站点设置对象生活常识"对话框。可以在对话框中直接修改站点名称和本地站点文件夹。也可以选择对话框中的"高级设置"选项卡修改其他参数设置，如图 5-71 所示。在"本地信息"选项区有一系列参数设置，其具体意义如下。"默认图像文件夹"用来设置本地站点图像的存储路径。"链接相对于"可更改所创建的到站点其他页面链接的相对路径。"Web URL"用来创建站点根目录相对链接。"区分大小写的链接检查"检查链接时用于确保链接的大小写与文件名的大小写匹配。"启用缓存"指定是否创建本地缓存以提高链接和站点管理任务的速度。

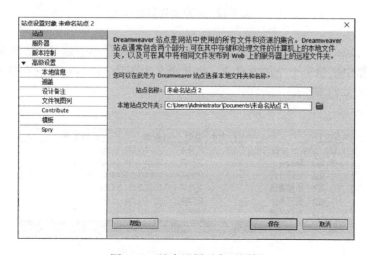

图 5-69　站点设置对象对话框

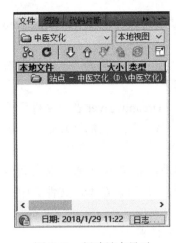 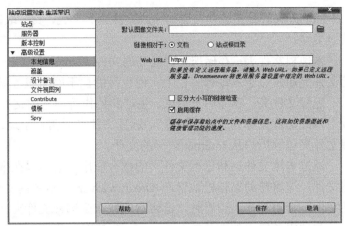

图 5-70　新建站点显示　　　　　　　　图 5-71　高级设置选项卡

2）创建站点目录结构

站点创建完毕后只是一个"空壳"，要确定网站的文件目录结构。一般情况下，用户应根据项目策划确定网站的内容，划分和确定一、二级目录名称及主要文件的文件名。这样在设计网页时可以方便进行链接，也可以让设计者保持清晰的设计制作思路。

创建目录结构可以在"文件"面板中的窗口进行，但是窗口很小，操作不方便，因此一般切换到站点管理器中进行。单击"文件"面板中的"展开以显示本地和远端站点"按钮，将打开站点管理器，如图 5-72 所示。

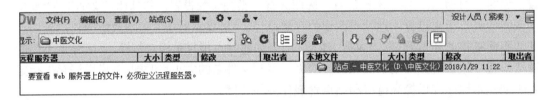

图 5-72　站点管理器窗口

创建一级目录：在站点根目录上右击，在弹出的快捷菜单中选择"新建文件夹"选项。将在站点管理器中创建一个空的文件夹，将其命名为图片，以后将用它存放站点中公用的图片文件，如图 5-73 所示。

本地文件	大小	类型	修改	取出者
□ 🖿　站点 - 中医文化 ...		文件夹	2018/1/31 11:51	-
⊞ 🖿　Images		文件夹	2018/1/31 11:49	-
🖿　医药诗词		文件夹	2018/1/31 11:51	-
🖿　中医漫话		文件夹	2018/1/31 11:51	-
🖿　医药典故		文件夹	2018/1/31 11:52	-
🖿　医药谜语		文件夹	2018/1/31 11:52	-
🖿　医药对联		文件夹	2018/1/31 11:53	-

图 5-73　文件夹操作示意图

创建二级目录：建好一级目录后，可用同样的方法继续创建二级目录，分门别类地管理各类文件。

文件和文件夹的移动、复制、删除和重命名：选择要操作的文件或文件夹，右击，在弹出的快捷菜单中选择"编辑"子菜单中的相应命令进行操作即可。

4. 网页的创建和编辑

前面已经介绍了建立网页的文件夹，大文件夹建好后，就可以为网站添加相应的网页文件，网页文件添加好后，就要进行网页编辑了。

1）创建首页和网页构架

首页是浏览者在浏览器中输入网址时，服务器默认发送给浏览者的该网站的第一个网页。首页是网站内容的缩影，同时也是网站的精华，一个网站的好坏首先取决于首页的设计效果、内容组织和对网站内容的概要性展示。Dreamweaver 中默认的首页文件名为 index.html。

在站点根目录上右击，在弹出的快捷菜单中选择"新建文件"选项。将在站点管理器中创建一个空的文件，将其命名为 index.html。

根据上述方法继续建立相应的网页结构，这样一个网站的基本构架就完成了，如图 5-74 所示。

2）文本的基本操作

在 Dreamweaver CS5 中，可以对文本进行基本操作，其中包括：输入文本，设置字体、字号、字体颜色和字体样式，插入特殊文本对象，项目符号和编号列表等。

（1）插入普通文本。可以通过两种方法在网页中添加文本：直接在网页的编辑窗口中输入文本；复制其他编辑器中已经生成的文本。

（2）插入符号。这里所说的特殊字符除了键盘上不能直接输入的字符，还包括 HTML 本身具有的转义字符。例如，在 HTML 中，用&quot：表示引号，用&gt：

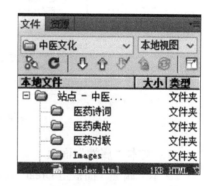

图 5-74　网站网页结构的创建

表示大于号，用&lt：表示小于号，用&amp：表示&等。要记住这些转义符号比较困难，Dreamweaver 提供了一种输入字符（包括特殊字符）的简单方法。

将插入点放置到文档中需要插入特殊字符的位置。在"插入"工具栏中，选择工具栏上的"文本"选项卡，从中选择相应的标记按钮，或者选择"插入|HTML|特殊字符"选项，从子菜单中选择要插入的字符，如图 5-75 所示。

如果"插入"工具栏上没有需要的字符，可以单击面板最后的"其他字符"按钮；或选择"插入|HTML|特殊字符|其他字符"选项，打开"插入其他字符"对话框。

（3）插入换行符。在 Dreamweaver 文档窗口中输入文字时，文本超过一行就会自动换行以多行显示。如果在文本中按 Enter 键强制文本换行，会看到分成两行的文字间距比较大，这样的换行称为段落换行。如果要在段落的某处进行强制换行，但不希望间距过大，就可以使用 Shift + Enter 键完成，这样的换行称为段内换行。在 HTML 代码中，段落换行对应的标签是<p>和</p>，而插入的段内换行符对应的标签是
。

（4）插入日期。在文档窗口中，将插入点放置到要插入日期的位置。选择"插入"|"日期"选项，选择日期和时间格式。

如果希望插入的日期和时间在每次保存文档时都能自动更新，就选择"储存时自动更新"复选框；反之，插入的日期仅当作普通文本。

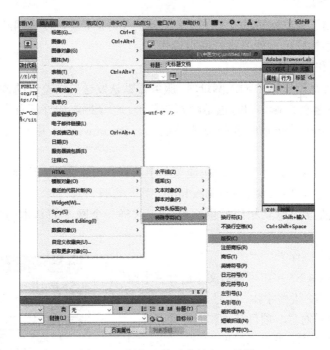

图 5-75　插入"特殊字符"工具栏

3）文本"属性"面板

文本"属性"面板是 Dreamweaver 默认的属性面板，默认情况下是打开的。如果没有打开，可以按 Ctrl＋F3 键或选择"窗口|属性"选项。文本"属性"面板如图 5-76 所示。

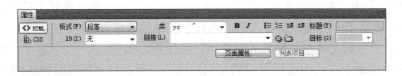

图 5-76　"属性"面板

其中，需要说明如下。

链接：用于设置所选择文本的链接。

目标：选择链接文件打开的窗口名称。

4）插入水平线

水平分隔线在 HTML 文档中经常被用到，它主要用于分隔文档内容，使文档结构清

晰明显。在文档中插入水平分隔线时，先将插入点放置到要插入水平线的位置。选择"插入|HTML|水平线"选项，或者单击"插入"工具栏上的"水平线"按钮。

插入水平分隔线后，选择该水平线，可以在属性面板上根据需要修改其属性。

5）插入图像

（1）插入图像。将光标定位到要插入图像的位置，选择"插入|图像"选项；或者单击"插入"工具栏上的"常用"面板，选择"插入图像"按钮或拖动该图像按钮到需要插入图像的位置。

此时会出现一个"选择图像源文件"对话框，选择所需的文件后单击"确定"按钮，即可将图像插入文档中，可以在对话框右侧预览图像。

还可用拖动文件方式插入图像。从站点文件夹中选择一个图像，直接拖动该文件放置到文档需要插入图像的位置，如图 5-77 所示。

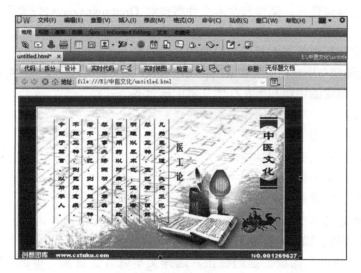

图 5-77　拖动插入图像

无论采用上述哪种方法插入图像，相应的图像文件必须位于当前站点之内。否则，Dreamweaver 会询问是否要把该文件复制到当前站点内的文件夹中。如果单击"是"按钮，会出现一个复制文件对话框，在站点选择一个复制文件的目的地位置。

（2）设置图像属性。在图像的"属性"面板中可以查看和修改图像的属性。单击"属性"面板右下角的扩展箭头，可以查看所有图像的图像属性并修改图像属性，如图 5-78 所示。

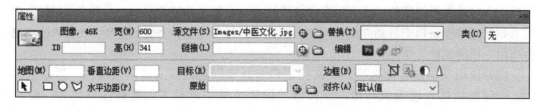

图 5-78　设置图像属性

在图像"属性"面板中，需要说明的内容如下。

宽和高：指定图像被装进浏览器时所需空间。如果设置的宽和高与图像的实际宽度和高度不符，在浏览器中可能不能正确显示。要恢复图像的真实显示大小，可以单击"属性"面板中"宽"和"高"文本框右侧的"重设大小"按钮。

链接：在该文本框中可以设置当前图像文件的链接地址。

替换：用于设置当前图像文件的描述。在浏览网页文件时，将光标指针移到当前图像上，即可显示图像的描述信息。

边框：设置图像的边框宽度。边框宽度以像素为单位。输入 0，则表示无边框。

6）图像与文本的对齐方式

用户可以使用"属性"面板上"对齐"下拉列表中的选项，设置图像与页面上的文本或其他元素的对齐方式。各种对齐方式的含义如下。

默认值，选择该选项，图像与文本文件将按照 Dreamweaver CS5 默认的对齐方式设置图像。

基线，指定此行中的文本基线与图像的基线对齐。

顶端，指定图像与所在行中位置最高的元素对齐，此元素可以是文本也可以是其他图像。

居中，指定图像的中线与所在行的文本中部对齐。

底部，指定图像的底线与所在文本的底线对齐。

文本上方，指定图像与此行文本中的最高字符对齐。

绝对居中，指定图像与此行的中线对齐。

绝对底部，指定图像与此行的绝对底线对齐。

左对齐，指定图像在页面的左侧，其他元素在页面的右侧对齐。

右对齐，指定图像在页面的右侧，其他元素在页面的左侧对齐。

7）创建超链接、锚记链接和 E-mail 链接

（1）使用"属性"面板创建超链接。选择文本或其他对象，单击"链接"下拉列表框右侧的文件夹图标，会弹出如图 5-79 所示的"选择文件"对话框。浏览并选择一个文件，URL 文本框中将显示被链接文档的路径和文件名。"相对于"下拉列表可以选择相对路径类型："文档"表示使用相对路径；"站点根目录"表示使用根相对路径。也可在"属性"面板的"链接"右边文本框处，直接输入要链接文档的路径和文件名。

在默认情况下，链接的目标文档会在当前窗口中打开。如果要在其他窗口打开，需要从"属性"面板的"目标"下拉列表中选择一个选项。

（2）使用"指向文件"图标创建超链接。通过使用"指向文件"图标，可以创建指向另外一个打开文档的链接站点窗口内文件的链接。当有文件被选取后，可以在"属性"面板上和站点地图窗口中看到"指向文件"图标。另外，当按住 Shift 键的同时拖动选项也会出现"指向文件"图标。

（3）使用菜单创建超链接。在文档窗口选择要创建链接的文字或图像，然后选择"插入|超级链接"选项或右击，在弹出的快捷菜单中选择"创建链接"选项。这时Dreamweaver 将弹出一个"选择文件"对话框，从中选择要链接的文件即可。

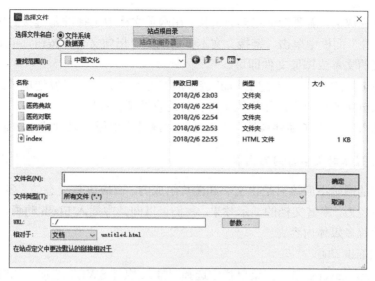

图 5-79　"选择文件"对话框

（4）创建锚记链接。锚记链接是网页链接的一种，用来标记文档的特定位置，使网页中的内容可以快速跳转到当前文档的某个位置或站点的其他文档的标记位置。下面详细介绍创建锚记链接的操作方法。

首先将光标定位于准备插入锚记的位置，在菜单栏中选择"插入|命名锚记"选项，弹出"命名锚记"对话框。在"锚记名称"文本框中输入锚记的名称，单击"确定"按钮，即可完成创建锚记的操作，如图 5-80 和图 5-81 所示。

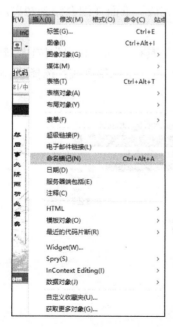

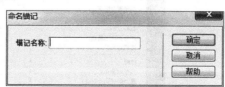

图 5-80　命名锚记选项　　　　　图 5-81　"命名锚记"对话框

　　锚记创建完成后，需要为锚记创建链接。在网页文档中选择准备链接到锚记的文本或图像，在"属性"面板中单击"链接"文本框右侧的"指向文件"按钮，拖动鼠标指针指向于准备链接的文本或图像文件即可。

　　（5）创建 E-mail 链接。创建 E-mail 链接能够方便网页浏览者发送电子邮件，访问者只需要单击该链接即可启用操作系统本身自带的收发邮件程序。

　　选择"插入"|"电子邮件链接"选项或者"属性"面板可以创建电子邮件链接。

　　5. 使用多媒体对象丰富网页内容

　　一个优秀的网站不应该只是由文字和图片组成的，而应该是动态的、多媒体的。为了增强网页的表现力，丰富文档的显示效果，我们可以向其中插入 Flash 动画、Java 小程序、音频播放插件等多媒体内容。

　　1）插入 Flash 动画

　　启动 Dreamweaver CS5，在菜单栏中选择"插入|媒体|SWF"选项，如图 5-82 所示。

　　弹出"选择 SWF"对话框，选择准备插入的文件，单击"确定"按钮，如图 5-83 所示。

　　弹出"对象标签辅助功能属性"对话框，单击"确定"按钮，完成对象标签辅助功能属性的设置，如图 5-84 所示。

　　在文档中插入 Flash 动画之后，可以在"属性"面板中设置 Flash 动画的属性，保存文档。按 F12 键，即可在浏览器中预览到添加的 Flash 效果。

　　2）在网页中插入背景音乐

　　在制作网页的同时，除了尽量提高页面的视觉效果、互动功能，更要提高网页的听觉效果。为网页添加背景音乐可以在"代码"视图中完成。下面详细介绍为网页添加背景音乐的操作方法。

　　启动 Dreamweaver CS5，打开素材文件，单击工具栏中的"代码"按钮，转换至"代码"视图，在"代码"视图中<body>后面，输入<以显示标签列表；选择 bgsound 选项，如图 5-85 所示。

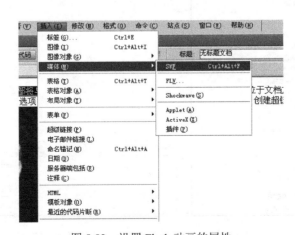

图 5-82　设置 Flash 动画的属性

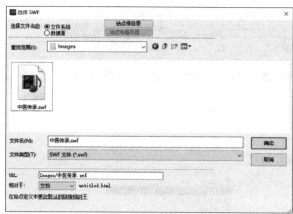 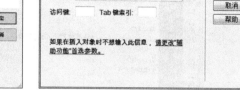

図 5-83　"选择 SWF"对话框　　　　　　　图 5-84　"对象标签辅助功能属性"对话框

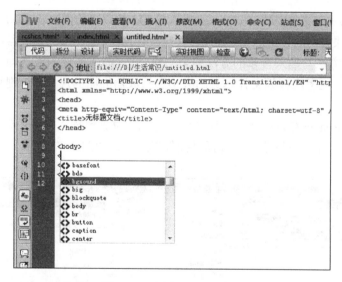

图 5-85　选择 bgsound 选项

　　按空格键，在弹出的列表中选择 src 选项后双击，设置背景应用文件的路径，双击"浏览"字样，弹出"选择文件"对话框，选择准备添加的音乐文件，单击"确定"按钮。

　　再按空格键，在弹出的列表中选择 loop 选项，如图 5-86 所示。

　　选择"–1"字样，在属性值后面输入"＞"。保存文档，按 F12 键，即可在浏览器中收听到刚刚添加的音乐。

　　3）插入传统视频

　　传统视频文件可以通过传统的视频播放器（如 Windows Media Player、Realplayer 等）播放，其格式包括 AVI、WMV、RMVB、RM 和 MOV 等。需要注意的是，如果没有安装相应的播放软件，是无法播放相应格式的视频文件的。通常，AVI、WMV 等格式的视频由于可以使用 Windows Media Player 播放器播放，因此客户端无须安装其他播放器；

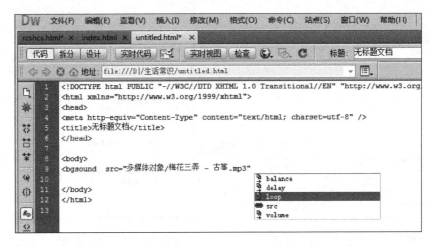

图 5-86　添加音乐属性值

RM 或 RMVB 格式则必须安装 Realplayer 或具有 RM 解码器的播放器或 RM 解码器；MOV 格式需要安装苹果公司的 QuickTime 播放软件或具有 MOV 解码器的播放器或 MOV 解码器。

　　插入视频的方法与插入音乐的方法完全一致，通过插入插件的方式即可实现视频的插入。需注意的是，应考虑视频文件本身的大小和播放器界面的尺寸，否则视频内容将无法完全显示。

　　启动 Dreamweaver CS5，打开素材文件，光标定位到要插入视频的位置，在"插入"面板中，单击"媒体"下拉菜单；选择"插件"选项，如图 5-87 所示。

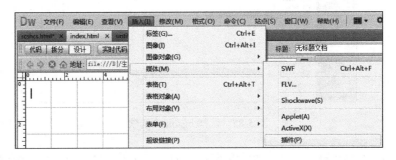

图 5-87　插入传统视频

　　弹出"选择文件"对话框，选择准备插入的文件，单击"确定"按钮。

　　在"属性"面板中，设置宽和高的数值，以及其他的属性，保存文档。按 F12 键，即可在浏览器中预览到添加的视频效果。

6. 站点的测试和发布

　　测试站点主要是为了保证在目标浏览器中页面的内容能正常显示，网页的链接能正常跳转，即文档中没有断开的链接；测试站点的另一个目的是使页面下载时间缩短。

1）检查浏览器兼容性

检查浏览器的兼容性是检查文档中是否有目标浏览器不支持的任何标签或属性等元素，当目标浏览器不支持某元素时，在浏览器中会显示不完全或功能运行不正常。

启动 Dreamweaver CS5，打开准备检查浏览器的网页。在菜单栏中选择"窗口|结果|浏览器"选项，打开"浏览器兼容性"面板，如图 5-88 所示。

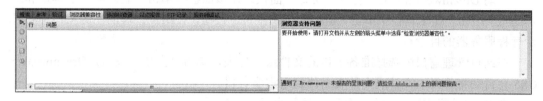

图 5-88　"浏览器兼容性"面板

在"浏览器兼容性"面板中，①单击绿色三角按钮；②在弹出的快捷菜单中选择"检查浏览器兼容性"选项，如图 5-89 所示。

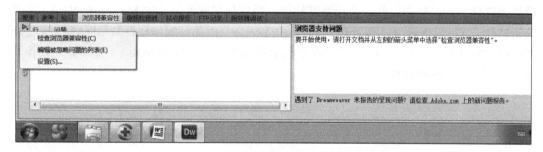

图 5-89　检查浏览器兼容性

此时，将对本地站点所有文件进行目标浏览器检查，并显示检查结果。

2）检查链接

在发布站点前应确认站点中所有文本和图形的显示是否正确，并且所有链接的 URL 地址是否正确，即当单击链接时能否到达目标位置。

启动 Dreamweaver CS5，打开准备检查链接的网页。在菜单栏中选择"窗口|结果|链接检查器"选项，打开"链接检查器"面板，如图 5-90 所示。

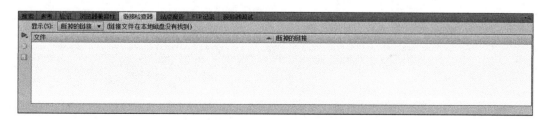

图 5-90　"链接检查器"面板

在"链接检查器"面板中，单击绿色三角形按钮，在弹出的快捷菜单中选择"检查整个当前本地站点的链接"选项，即可显示检查结果。

3）站点的上传

网站制作完成后，就可以正式传到 Internet，在上传网站前，应先在 Internet 上申请一个网站空间，这样才能把所做的页面放到 WWW 服务器上，供全世界观看。

启动 Dreamweaver CS5，打开"文件"面板。在该面板中单击"展开以显示本地和远程站点"按钮，在工具栏中单击"链接到远端主机"按钮，在站点管理的左侧窗口中将显示远程服务器的目录。

在站点管理窗口中选择准备上传的文件或文件夹，单击"上传"按钮，Dreamweaver CS5 会自动将选择的文件或文件夹上传到远程服务器。

在 IE 地址栏中输入域名，就可以访问自己的网站了。

5.4.4　其他常用多媒体信息处理工具简介

除了上述介绍的软件，处理多媒体信息的工具软件还有很多，包括文字编辑软件、图像处理软件、动画制作软件、音频处理软件、视频处理软件等，如 Microsoft Word（文字编辑软件）、CorelDraw（图像处理软件）、RETAS（二维动画制作软件）、3D MAX（三维动画制作软件）、Adobe Audition（声音采集编辑软件）、Adobe Premiere（视频处理软件）、格式工厂（格式转换软件）等。

第6章　医学数据管理及医疗大数据挖掘

数据库技术是管理数据的技术。它从 20 世纪 60 年代诞生至今，形成了坚实的理论基础、成熟的商业产品和广泛的应用领域。今天，信息资源已成为各个部门的重要财富，作为信息系统核心和基础的数据库技术得到了广泛应用，数据库技术已经成为计算机科学的重要分支。

本章首先简要介绍数据管理的基础知识及微软公司开发的桌面型数据库管理系统 Access 2010 的基本使用方法，然后通过案例介绍利用 Access 2010 开发小型数据库系统的过程。最后简要介绍大数据及医疗大数据挖掘相关知识。

6.1　数据库技术基础

6.1.1　数据管理技术

研制计算机的初衷是利用它进行复杂的科学计算，随着计算机技术的发展，其应用远远超出了这个范围。数据管理技术就是应数据管理任务的需求而产生的，它是指对数据进行分类、编码、存储、检索和维护，它是数据处理的中心问题。随着管理数据规模的扩大和计算机软硬件技术的发展，数据管理技术经历了人工管理、文件系统和数据库系统三个发展阶段。

1. 人工管理阶段（20 世纪 50 年代中期以前）

这一阶段计算机主要用于科学计算。硬件中的外存只有卡片、纸带、磁带，没有磁盘等直接存取设备。软件只有汇编语言，没有操作系统和管理数据的软件。数据处理的方式基本上是批处理。人工管理阶段的特点如下。

（1）数据不保存。因为当时计算机主要用于科学计算，对于数据保存的需求尚不迫切。

（2）系统没有专用的软件对数据进行管理。数据的存储结构、存取方式等都需要程序员自行设计。

（3）数据不能共享。程序编写时，数据和程序编写在一起，每个程序都有属于自己的数据，程序之间数据不能共享，数据冗余极大。

（4）数据不具有独立性。程序依赖数据，如果数据的类型、格式、输入输出方式等逻辑结构或物理结构发生变化，必须对应用程序做出相应的修改。在人工管理阶段，程序与数据之间的关系如图 6-1 所示。

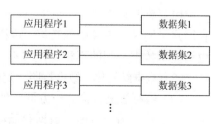

图 6-1　人工管理阶段

2. 文件系统阶段（20 世纪 50 年代后期至 60 年代中期）

这一阶段计算机不仅用于科学计算，还广泛应用于信息管理。大量的数据存储、检索和维护成为紧迫的需求。硬件有了磁盘、磁鼓等直接存储设备。在软件方面，出现了高级语言和操作系统。操作系统中有了专门管理数据的软件，一般称为文件系统。处理方式有批处理，也有联机处理。文件管理数据的特点如下。

（1）数据以文件形式可长期保存。用户可随时对文件进行查询、修改和增删等处理。

（2）文件系统可对数据的存取进行管理。程序员只与文件名打交道，不必明确数据的物理存储，大大减轻了程序员的负担。

（3）文件形式多样化。有顺序文件、倒排文件、索引文件等，因而对文件的记录可顺序访问，也可随机访问，更便于存储和查找数据。

（4）程序与数据间有一定独立性。由专门的软件即文件系统进行数据管理，程序和数据间由软件提供的存取方法进行转换，数据存储发生变化不一定影响程序的运行。在文件系统阶段，实现了数据以文件为单位的共享，程序与数据之间的关系如图 6-2 所示。

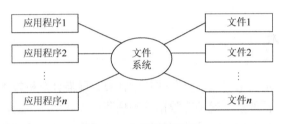

图 6-2　文件系统阶段

3. 数据库系统阶段（20 世纪 60 年代末至今）

这一时期计算机应用于管理的规模更加庞大，数据量急剧增加，同时多种应用、多种语言互相覆盖地共享数据集合的要求越来越强烈；硬件方面出现了大容量磁盘，使计算机联机存取大量数据成为可能；硬件价格下降，而软件价格上升，使开发和维护系统软件的成本增加。文件系统的数据管理方法已无法适应开发应用系统的需要。为解决多用户、多个应用程序共享数据的需求，使数据为尽可能多的应用服务，数据库技术便应运而生，出现了统一管理数据的专门软件系统，即数据库管理系统。

数据库系统管理数据的特点如下。

（1）数据共享性高、冗余少。数据不再面向某个应用程序而是面向整个系统，当前所有用户可同时存取库中的数据。这样不但减少了不必要的数据冗余，节约存储空间，同时也避免了数据之间的不相容性与不一致性。

（2）数据结构化。数据按照一定数据模型进行组织，可以表示出数据之间的有机关联。

（3）数据独立性高。一方面，处理数据时，用户不涉及物理存储结构，只需要面对简单逻辑结构；另一方面，数据存储结构的变化尽量不影响程序，应用程序不需要改变。

（4）有统一的数据控制功能。为确保数据库数据的正确有效和数据库系统的有效运行，数据库管理系统提供数据的安全性控制、完整性控制、并发控制和数据恢复。

数据库系统阶段，程序与数据之间的关系如图 6-3 所示。

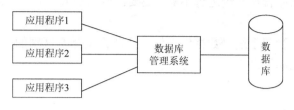

图 6-3　数据库系统阶段

从文件系统管理发展到数据库系统管理是信息处理领域的一个重大变化。在文件系统阶段，人们关注的是系统功能的设计，因此程序设计处于主导地位，数据服从程序设计；而在数据库系统阶段，数据的结构设计成为信息系统首先关心的问题。

数据管理技术经历了以上三个阶段的发展，到如今发展成了成熟的数据库技术。实践证明，数据库技术在管理数据方面比其他技术更具有优越性。

6.1.2　数据库系统常用术语和基本概念

1. 数据库（database，DB）

数据库是指长期存储在计算机外存上有结构可共享的数据集合。数据库中的数据按一定的数据模型组织、描述和储存，具有较小的冗余度、较高的数据独立性和易扩展性，并可为不同用户共享。

2. 数据库管理系统（database management system，DBMS）

数据库管理系统是介于用户与操作系统之间的一层数据管理软件，它的主要功能包括数据定义、数据操纵、数据库的运行管理、数据库的建立和维护。它是数据库系统的核心，数据库的一切操作都通过数据库管理系统进行。

目前比较流行的数据库管理系统主要有 Oracle、SQL Server、DB2、MySQL、Access 等。Oracle 数据库被认为是业界目前比较成功的关系型数据库管理系统，它被认为是运行稳定、功能齐全、性能超群的贵族产品。SQL Server 是微软公司开发的大型关系型数据库系统。SQL Server 功能全面，效率高，可以作为大中型企业或单位的数据库平台。DB2 是一个多媒体、Web 关系型数据库管理系统，其功能足以满足大中公司的需要，并可灵活地服务于中小型电子商务解决方案。MySQL 是关系型数据库管理系统，一般中小型网站的开发都选择它作为网站数据库。Access 是世界上最流行的桌面数据库管理系统，简单易学，普通的计算机用户也可以快速掌握并使用它。

3. 数据库系统（database system，DBS）

数据库系统是指在计算机系统中引入数据库后的系统。一般由数据库、数据库管理系统（及其开发工具）、应用系统、数据库管理员和用户构成。数据库的建立、使用和维护等工作只靠一个数据库管理系统远远不够，还要由专门的人员完成，这些人称为数据库管理员。

数据库、数据库管理系统、数据库系统三者的含义是有区别的，不过在实际使用中，人们通常习惯将数据库管理系统简称为数据库。

6.1.3　数据模型

由于计算机不能直接处理现实世界中的具体事物，所以人们必须将具体事物转化成计算机能够处理的数据。

数据模型（data model）是现实世界数据特征的抽象。数据模型应满足三个方面的要求：能比较真实地模拟现实世界；容易为人理解；便于在计算机上处理和实现。

在实际的数据处理过程中，首先要将现实世界的事物及联系抽象成信息世界中的概念模型，然后根据具体的数据库管理系统的实现特点，将概念模型转化为计算机世界中的数据模型，如图 6-4 所示。

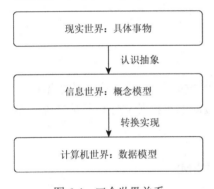

图 6-4　三个世界关系

1. 概念数据模型

概念数据模型用于信息世界建模，是现实世界到信息世界的抽象。该模型按照用户的观点对数据和信息建模，主要用于数据库设计。最常用的概念模型是实体联系模型（entity-relationship approach），简称 E-R 模型。

（1）实体（entity）。客观存在并可相互区别的事物称为实体。实体可以是具体的人、事、物，也可以是抽象的概念或联系，例如，一位职工、一位医生、一个科室、一位患者、医生的一次诊断、医生与科室的工作关系等都是实体。

（2）属性（attribute）。实体所具有的某一特性称为属性。一个实体可以由若干个属性描述。例如，医生实体可以由医生 ID、姓名、性别、年龄、部门、职务等属性组成。

（3）码（key）。唯一标识实体的属性集称为码。例如，医生 ID 是医生实体的码。

（4）域（domain）。属性的取值范围称为该属性的域。例如，医生 ID 的域为 8 位整数，姓名的域为字符串集合，性别的域为（男，女）。

（5）实体集（entity set）。同型实体的集合称为实体集。例如，全体医生就是一个实体集。

（6）实体型（entity type）。具有相同属性的实体必然具有共同的特征和性质。用实体名及其属性名集合抽象和描述同类实体，称为实体型。例如，医生（医生 ID、姓名、性别、年龄、部门、职务）就是一个实体型。

（7）联系（relationship）。在现实世界中，事物内部以及事物之间是有联系的，这些联系在信息世界中反映为实体（型）内部的联系和实体（型）之间的联系。实体内部的联系通常是指组成实体的各属性之间的联系。实体之间的联系通常是指不同实体集之间的联系。

两个实体型之间的联系可以分为三类。

①一对一联系（1∶1）。如果对于实体集 A 中的每一个实体，实体集 B 中至多有一个（也可以没有）实体与之联系，反之亦然，则称实体集 A 与实体集 B 具有一对一联系，记为 1∶1。

②一对多联系（1∶n）。如果对于实体集 A 中的每一个实体，实体集 B 中有 n 个实体（$n \geq 0$）与之联系，反之，对于实体集 B 中的每一个实体，实体集 A 中至多只有一个实体与之联系，则称实体集 A 与实体集 B 具有一对多联系，记为 1∶n。

③多对多联系（m∶n）。如果对于实体集 A 中的每一个实体，实体集 B 中有 n 个实体（$n \geq 0$）与之联系，反之，对于实体集 B 中的每一个实体，实体集 A 中也有 m 个实体（$m \geq 0$）与之联系，则称实体集 A 与实体集 B 具有多对多联系，记为 m∶n。

2. 基本数据模型

基本数据模型是按照计算机系统的观点对数据和信息建模，主要用于数据库管理系统的实现。基本数据模型是数据库系统的核心和基础。基本数据模型通常由数据结构、数据操作和完整性约束三部分组成。其中数据结构是对系统静态特性的描述，数据操作是对系统动态特性的描述，完整性约束是一组完整性规则的集合。

常用的基本数据模型有层次数据模型、网状数据模型、关系数据模型。

1）层次数据模型

层次数据模型是数据库系统中最早出现的数据模型，它用树形结构表示各类实体以及实体之间的联系。层次数据模型数据库系统的典型代表是 IBM 公司的信息管理系统（information management system，IMS）。

2）网状数据模型

网状数据模型用网状结构表示各类实体以及实体之间的联系。网状数据模型的典型代表是 DBTG 系统，也称 CODASYL 系统。

3）关系数据模型

关系数据模型是目前最重要的一种数据模型，关系数据库就是采用关系模型作为数据的组织形式。1970 年，IBM 的研究员 E.F.Codd 博士在其发表的《大型共享数据银行的关系模型》一文提出了关系模型的概念。后来 Codd 又陆续发表多篇文章，奠定了关系数据库的基础。20 世纪 80 年代以来，数据库开发商推出的数据库管理系统几乎都支持关系数据模型。

（1）关系数据模型的数据结构。关系数据模型是以集合论中的关系概念为基础发展起来的。关系数据模型中无论是实体还是实体间的联系均由单一的结构类型——关系表示。在实际的关系数据库中的关系也称表。通俗地讲，关系数据模型就是用二维表的形式表示实体和实体间联系的数据模型。

下面以表 6-1 所示的医生基本信息为例，介绍关系数据模型中的几个术语。

表 6-1　医生基本信息表

医生 ID	姓名	性别	年龄	部门	职务
Ys000001	李小昆	男	35	其他	院长
Ys000002	王宏	男	26	神经科	医生
Ys000003	赵晓飞	女	32	骨科	医生
⋮	⋮	⋮	⋮	⋮	⋮

①关系（relation）：一个关系对应一张表，如表 6-1 所示的医生基本信息表。

②元组（tuple）：表中的一行即为一个元组。

③属性（attribute）：表中的一列即为一个属性，给每个属性起一个名字即属性名。如表 6-1 中的六列对应六个属性（医生 ID、姓名、性别、年龄、部门、职务）。

④主码（key）：表中的某个属性组，它可以唯一确定一个元组，如医生 ID 可以唯一确定一个医生，它是本关系的主码。

⑤域（domain）：属性的取值范围，如医生年龄属性的域是（18~60），性别的域是（男，女）。

⑥关系模式：对关系的描述，一般表示为

关系名（属性 1，属性 2，属性 3，…，属性 n）

例如，上面的关系可描述为医生（医生 ID、姓名、性别、年龄、部门、职务）。

（2）关系数据模型的操作与完整性约束。关系数据模型的操作主要包括查询、插入、删除和修改数据。这些操作必须满足关系的完整性约束条件。关系的完整性约束条件包括实体完整性、参照完整性和用户自定义的完整性三大类。

（3）关系数据模型的优缺点。关系数据模型具有以下优点。①建立在严格的数学概念基础上。②概念单一（关系），结构简单、清晰，用户易懂易用。③存取路径对用户透明，从而数据独立性、安全性好，简化数据库开发工作。

关系数据模型的缺点主要是由于存取路径透明，查询效率往往不如非关系数据模型。

6.1.4　数据库设计方法简介

数据库设计是创建数据库及其应用系统的技术，是信息系统开发和建设中的核心技术。具体来说，数据库设计就是对给定的一个应用环境，构造最优的数据库模式，创建数据库及其应用系统，使其能有效地存储数据，以满足各种用户的应用需求。

按规范化设计的方法，考虑数据库及其应用系统开发全过程，可将数据库设计分为六个阶段：需求分析、概念结构设计、逻辑结构设计、物理结构设计、数据库实施、数据库运行和维护，如图 6-5 所示。下面简要介绍数据库设计的几个基本阶段。

1. 需求分析阶段

数据库设计必须首先准确了解与分析用户需求。需求分析是整个设计过程的基础，也是最困难、最耗时的一步。需求分析做得不好，甚至会导致整个数据库设计返工重做。

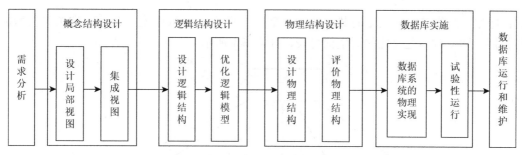

图 6-5　数据库设计阶段

需求分析的任务是通过详细调查现实世界要处理的对象（组织、部门、企业等），充分了解原系统（手工系统或计算机系统）的工作概况，明确用户的各种需求，然后在此基础上确定新系统的功能。新系统还必须考虑今后可能的扩充和改变，不能只按当前应用需求设计数据库。

2. 概念结构设计阶段

概念结构设计是整个数据库设计的关键，它通过对用户需求进行综合、归纳与抽象，形成一个独立于具体数据库管理系统的概念模型。

1）概念结构

在需求分析阶段所得到的各种应用需求首先应该抽象为信息世界的结构，才能更好地、更准确地用某一数据库管理系统实现这些需求。概念结构是各种数据模型的共同基础，它比数据模型更独立于机器、更抽象，从而更加稳定。描述概念模型的有力工具是 E-R 模型，例如，医生实体具有医生 ID、姓名、性别、年龄、部门、职务等属性，用 E-R 图表示如图 6-6 所示。

2）概念结构设计的基本方法

（1）自顶向下：即首先定义全局概念结构的框架，然后逐步细化。

（2）自底向上：即首先定义各局部应用的概念结构，然后将它们集成起来，得到全局概念结构。

（3）逐步扩张：首先定义最重要的核心概念结构，然后向外扩充，以滚雪球的方式逐步生成其他概念结构，直至总体概念结构。

（4）混合策略：即将自顶向下和自底向上相结合，用自顶向下策略设计一个全局概念结构的框架，以它为骨架集成由自底向上策略中设计的各局部概念结构。

3. 逻辑结构设计阶段

概念结构是独立于任何一种数据模型的信息结构。逻辑结构设计的任务就是把概念结构设计阶段设计好的基本 E-R 图转换为与所选用的数据库管理系统产品所支持的数据模型相符合的逻辑结构。设计逻辑结构时首先将概念结构转换为一般的关系、网状、层次模型，将转换来的关系、网状、层次模型向特定数据库管理系统支持下的数据模型转换，然后对数据模型进行优化。

例如，在图 6-6 的 E-R 模型中，医生实体可转换为一个关系模式，实体的码即关系的码：医生（医生 ID、姓名、性别、年龄、部门、职务），完成医生 E-R 模型向关系模型的转换后，即得到与之对应的医生信息表，如表 6-1 所示。

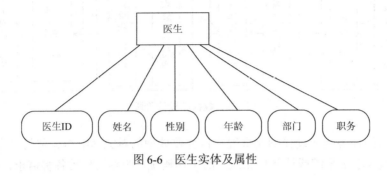

图 6-6　医生实体及属性

4. 物理结构设计阶段

数据库在物理设备上的存储结构与存取方法称为数据库的物理结构，它依赖给定的计算机系统。对一个设计好的逻辑数据模型采取一个最适合应用要求的物理结构的过程，就是数据库的物理设计。

5. 数据库实施阶段

数据库的物理设计完成之后，设计人员要用数据库管理系统提供的数据定义语言和其他实用程序将数据库逻辑设计和物理设计结果严格描述出来，成为数据库管理系统可接受的源代码，再经过调试产生目标模式。然后就可以组织数据入库了，这就是数据库实施阶段。数据库实施阶段包括两项重要工作：一项是数据的载入，另一项是应用程序的编码和调试。

6. 数据库运行和维护阶段

（1）数据库试运行。当原系统的数据有一部分输入数据库后，就可以开始对数据库系统进行联合调试，这又称为数据库的试运行。此阶段要实际运行数据库应用程序，执行对数据库的各种操作，测试应用程序的功能是否满足设计要求。如果不满足，对应用程序还要修改、调整直至满足设计要求。

（2）数据库的运行和维护。数据库试运行合格后，数据库设计开发工作就基本完成，即可投入正式运行了。但由于应用环境会不断变化，数据库运行过程中物理存储也会不断变化，对数据库设计进行评价、调整、修改等维护工作是一个长期的任务，也是设计工作的继续和提高。

6.1.5　Access 2010 简介

Access 是一种关系型数据库管理系统，是 Microsoft Office 的组成部分之一。Access 1.0 诞生于 20 世纪 90 年代初期，目前 Access 2010 已经得到广泛使用。

Access 2010 是 Microsoft Office 2010 的组件之一，它的优点主要体现在：使用简单，用户基本不用编写任何代码，通过可视化操作，就可以完成数据库的大部分管理工作；面向对象的、采用事件驱动的关系型数据库管理系统，符合开放式数据库互接（ODBC）标准，通过 ODBC 驱动程序可以与其他数据库相连；使用 VBA 语言作为其应用程序开发工具，这样可以使高级用户开发功能更复杂完美的应用程序。

Access 2010 的主要缺点是：安全性比较低，多用户特性比较弱，处理大量数据时效率比较低，适用于单机环境。

1. Access 2010 的启动和退出

启动 Access 2010 有许多种方法，最常用的方法是使用"开始"菜单，然后在"程序"菜单中选择"Microsoft Office"，在出现的下一级菜单上，单击"Microsoft Access 2010"命令。

在 Access 2010 中编辑完所需要的内容，或者需要为其他应用程序释放一些内存，就可以退出应用程序，退出 Access 2010 的方法有多种。

（1）单击 Access 2010 右上角的"关闭"按钮。

（2）选择"文件"选项卡中的"退出"命令。

（3）使用 Alt + F4 快捷键。

（4）使用 Alt + F + X 快捷菜单命令。

2. Access 2010 的主界面

Access 2010 主界面由三部分组成，分别是后台视图、功能区和导航窗格。

（1）后台视图。Access 2010 启动后，默认显示后台（Backstage）视图如图 6-7 所示。在 Backstage 视图中可以管理文档和有关文档的相关数据：创建、保存和打开数据库，进行数据库维护等。

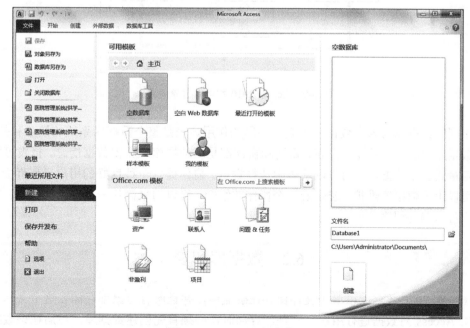

图 6-7　Access 2010 主窗口

（2）功能区。功能区位于 Access 主窗口的顶部，它取代了 Access 旧版本中的菜单和工具栏。在 Access 中处理不同的任务时，功能区的外观会发生相应的变化。图 6-8 显示了在选择"创建"选项卡时，功能区的外观。

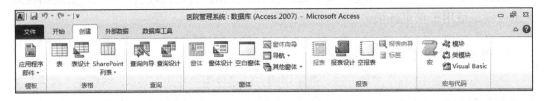

图 6-8　Access 的功能区

（3）导航窗格。导航窗格位于窗口的左侧，默认情况下，其列表中包含当前数据库表的名称。单击导航窗格标题栏的下拉列表，可选择其他类型的对象。

3. Access 2010 的系统结构

在 Access 中，一个数据库包含的对象有表、查询、窗体、报表、宏/模块。所有对象都存放在同一个数据库文件（扩展名 accdb），如图 6-9 所示。

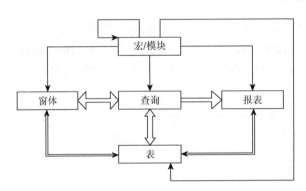

图 6-9　Access 2010 数据库对象关系

不同的数据库对象在数据库中起着不同的作用。表是整个数据库系统的核心和基础，存放数据库中的全部数据，报表、查询和窗体都是从数据库中获得数据信息。报表可以按照一定格式显示数据。查询可以从表中选择数据。窗体提供一种良好的用户操作界面，通过它可以用于数据库维护。宏是若干个操作的组合，可以用来简化一些经常性操作。模块中用户可以编写程序。

6.2　数据库和表

Access 2010 数据库以单个文件保存在磁盘中，并且所有对象都存储在这个文件里。在使用 Access 对数据进行组织、管理、存储时，必须首先创建数据库，然后在该数据库内创建所需的其他数据库对象。

6.2.1　创建数据库

创建数据库有两种方法：创建空数据库和使用模板创建数据库。

1. 创建空数据库

创建空数据库的实质是创建数据库的外壳，数据库中没有对象和数据。创建后可根据需要添加各种对象。创建空数据库的具体操作步骤如下。

（1）选择功能区"文件"选项卡中的"新建"命令，切换到"新建数据库"。

（2）选择"空数据库"选项，在右侧的区域输入新数据库的位置和名称。"文件名"文本框上方的预览区域是空白的（如果选择了某个模板，将在该区域中显示模板的预览效果）。可单击"文件名"文本框右侧的按钮 ，选择合适的路径，再在"文件名"文本框中输入数据库的名称"医院管理系统"。数据库的扩展名 accdb 是可选的，如果用户没有输入，Access 会自动添加扩展名。

（3）单击"创建"按钮，就可以创建一个空数据库，空数据库窗口如图 6-10 所示。在图中，可以看到 Access 打开了新数据库，并在数据库中已经添加了一个空表，供用户填入字段和设置细节。

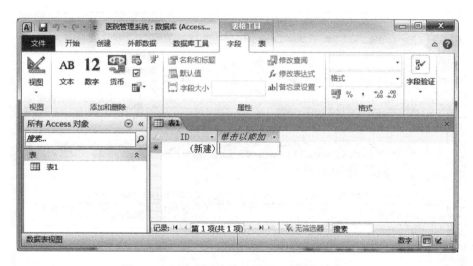

图 6-10　新建"医院管理系统"空数据库窗口

2. 使用模板创建数据库

Access 提供的模板为用户提供了快速创建数据库的功能。使用模板创建数据库的具体操作步骤如下：单击"文件"选项卡中的"新建"命令，在"样本模板"中，选择所需的"教职员"模板，如图 6-11 所示。单击"创建"按钮，即可创建"教职员"数据库，如图 6-12 所示。

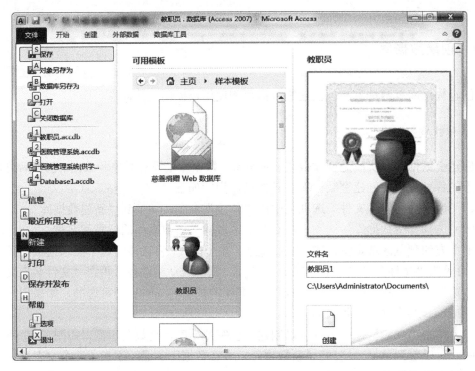

图 6-11　选择"教职员"模板

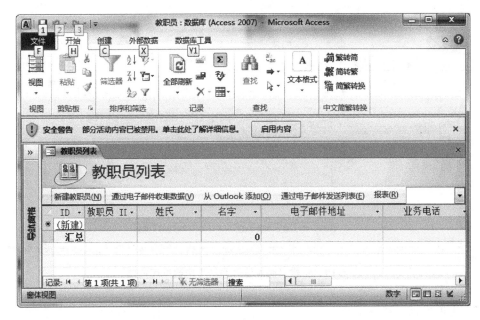

图 6-12　"教职员"数据库

6.2.2　创建数据表

在 Access 数据库系统中，用表存储数据，表是 Access 中最重要的组件，也是很多应用的根源。表是一组特定的数据或相同主题的数据集合，同时也是查询、窗体及报表的基础，一个 Access 数据库中至少应包含一个以上的表。

1. 表的组成

Access 表由表结构和表内容组成。表结构是表的框架，主要包括字段名称、数据类型和字段属性等。

1）字段名称

字段名称就是指每个字段具有的唯一的名字，在 Access 中字段命名遵循以下规则。

（1）长度：1~64 个字符。

（2）可包含空格、数字与其他一些特殊字符。

（3）空格不能为第一个字符。

（4）不能包含英文的句号（.）、感叹号（!）、方括号（[]）、单撇号（`）。

（5）不能使用值为 0~31 的 ASCII 码字符。

2）数据类型

Access 2010 支持以下 12 种数据类型：文本、备注、数值、日期/时间、货币、自动编号、是/否、OLE 对象、超级链接、查询向导、附件、计算。

常用的各种数据类型含义和使用方法如下。

文本：这种类型允许最多 255 个字符或数字。

备注：这种类型用来保存长度较长的文本及数字，最多可存储 65535 个字符。

数字：可以用来存储进行计算的数字数据。

日期/时间：用来存储日期、时间或日期和时间的组合，长度 8 字节。

货币：数字数据类型的特殊类型，相当于具有双精度属性的数字类型，它可精确到小数点左边 15 位和小数点右边 4 位。向货币类型字段输入数据时，Access 会自动显示货币符号和千分位分隔号，并添加两位小数到货币字段，长度 8 字节。

自动编号：向表格添加新记录时，Access 会自动插入唯一的顺序号。自动编号一旦被指定，就会永久地与记录连接。如果删除了表格中含有自动编号字段的一个记录，Access 并不会为表格自动编号字段重新编号。当添加某一记录时，Access 不再使用已被删除的自动编号字段的数值，而是按递增的规律重新赋值，长度 4 字节。

是/否：这种类型的字段只能取放"是"或"否"两个布尔值，长度 1 字节。

OLE 对象：可以链接或嵌入其他使用 OLE 协议程序创建的对象，如 Word 文档、Excel 电子表格、图像、声音或其他二进制数据等。OLE 对象字段最大可为 1GB，它主要受磁盘空间限制。

3）字段属性

确定数据类型之后，还应设定字段属性才能更准确地确定数据的存储。不同的数据类型有不同的属性，常用的字段属性有字段大小、格式、小数位数、标题、默认值、有效性规则、有效性文本、索引等。

2. 表的创建

向 Access 数据库中添加新表有两种方式：使用数据表视图创建和使用设计视图创建。

1) 使用数据表视图创建

单击"创建"选项卡中"表格"组的"表"按钮，将会添加一个全新的表格。新表出现在"数据表"视图中，其中已插入一个 ID 列，ID 字段右侧显示一个"单击以添加"列，如图 6-13 所示。可直接在新列中输入数据，通过右击字段标题，选择快捷菜单中的"重命名字段"命令或双击字段标题，可为字段指定一个新的名称。

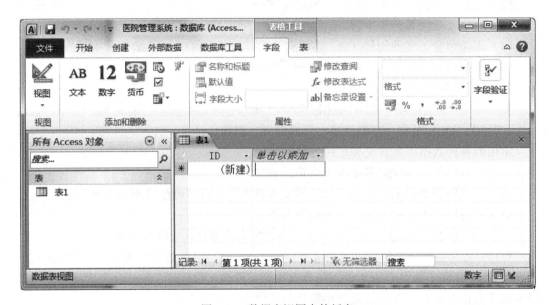

图 6-13　数据表视图中的新表

2) 使用设计视图创建

单击"创建"选项卡中"表格"组的"表设计"按钮，Access 会在设计视图中创建一个新表，以便用户设计表的结构，如图 6-14 所示。

在"字段名称"列中输入要添加到表中的字段名称，并为表中的每个字段设置一个数据类型，还可以设置字段属性。

下面介绍用设计视图创建表的方法，设计"医生信息表"。"医生信息表"的结构如表 6-2 所示。

（1）创建或打开一个空数据库，其窗口如图 6-10 所示。选择"创建|表格|表设计"选项，进入表的设计视图，如图 6-14 所示。

（2）在表设计视图的"字段名称"列处输入字段的名称，并选择相应的数据类型。单击其右侧的向下箭头，在下拉列表框中选择所需要的数据类型。如果要在数据表中插入图片、声音和影像，可把该字段的数据类型定义为"OLE 对象"。

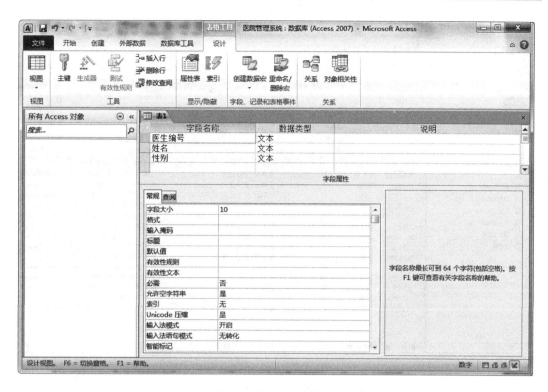

图 6-14　设计视图中的新表

表 6-2　"医生信息表"结构

字段名称	字段类型	字段大小	字段名称	字段类型	字段大小
医生编号	文本	10	科室号	文本	4
姓名	文本	20	毕业院校	文本	50
性别	文本	2	联系电话	文本	50
出生年月	日期型	8	照片	OLE 对象	≤1GB
职称	文本	10			

　　为确保数据的完整性和正确性,要对每个字段的属性进行设置。在表设计视图下方有"常规"和"查阅"两个选项卡,针对不同的数据类型,可设置不同的属性。字段的属性主要有字段大小、格式、输入掩码、标题、默认值、有效性规则、索引等。

　　(3)指定主键。主键可以唯一地标识一条记录,它可以是一个字段,也可以是几个字段的组合。单击字段左边的按钮▭,选择字段(按住 Ctrl 键,可选择多个字段)。选择"设计|工具|主键"选项,可将选择字段设为主键,或右击,在弹出的快捷菜单中选择"主键"选项。设置为主键后,字段名左侧会出现一个图标▭。

　　(4)表结构设计完成后,选择"文件|另存为"选项,在"另存为"对话框中输入表的名称,保存表的结构。或者单击窗口左上方"快速访问工具栏"中的按钮▭,弹出"另

存为"对话框,也可保存完成的表结构设计。在导航窗格中双击表名,可打开表进行编辑。"医生信息表"添加表记录后如图 6-15 所示。

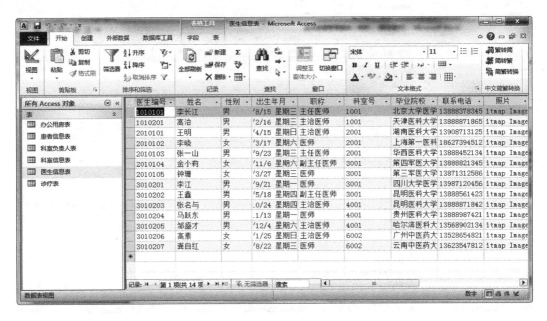

图 6-15　设计好的"医生信息表"

如果需要给 OLE 对象添加图片,右击单元格,在弹出的快捷菜单中选择"插入对象"选项,在打开的对话框中选择"由文件创建"选项,找到需要放置的文件,单击"确定"按钮。在表中双击相应的字段,即可看到添加的图片。

6.2.3　创建表之间的关系

数据库中的表通过共有字段建立关联,这就是实体间的关系。关系对整个数据库的性能和数据的完整性起着关键的作用。下面先介绍表间关系的概念,然后介绍如何创建表间的关系。

1. 表间关系的概念

要建立两个表之间的关系,两个表中必须有共有字段。表与表之间的关系分为一对一、一对多和多对多三种。

如果表 A 中的一条记录仅能与表 B 中的一条记录关联,并且表 B 中的每一条记录仅能与表 A 中的一条记录关联,就是"一对一"的关系。

如果表 A 中的一条记录与表 B 中的多条记录相关联,而表 B 中的一条记录只能与表 A 中的一条记录关联,就是"一对多"的关系,这种关系是 Access 中最常见的关系种类。

　　表 A 中的一条记录对应表 B 中的多条记录，同时表 B 中的一条记录也能对应表 A 中的多条记录，这种关系就是"多对多"的关系。

　　通常一对一关系的两个表可以合并，而多对多关系可以拆分为多个一对多关系。

2. 创建表间的关系

　　通常在数据库中有多个表，而且其中的很多表又有相互关系，用户可以在任何时间定义表之间的关系，但一般情况下是在输入大量数据之前定义。

　　创建表间关系的具体操作步骤如下。

　　（1）选择"数据库工具|关系|关系"选项，打开"关系"窗口。

　　（2）在空白区域右击，在弹出的快捷菜单中选择"显示表"选项，弹出"显示表"对话框，如图 6-16 所示。

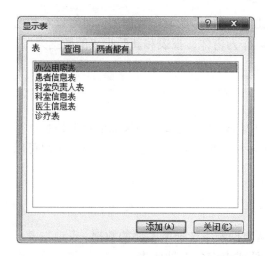

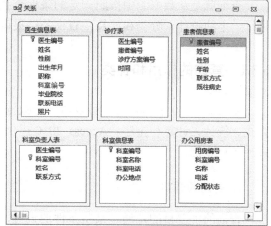

图 6-16　"显示表"对话框　　　　　　　图 6-17　在"关系"窗口中显示要建立关系的表

　　（3）在"显示表"对话框中选择要建立关系的表，单击"添加"按钮。如果想一次选取多个表，可使用键盘上的 Ctrl 键或 Shift 键与鼠标共同操作。

　　（4）所需要的表加入"关系"窗口后，单击"关闭"按钮，结果如图 6-17 所示。

　　（5）在"关系"窗口中，选择源表中的某个字段，如"科室信息表"中的"科室编号"，拖动到目标表"医生信息表"的"科室编号"字段，然后弹出"编辑关系"对话框，如图 6-18 所示。在"编辑关系"对话框中，列出了两个表的相关联字段。

　　（6）选择"实施参照完整性"复选框，然后单击"创建"按钮。用同样的方法建立其他几个表间的关系，得到如图 6-19 所示结果，"医院管理系统"中表间的关系就建好了。

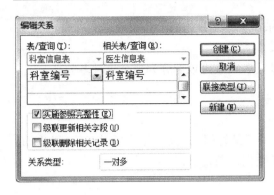

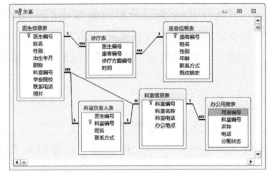

图 6-18　"编辑关系"对话框　　　　　　图 6-19　创建关系结果

6.3　查　　询

查询就是从数据源中按照一定的条件查找出目标信息。在取出数据的同时可以对数据进行一定的统计、分类和计算，查询的结果可以作为窗体、报表和新数据表的数据来源。

6.3.1　查询的作用和种类

Access 2010 中的查询，可以对一个数据库中的表或其他查询中存储的数据信息进行查找、统计、计算和排序。Access 2010 提供了多种查询工具，通过这些工具，用户可以进行各种查询。

1. 查询的作用

查询的主要目的是通过某些条件的设置，从数据源中选择所需要的数据。查询与表一样都是数据库的一个对象，它允许用户依据条件或查询条件抽取表中的字段和记录。在Access 中，利用查询可以完成以下功能。

（1）选择字段：在查询中可以指定所需要的字段，而不必包括表中的所有字段。

（2）选择记录：可以指定一个或多个条件，只有符合条件的记录才能在查询的结果中显示出来。

（3）编辑记录：可以添加、修改、删除记录等。

（4）完成计算：可以建立一个计算字段，利用计算字段保存计算结果。

2. 查询的种类

Access 一共有五种查询类型：选择查询、参数查询、交叉表查询、操作查询和 SQL查询。

（1）选择查询：最常见的查询类型。它从数据源中检索数据，并按照用户所需要的排列次序以数据表的方式显示结果。还可以使用选择查询对记录进行分组，并且对记录进行总计、计数、平均值以及其他类型的总和计算。

（2）参数查询：在执行时会显示一个对话框，要求用户输入参数，系统根据所输入的参数找出符合条件的记录。

（3）交叉表查询：显示来源于表中某个字段的汇总值（合计、计算以及平均等），并将它们分组，一组行在数据表的左侧，一组列在数据表的上部。

（4）操作查询：在一个记录中更改许多记录的查询，查询后的结果不是动态集合，而是转换后的表。它有四种类型：生成表查询、追加查询、更新查询和删除查询。

（5）SQL 查询：是用户使用 SQL 查询语句创建的查询。SQL 是一种用于数据库的标准化语言，许多数据库管理系统都支持这种语言。在查询设计视图中创建查询时，Access 将在后台构造等效的 SQL 语句。实际上，在查询设计视图的属性表中，大多数查询属性在 SQL 视图中都有等效的可用子句和选项。如果需要，可以在 SQL 视图中查看和编辑 SQL 语句。但是，在对 SQL 视图中的查询更改之后，查询可能无法按以前在设计视图中所显示的方式显示。

6.3.2　选择查询

1. 简单查询

1）使用向导创建查询

使用向导创建简单的选择查询，可以从一个或多个表或查询中指定的字段检索数据，但不能通过设置条件限制检索的记录。具体操作步骤如下。

（1）在数据库窗口中，单击"创建"选项卡，在"查询"组中单击"查询向导"按钮，弹出"新建查询"对话框，如图 6-20 所示。

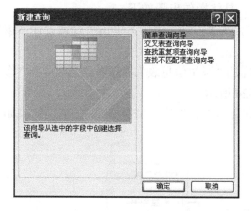
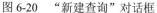
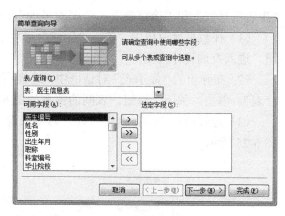

图 6-20　"新建查询"对话框　　　　图 6-21　"简单查询向导"对话框

（2）选择"简单查询向导"选项，单击"确定"按钮，弹出"简单查询向导"对话框，如图 6-21 所示。

（3）选择查询基于的表或查询的名称"医生信息表"，然后在"可用字段"列表框中选择要查询的字段，并添加到"选定字段"列表中，单击"下一步"按钮，弹出"简单查询向导"的选择查询形式对话框。

（4）选择"明细（显示每个记录的每个字段）"单选按钮，单击"下一步"，弹出"简单查询向导"指定查询标题对话框，如图 6-22 所示。

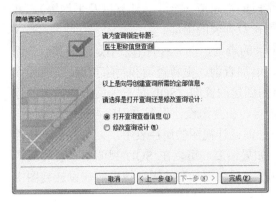

图 6-22 "指定查询标题"对话框   图 6-23 查询结果

（5）指定查询的标题为"医生职称信息查询"，选择"打开查询查看信息"单选按钮，单击"完成"按钮，查询结果如图 6-23 所示。

2）使用设计视图创建查询

使用向导建立查询的方法快捷简单，但有其局限性，如不够灵活、无法创建复杂的查询等。利用"设计视图"可以创建复杂的查询。

如果要查看医生为患者诊疗的详细情况，例如，医生姓名、性别、职称；患者姓名、性别、既往病史、时间。而医生姓名、性别、职称来自"医生信息表"；患者姓名、性别、既往病史来自"患者信息表"；时间来自"诊疗表"。这就需要建立一个基于"医生信息表"、"患者信息表"和"诊疗表"三个表的多表查询。具体操作步骤如下。

（1）在数据库窗口中，单击"创建"选项卡，在"查询"组中，单击"查询设计"按钮，进入查询设计视图。

（2）在弹出的"显示表"对话框中，选择所需的"医生信息表"、"患者信息表"和"诊疗表"，单击"关闭"按钮。表间的关系如图 6-24 所示。

（3）选择所需字段，保存查询，为多表查询命名"医生诊疗情况查询"，查询结果如图 6-25 所示。

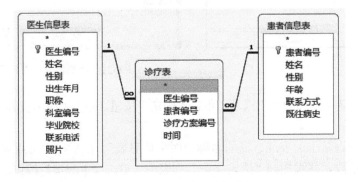

图 6-24 医生诊疗情况查询的设计

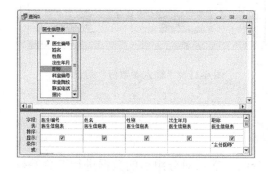

图 6-25 医生诊疗情况查询结果

2. 条件查询

可以通过设置查询的条件查找所需要的数据信息，通常用查询设计器完成。

例如，要查看所有职称为"主任医师"的医生信息，具体操作步骤如下。

（1）在数据库窗口的"创建"选项卡中，单击"查询"组的"查询设计"按钮。

（2）在弹出的"显示表"对话框中选择"医生信息"，单击"添加"按钮。添加完"医生信息"表，关闭"显示表"对话框。

（3）在查询的设计视图中，把表中的所需字段拖入字段行中，并在职称列的"条件"中输入"主任医师"，如图 6-26 所示。

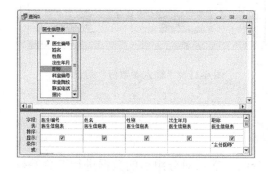

图 6-26 设置查询条件

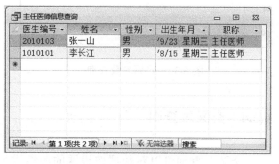

图 6-27 主任医师信息查询结果

（4）单击快速访问栏上的"保存"按钮，在弹出的"另存为"对话框中输入查询的名称"主任医师信息查询"，单击"确定"按钮。在导航窗格中双击"主任医师信息查询"即可得到如图 6-27 所示的查询结果。

也可以设置多个条件进行查询。例如，要查找年龄在 40 岁以下的女医生的信息，就要在查询设计器的条件栏中分别设置年龄"Year（Now（））-Year（[出生年月]）<40"，性别为"女"，如图 6-28 所示，查询结果如图 6-29 所示。

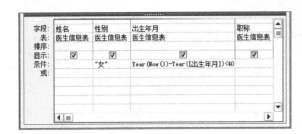

图 6-28　40 岁以下女医生信息查询的条件设置　　　　图 6-29　40 岁以下女医生信息查询结果

6.3.3　参数查询

使用参数查询，用户可以动态输入参数值，系统再根据输入的参数值显示相应的查询结果。创建参数查询只需在查询设计器的条件栏中，输入用方括号括着的提示文字。例如，要通过职称查询医生信息，则在职称的条件栏中输入"[请输入要查询的职称：]"，如图 6-30 所示。则在每次运行查询时，便会弹出一个"输入参数值"对话框，如图 6-31 所示。

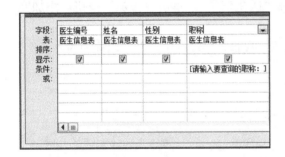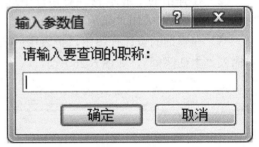

图 6-30　设置参数查询　　　　　　　　　图 6-31　"输入参数值"对话框

6.3.4　交叉表查询

交叉表查询可以对数据按设置的属性进行分组，然后对分组后的数据进行汇总等操作。Access 中可以使用向导或设计视图创建交叉表查询，使用设计视图创建交叉表查询更灵活、方便。

操作步骤如下。

（1）选择"创建|查询|查询设计"选项，进入查询设计视图。选择"设计|查询类型|交叉表"选项。在查询设计视图中，便会出现"总计""交叉表"行。"交叉表"行中可设置：行标题、列标题、值列等。

行标题：用作分组的字段。

列标题：除了行标题和统计结果，显示的字段。

值列：进行统计的字段，可设置计数、平均值、最大值等统计类型。

（2）如果统计不同科室、不同职称的医生人数，则在查询设计视图中加入"科室信息表"。

（3）字段行加入"科室信息表"的"科室名称"字段，总计行选择"Group By"项，交叉表行设置为"行标题"；字段行加入两个"医生信息表"的"职称"字段，总计行分别选择"Group By"项和"计数"项，交叉表行分别设置为"列标题"和"值"，如图 6-32 所示。

（4）保存该交叉表查询。运行交叉表查询的结果，如图 6-33 所示。

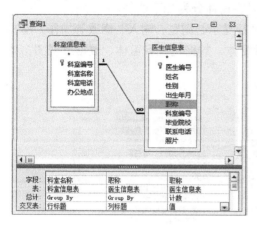

图 6-32　交叉表查询条件设置

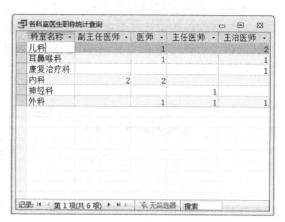

图 6-33　各科室医生职称情况统计结果

6.4　窗体和报表

6.4.1　窗体

窗体是 Access 数据库中的一个重要对象，起着联系数据库与用户的桥梁作用。窗体是主要实现人机对话的界面，可以在窗体中设计美观的背景图案；设计文本框、列表框、组合框向表中输入数据；创建按钮打开其他窗体或报表；创建自定义对话框以接收用户输入，并根据用户输入的信息执行相应的操作。

1. 窗体的功能和类型

作为 Access 数据库中的主要接口，窗体提供了新建、编辑和删除数据的最灵活的方法。窗体和报表都用于数据库中数据的维护，但是其中的作用不同，窗体主要用于数据的输入，报表则用来在屏幕上打印输出窗体中查阅的结果。

1）窗体的功能

根据应用目的不同，可以设计出不同风格的窗体。虽然窗体的主要功能是操纵数据库，但也不仅局限于这一方面，它可以以一种有组织、有吸引力的方式表示数据，可以在窗体上安排字段的位置，以便在编辑单个记录或者进行数据输入时能够按照从左到右、从上到下的顺序进行。窗体的几种功能如下。

（1）数据的显示与编辑：窗体可以显示来自多个数据表中的数据。此外，用户可以利用窗体对数据库中的相关数据进行添加、删除和修改等操作，并可以设置数据的属性。

（2）数据输入：作为数据库中数据输入的接口，利用它向表或查询中添加数据。

（3）控制应用程序流程：通过向窗体添加命令按钮，并对其编程，单击即可执行相应的操作，而达到控制程序执行流程的目的。

（4）显示信息：可以设计一种窗体，用来显示错误、警告等信息。

2）窗体的类型

Access 窗体有多种分类方式。按照功能可以将窗体分为如下四种。

（1）数据操作窗体：主要用于对表或查询进行显示、浏览、输入、修改等操作。单窗体、数据表窗体（图 6-34）、分隔窗体、多项目窗体、数据透视表窗体、数据透视图窗体都属于这一类。

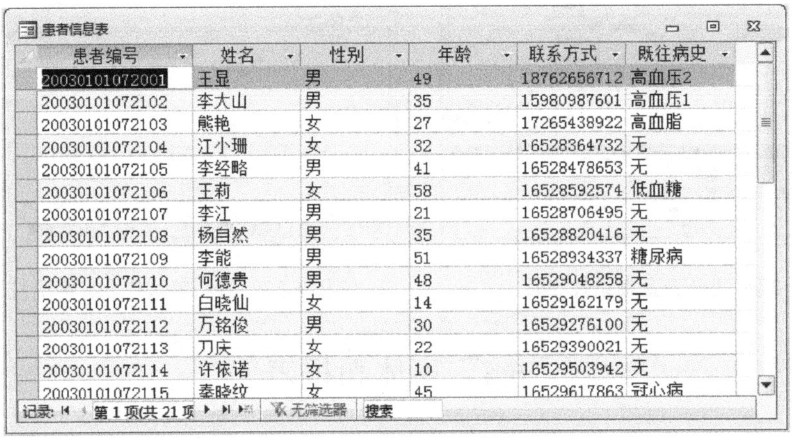

图 6-34　数据操作窗体——数据表窗体

（2）控制窗体：主要用于操作、控制程序的运行。可同时显示多条记录中的信息，包括图像、按钮及其他控件，如图 6-35 所示。

（3）信息显示窗体：主要用来显示信息，以数值或图表的形式显示信息，如图 6-36 所示。

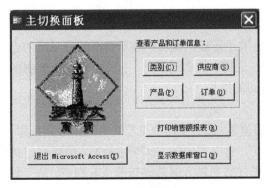

图 6-35　控制窗体

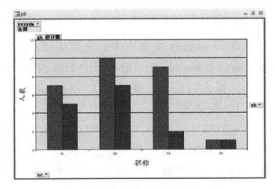

图 6-36　信息显示窗体

（4）交互信息窗体：用于用户与计算机之间的交互。可以用户自定义，也可以系统产生，如图 6-37 所示。

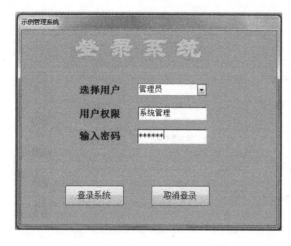
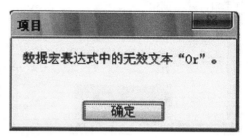

图 6-37　交互信息窗体

2. 窗体的视图

Access 为窗体提供了六种视图形式：窗体视图、布局视图、设计视图、数据表视图、数据透视表视图和数据透视图视图。可通过"开始"选项卡的"视图"组或数据库窗口右下角的视图按钮进行切换。其中前三种比较常用。

（1）窗体视图。窗体视图是窗体的运行视图，该视图下用户可以查看和编辑数据。

（2）布局视图。在布局视图中，用户可以看到窗体运行的外观，同时可以在此视图中，编辑控件的大小、位置，设置窗体的外观。

（3）设计视图。用户可以在窗体设计视图中，对窗体结构进行详细设计，但看不到实际的数据。

3. 创建窗体

创建窗体的方法有两大类：使用 Access 的向导快速创建和使用窗体设计视图手工创建。

1）自动创建窗体

Access 提供了多种方法自动创建窗体。操作步骤基本都是先打开或选择一个表或者查询，然后选用某种自动创建窗体的工具创建窗体。

使用"窗体"命令创建窗体：在导航窗格中选择要创建窗体的表或查询，选择"创建|窗体|窗体"选项，可以自动创建一个新的窗体，新窗体在"布局"视图中打开。

使用"数据表"命令创建窗体：在导航窗格中选择要使用的表或查询，选择"创建|窗体|其他窗体|数据表"选项，可自动创建一个数据表窗体。

使用"多个项目"命令创建窗体：在导航窗格中选择要使用的表或查询，选择"创

建|窗体|其他窗体|多个项目"选项，可自动创建一个"多项目"窗体，窗体中可显示图像和各控件，如图 6-38 所示。

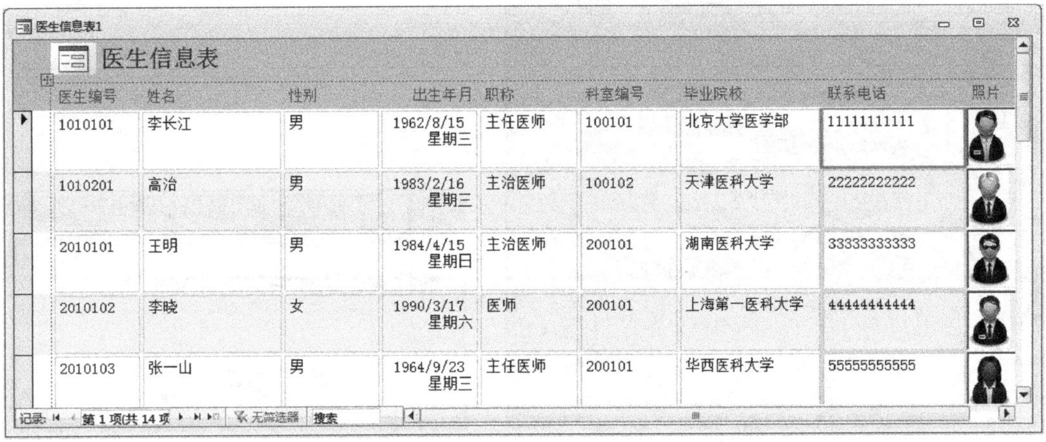

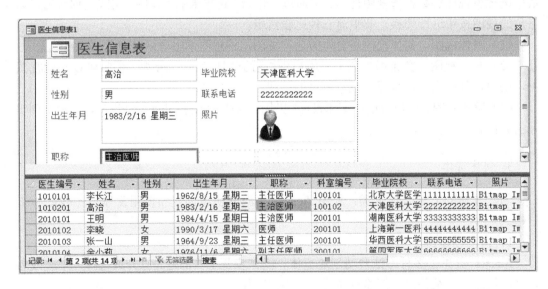

图 6-38　医生信息多项目窗体

使用创建"分割"命令创建窗体：在导航窗格中选择要使用的表或查询，选择"创建|窗体|其他窗体|分割窗体"选项，可自动创建一个"分割"窗体，如图 6-39 所示。

图 6-39　医生信息分割窗体

2）"窗体"向导创建窗体

使用"窗体"向导创建窗体，可以选择窗体中使用的字段，窗体的布局和标题。具体操作步骤如下。

（1）选择"创建|窗体|窗体向导"选项，弹出"窗体向导"对话框，如图 6-40 所示。

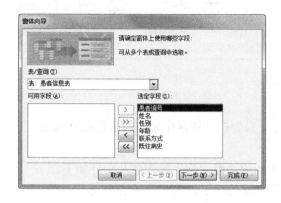

图 6-40　"窗体向导"对话框　　　　　　　　图 6-41　设置窗体布局

（2）使用"表/查询"下拉列表，可以选择表或查询。选择窗体中所需的字段，单击"下一步"按钮，进入如图 6-41 所示的"窗体向导"对话框，设置窗体的布局。

（3）单击"下一步"按钮，进入窗体标题设置对话框，如图 6-42 所示。设置窗体标题，并选择"打开窗体查看或输入信息"单选框，窗体创建结果如图 6-43 所示。

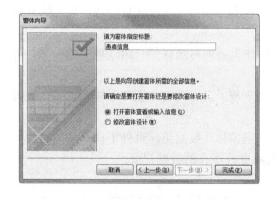

图 6-42　窗体标题设置对话框

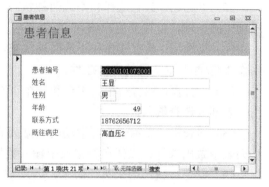

图 6-43　"患者信息"窗体

3）使用窗体设计视图设计窗体

如果希望创建具有特色的、不受系统约束的窗体，那么可以采用窗体设计视图设计窗体。设计窗体之前，应先了解控件。

在 Access 2010 系统中，选择"创建|窗体|窗体设计"选项，进入窗体设计视图。在"窗体设计工具|设计|控件"选项中提供了设计窗体的各种控件，如图 6-44 所示。

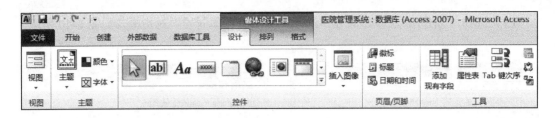

图 6-44　控件工具

　　将一个控件添加到窗体上的过程十分简单，只要在功能区中单击所需的控件按钮，再单击窗体上要放置按钮的位置即可。

　　Access 提供的控件种类繁多，分别具有不同的功能。常用的控件及功能如下。

　　（1）标签：用于显示文字。通常用于显示字段的标题、说明等描述性文本。

　　（2）文本框：用于输入、编辑和显示文本。通常作为文本、数字、货币、日期、备注等类型字段的绑定控件。

　　（3）选项组：用于对选项按钮控件进行分组。每个选项组控件中可包含多个单选钮、复选钮以及切换按钮控件。目的是在窗体（或报表、数据访问页）上显示一组限制性的选项值，从而使选项值变得更加容易。

　　（4）切换按钮：具有弹起和按下两种状态的命令按钮，可用作"是/否"型字段的绑定控件；也可作为定制对话框或选项组的一部分，以接受用户输入。

　　（5）单选钮：具有选择和不选两种状态，常作为互相排斥（每次只能选一项）的一组选项中的一项，以接受用户输入。

　　（6）复选钮：具有选择和不选两种状态，常作为可同时选择的一组选项中的一项，可用作"是/否"型字段的绑定控件。

　　（7）组合框：包含一个文本框和一个下拉列表框。既可在文本框部分输入数据，也可用列表部分选择输入。

　　（8）列表框：显示一个可滚动的数据列表。当窗体、数据访问页处于打开状态时，可从列表中做出选择，以便在新记录中输入数据或更改现存的数据记录。

　　（9）命令按钮：用来执行命令。

　　在 Access 系统中，窗体可分为五部分，主体、窗体页眉、窗体页脚、页面页眉、页面页脚，如图 6-45 所示。主体是窗体设计视图的主要组成部分，是用户布局窗体的部分。窗体页眉和窗体页脚显示在窗体设计视图的上方和下方、打印窗体的起始和末尾，页面页眉和页面页脚只是在打印时显示在每一个打印页的顶部和底部，而不显示在窗体视图中。右击窗体设计视图区域，在弹出的快捷菜单中，可设置是否显示"页面页眉/页面页脚"和"窗体页眉/窗体页脚"。

　　使用窗体"设计"视图设计窗体，操作步骤如下。

　　（1）在如图 6-45 所示的新建窗体的空白处右击，在弹出的快捷菜单中选择"属性"选项。在"属性表"面板中，选择"窗体"选项。选择"数据|记录源"下拉列表框，选择窗体的数据源"医生信息表"，如图 6-46 所示。

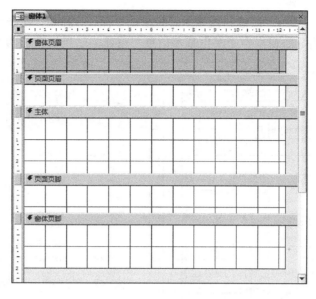

图 6-45　窗体的组成

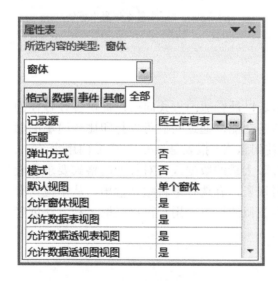

图 6-46　"属性表"面板

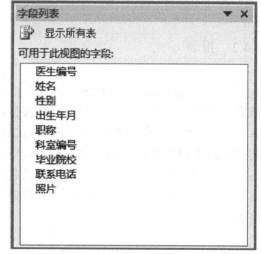

图 6-47　"字段列表"面板

（2）选择"窗体设计工具|设计|工具|添加现有字段"选项，弹出如图 6-47 所示的"字段列表"面板。双击面板中的字段，字段会自动添加到窗体"设计"视图中。将"医生信息表"的"医生编号""姓名""性别""职称"等字段拖动或双击到窗体"设计"视图中，用户可根据需要调节各控件的位置、大小和格式。拖入一个文本框控件，放置到适当位置，标签标题属性设为"年龄"，文本框属性"控件来源"设置为计算年龄的公式" = Year（Date（））-Year（[出生年月]）"。

（3）在"窗体页眉"中输入窗体标题"医生基本信息"，设计好的窗体"设计"视图如图 6-48 所示。

（4）保存窗体。单击"快速访问"工具栏上的"保存"按钮，给窗体命名为"医生基本信息窗体"。双击导航窗格中"医生基本信息"窗体，结果如图6-49所示。

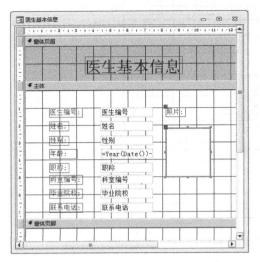

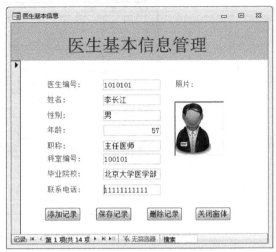

图6-48　"医生基本信息"窗体"设计"视图　　　　图6-49　"医生基本信息"窗体

6.4.2　报表

对于不同的管理信息系统，其最终目的是以最合适的方式向用户提供各种各样的信息。数据库中的表、查询和窗体都有打印的功能，通过它们可以打印比较简单的信息，要打印数据库中的数据，最好的方式是使用报表。报表是Access中专门用来统计、汇总并且整理打印数据的一种工具。若要打印大量的数据或者对打印的格式要求比较高，则必须使用报表的形式。用户可以利用报表，有选择地将数据输出，从中检索有用信息。创建报表与创建窗体的操作有很多类似的地方，用户可以采取多种方法创建报表。

1. 使用"报表"命令创建报表

在导航窗格中选择要创建报表的表或查询，如"科室负责人表"。选择"创建|报表|报表"选项，可以自动创建一个新的报表，新报表在"布局"视图中打开，如图6-50所示。

2. 使用向导创建报表

报表向导为用户提供了报表的基本布局，根据用户的不同需求可以对报表进行进一步修改。使用向导创建报表的具体操作步骤如下。

（1）在数据库窗口中，选择"创建|报表|报表向导"选项。弹出如图6-51所示的报表向导对话框。

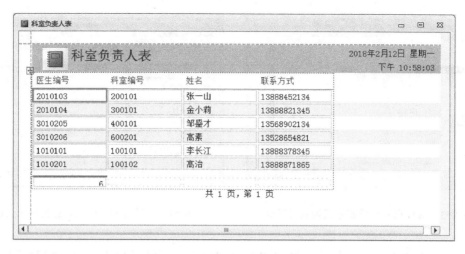

图 6-50　"科室负责人表"报表

（2）单击"表/查询"下拉列表框右侧的向下箭头弹出其下拉列表，从中选择创建报表所需使用的数据源。"可用字段"列表框中选择字段，单击按钮 > ，将其添加到右半部分的"选定字段"列表中。添加"医生信息表"全部字段，"科室信息表"的"科室名称"字段。

（3）单击"下一步"按钮，弹出"报表向导"——请确定查看数据的方式对话框，如图 6-52 所示，选择添加分组级别以及分组的依据。选择"通过 科室信息表"选项。

（4）单击"下一步"按钮，弹出"报表向导"——选择报表的分组级别对话框，如图 6-53 所示。可单击"分组选项"按钮，弹出"分组间隔"对话框。在这里可以为组级字段选定分组间隔。单击"确定"按钮，返回如图 6-53 所示报表向导的分组中。

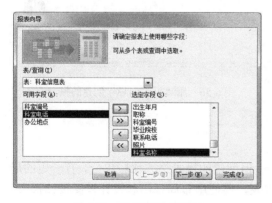

图 6-51　选择字段对话框

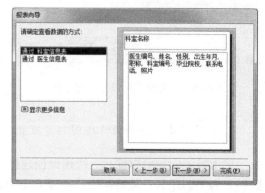

图 6-52　选择报表的查看数据方式对话框

（5）单击"下一步"按钮，弹出"报表向导"——选择排列顺序和汇总信息对话框，如图 6-54 所示。在"报表向导"对话框窗口中，选择排序次序，可以选择一个或几个字段作为排序和汇总的依据，排序可以选择升序或降序。设置排序字段"医生编号"，"升序"。

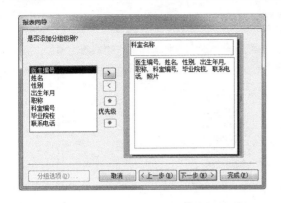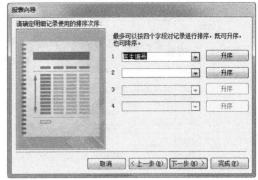

图 6-53　选择报表向导的分组级别对话框　　　　图 6-54　选择排列顺序和汇总信息对话框

（6）单击"下一步"按钮，弹出"报表向导"——选择报表布局方式对话框，如图 6-55 所示。在"报表向导"对话框报表布局方式窗口中，可以确定布局和方向。

（7）单击"下一步"按钮，弹出"报表向导"——指定报表名称对话框，输入报表的标题"科室信息"，并选择"预览报表"选项。

（8）单击"完成"按钮就可以成功创建报表，所创建的报表如图 6-56 所示。

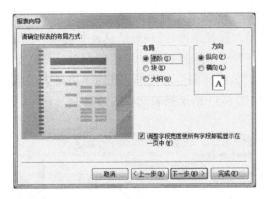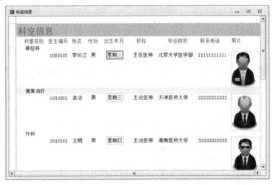

图 6-55　选择报表布局方式对话框　　　　　图 6-56　用"报表向导"创建的报表

3. 使用布局视图和设计视图创建报表

使用报表向导可以简单、快速地创建报表，但创建的报表格式比较单一，有一定的局限性。为了创建具有独特风格、美观实用的报表，要使用布局视图和设计视图设计报表。

1）报表的组成

打开数据库窗口，选择"创建"选项卡，"报表"组中的"报表设计"按钮，进入报表的设计视图，如图 6-57 所示。报表在设计视图中通常由报表页眉、页面页眉、主体、页面页脚和报表页脚五个部分组成。

（1）报表页眉只出现在报表的开头，并且只能在报表开头出现一次。报表页眉用来记录关于此报表的一些主题性信息。

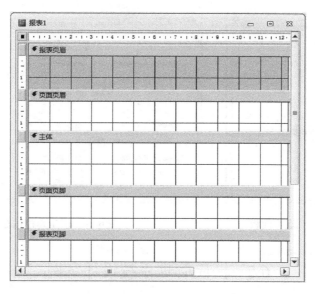

图 6-57 报表"设计"视图

（2）页面页眉只出现在报表中的每一页的顶部，用来显示列标题等信息。

（3）主体包含报表的主要数据，用来显示报表的基础表或查询的每一条记录的详细信息。

（4）页面页脚出现在报表中的每一页的底部，可以用来显示页码等信息。

（5）报表页脚只在报表的结尾处出现，用来显示报表总计等信息。

2）报表中控件的种类

利用设计视图创建报表主要是向报表中添加控件，使用方式与窗体控件类似。报表控件通常可分为以下三种。

（1）非绑定控件：与数据表中的数据无关的控件。

（2）绑定控件：表或查询中的数据字段。

（3）计算控件：报表中用于进行计算的控件，如总计、小计等。

3）用布局视图和设计视图创建报表的方法

在 Access 2010 中用布局视图和设计视图创建报表的具体操作步骤如下。

（1）在如图 6-57 所示的新建报表的空白处右击，在弹出的快捷菜单中选择"属性"选项。在"属性表"面板中，选择"报表"对象。在"数据"选项卡中，"记录源"下拉列表框中，选择窗体的数据源"医生患者挂号情况信息查询"。

（2）在"报表设计工具"的"设计"选项卡中，单击"工具"组的"添加现有字段"按钮，弹出"字段列表"面板，如图 6-58 所示。双击面板中的字段，字段会自动添加到报表"设计"视图中。将"医生诊疗情况查询"的"医生姓名""医生性别""医生职称"等字段拖动或双击到报表"设计"视图中，用户根据需要调节各控件的位置、大小和格式。

（3）在"报表页眉"中输入报表标题"医生诊疗信息"，保存设计好的报表。双击导航窗格中"医生诊疗信息报表"，结果如图 6-59 所示。

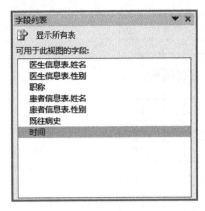

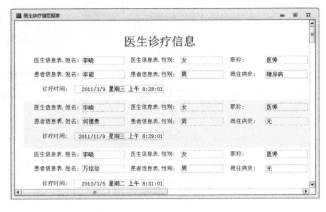

图 6-58　"字段列表"面板　　　　　　　　　图 6-59　医生诊疗信息报表

6.5　医院管理系统设计案例

一个医院管理系统主要包括药品管理子系统、门诊挂号系统、门诊划价收费子系统、门诊医生工作站、住院患者管理子系统、住院费用管理子系统、住院医生工作站、病案病历管理系统、临床信息管理子系统及数据基础维护系统等。由于本书的篇幅及作者对医院管理的了解程度有限，本节将通过一个简化设计案例介绍如何使用 Access 2010 开发一个小型的"医院管理系统"。

6.5.1　医院管理系统的设计

本节设计的"医院管理系统"的功能模块如图 6-60 所示，主要包括基础项目管理、查询管理两个模块的内容，而每个模块又由其子模块完成相应的功能。

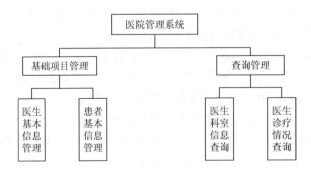

图 6-60　功能模块

本例"医院管理系统"共需要六张数据表，分别是"医生信息""科室信息""患者信息""办公用房""科室负责人""诊疗表"基本数据表，对各个数据表中字段的主要参数设计分别见表 6-3～表 6-8。

表 6-3 "医生信息" 数据表字段

字段名称	字段类型	字段大小	允许为空	备注
医生编号	文本	10	否	关键字段
姓名	文本	20	是	
性别	文本	2	是	显示控件：组合框
出生年月	日期型	8	是	长日期
职称	文本	10	是	显示控件：组合框
科室编号	文本	6	是	显示控件：组合框
毕业院校	文本	50	是	
联系电话	文本	50	是	
照片	OLE	≤1GB	是	

表 6-4 "科室信息" 数据表字段

字段名称	字段类型	字段大小	允许为空	备注
科室编号	文本	6	否	关键字段
科室名称	文本	20	是	显示控件：组合框
科室电话	文本	20	是	
办公地点	文本	20	是	

表 6-5 "患者信息" 数据表字段

字段名称	字段类型	字段大小	允许为空	备注
患者编号	文本	10	否	关键字段
姓名	文本	20	是	
性别	文本	2	是	显示控件：组合框
年龄	数字	2	是	显示控件：组合框
联系方式	文本	50	是	
既往病史	文本	200	是	

表 6-6 "办公用房" 数据表字段

字段名称	字段类型	字段大小	允许为空	备注
用房编号	文本	10	否	关键字段
电话	文本	10	是	
科室编号	文本	10	是	
名称	文本	4	是	显示控件：组合框

表 6-7　"科室负责人"数据表字段

字段名称	字段类型	字段大小	允许为空	备注
医生编号	文本	10	否	关键字段
科室编号	文本	10	是	
姓名	文本	10	是	显示控件：组合框
联系方式	数字型/整型		是	

表 6-8　"诊疗表"数据表字段

字段名称	字段类型	字段大小	允许为空	备注
医生编号	文本	10	否	关键字段
患者编号	文本	40	是	
诊疗方案编号	文本	10	是	
时间	日期型	8	否	

6.5.2　医院管理系统的实现

1. 创建空数据库

利用 6.2.1 小节介绍的方法创建一个空的数据库，并命名为"医院管理系统"，如图 6-10 所示。

2. 创建数据表及关系

"医院管理系统"中共用到六张数据表，读者可按 6.2.2 小节介绍的方法并参照数据表 6-3～表 6-8 创建"医院管理系统"中所需要的六张表。"医院管理系统"中的表创建完成后，可按 6.2.3 小节介绍的方法创建上述表之间的关系。

3. 创建数据库窗体

下面将详细介绍"医院管理系统"各个功能模块的具体实现方法及过程。

1）创建"医生基本信息管理"窗体

"医生基本信息管理"窗体的作用是完成对医生信息的管理，包括对医生信息的添加、删除、修改和查询等操作。创建"医生基本信息管理"窗体的步骤如下。

（1）利用 6.4.1 小节中介绍的"使用向导创建窗体"的方法得到"医生基本信息管理"窗体。

（2）对"医生基本信息管理"窗体进行编辑，在窗体"设计"视图或"布局"视图中，调整各控件。从控件组中选择"按钮"控件添加到窗体主体区域，在弹出"命令按钮向导"对话框的"类别"列表框内选择"记录操作"，"操作"列表框内选择"删除记录"，如

图 6-61 所示。单击"下一步"按钮，打开如图 6-62 所示的"命令按钮向导"窗体——设置按钮显示对话框，选择"文本"单选框后，单击"完成"按钮。

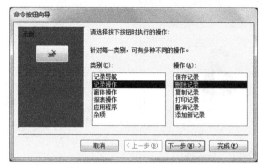

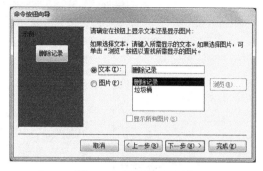

图 6-61　设置按钮操作　　　　　　　　　图 6-62　设置按钮显示

（3）依据第（2）步的方法，为窗体主体区域添加"保存记录""添加记录"命令按钮。

（4）从控件工具栏上选择"命令按钮"控件添加到窗体主体区域，在弹出"命令按钮向导"对话框的"类别"列表框内选择"窗体操作"，"操作"列表框内选择"关闭窗体"。单击"下一步"按钮，打开"命令按钮向导"窗体——设置按钮显示对话框，选择"文本"单选框后，单击"完成"按钮。

（5）右击窗体主体区域，在弹出的快捷菜单中选择"属性"选项，打开"属性"设置对话框，如图 6-63 所示。在下拉列表框中选择"窗体"对象，选择"格式"选项卡。在其中设置"记录选择器"为"否"，"导航按钮"为"否"。

（6）从控件工具栏上选择"标签"控件添加到窗体页眉区域，输入文字"医生基本信息管理"，然后调整"医生基本信息管理"窗体上各个控件的位置及格式，如图 6-64 所示，最后窗体运行结果如图 6-65 所示。

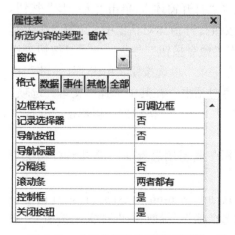

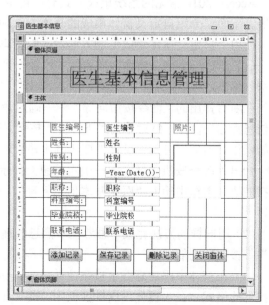

图 6-63　"窗体属性"设置对话框　　　　　图 6-64　"医生基本信息管理"窗体设计视图

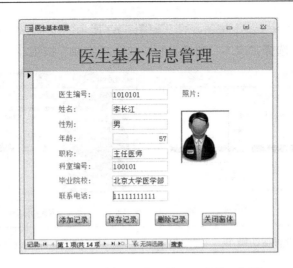

图 6-65 "医生基本信息管理"窗体运行图

2）其他窗体的创建

其他窗体（"患者基本信息管理""医生科室信息查询""医生诊疗情况查询"等）的创建过程及方法与"医生基本信息管理"窗体基本相同，请读者自己动手完成。

6.5.3 系统集成

至此，已经把医院管理系统中所用到的窗体创建完成了，需要将已经建立的各个对象集成在一起，形成一个完整的系统，这个过程称为系统集成。

Access 2010 常见的系统集成方式有：自定义窗体集成、导航窗体集成、切换窗体集成等。下面仅介绍自定义窗体集成的基本方法和步骤。

使用"自定义窗体集成"的方法对医院管理系统集成的步骤如下。

（1）新建一个空白窗体，在窗体中添加一个"按钮"控件，弹出"命令按钮向导"对话框。在"类别"中选择"窗体操作"，"操作"中选择"打开窗体"，单击"下一步"按钮。

在随后弹出的"命令按钮向导"——确定命令按钮打开窗体对话框中，选择"医生基本信息管理"窗体，然后单击"下一步"按钮。弹出"命令按钮向导"——通过按钮来进行的操作对话框，在其中设置"打开窗体并显示所有记录"单选按钮，单击"下一步"按钮。弹出"命令按钮向导"——确定按钮上显示内容对话框，在其中选择"文本"选项，并在右边文本框中输入"医生基本信息管理"，单击"下一步"按钮后，再单击"完成"按钮。

（2）用同样的方法完成"患者基本信息管理""医生科室信息查询""医生诊疗情况查询"等按钮的功能。

（3）在窗体中添加好五个按钮控件后，再添加其他如图 6-66 所示的控件，并调整各个控件的格式。在"窗体"属性面板中，将"记录选择器""导航按钮""关闭按钮""最大最小化按钮"都设置为"否"，把窗体保存为"主界面"。

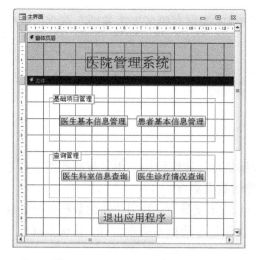

图 6-66　"主界面"窗体设计

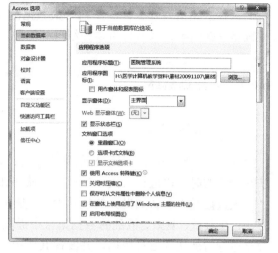

图 6-67　数据库选项设置

（4）将"主界面"窗体设置为启动窗体。选择"文件"|"选项"选项，打开"选项"对话框，在左侧选择"当前数据库"选项，右侧"显示窗体"下拉列表框中选择"主界面"窗体，"应用程序图标"中输入或选择系统图标，如图 6-67 所示，单击"确定"按钮。这样，"医院管理系统"就集成好了。此时打开"医院管理系统"，运行的界面如图 6-68 所示。

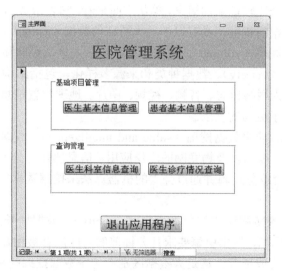

图 6-68　"主界面"窗体运行界面

至此，"医院管理系统"大体框架功能已全部设计完成。（由于本书篇幅所限，本系统集成的功能模块中，部分功能模块窗体的创建由读者自己动手完成。）

6.6　大　数　据

大数据已经走进了我们的日常生活且成为整个社会关注的热点。大数据究竟是什么？

对老百姓的生活有什么样的影响？大数据的相关技术发展有哪些？大数据与医学大数据挖掘是怎么回事？本节将简要介绍这些问题。

6.6.1　大数据概述

1. 大数据的定义

大数据（big data）是这样的数据集合：数据量增长速度极快，用常规的数据工具无法在一定的时间内进行采集、处理、存储和计算的数据集合。

大数据是人类认知世界的技术理念，是在信息技术支撑下，利用全新的数据分析处理方法，在海量、复杂、散乱的数据集合中提取有价值信息的技术处理过程，其核心就是对数据进行智能化的信息挖掘，并发挥其作用。

有人说世界的本质就是数据，在当今充满数字化数据的时代，数据处理变得更加容易、更加快速，人们能够在瞬间处理成千上万的海量数据，为了在数据中理解信息内容，发现信息与信息之间的关系，人类从没有像今天这样对数据有那么深刻的认识。

2. 大数据的特征

大数据本身是一个比较抽象的概念，单从字面来看，它表示数据规模的庞大，实际上，我们应该重新认识数据的特征。具有以下五大特征的数据才称为大数据。

（1）海量的数据规模（volume）。数据量大，包括采集、存储和计算的量都非常大。

（2）多样的类型（variety）。数据种类和来源多样化，包括结构化、半结构化和非结构化数据，具体表现为网络日志、音频、视频、图片、地理位置信息等，多类型的数据对数据的处理能力提出了更高的要求。

（3）数据价值与智能化数据挖掘（value and intelligence）。数据价值密度相对较低，却又弥足珍贵。随着互联网以及物联网的广泛应用，信息感知无处不在，信息海量，但价值密度较低，如何结合业务逻辑并通过强大的机器算法来挖掘数据价值，是大数据时代最需要解决的问题。

（4）快速的数据流转和动态的数据变化（velocity）。数据增长速度快，处理速度也快，时效性要求高。比如，搜索引擎要求几分钟前的新闻能够被用户查询到，个性化推荐算法尽可能要求实时完成推荐。这是大数据区别于传统数据挖掘的显著特征。

（5）数据是在线的（online）。数据是永远在线的，是随时能调用和计算的，这是大数据区别于传统数据最大的特征。现在我们所谈到的大数据不仅仅是大，更重要的是数据变成在线的了，这是互联网高速发展背景下的特点。

关于大数据特征方面，特别要强调的一点是数据是在线的，因为很多人认为数据量大就是大数据，往往忽略了大数据的在线特性。数据只有在线，即数据在与产品用户或者客户产生连接的时候才有意义。如某用户在使用某互联网应用时，其行为及时地传给数据使用方，数据使用方通过某种有效加工后（通过数据分析或者数据挖掘进行加工），进行该应用推送内容的优化，把用户最想看到的内容推送给用户，也提升了用户的使用体验。

3. 大数据的发展过程

2005 年 Hadoop 项目诞生。Hadoop 最初只是雅虎公司用来解决网页搜索问题的一个项目，后来因其技术的高效性，被 Apache Software Foundation 公司引入并成为开源应用。Hadoop 本身不是一个产品，而是由多个软件产品组成的一个生态系统，这些软件产品共同实现全面功能和灵活的大数据分析。

2008 年末，"大数据"得到部分美国知名计算机科学研究人员的认可，计算社区联盟（Computing Community Consortium）发表了一份有影响力的白皮书《大数据计算：在商务、科学和社会领域创建革命性突破》。它使人们的思维不仅局限于数据处理的机器，并提出：大数据真正重要的是新用途和新见解，而非数据本身。此组织可以说是最早提出大数据概念的机构。

2009 年印度政府建立了用于身份识别管理的生物识别数据库，联合国全球脉冲项目已研究了对如何利用手机和社交网站的数据源来分析预测从螺旋价格到疾病暴发之类的问题。

2009 年美国政府通过启动 Data.gov 网站的方式进一步开放了数据的大门，这个网站向公众提供各种各样的政府数据。

2009 年，欧洲一些领先的研究型图书馆和科技信息研究机构建立了伙伴关系致力于改善在互联网上获取科学数据的简易性。

2010 年 2 月，库克尔在《经济学人》上发表了长达 14 页的大数据专题报告《数据，无所不在的数据》。库克尔在报告中提到：世界上有着无法想象的巨量数字信息，并以极快的速度增长。科学家和计算机工程师已经为这个现象创造了一个新词汇："大数据"。库克尔也因此成为最早洞见大数据时代趋势的数据科学家之一。

2011 年 5 月，全球知名的麦肯锡咨询公司（McKinsey & Company）的麦肯锡全球研究院（MGI）发布了一份报告——《大数据：创新、竞争和生产力的下一个新领域》，大数据开始备受关注，这也是专业机构第一次全方面地介绍和展望大数据。

2011 年 12 月，我国工业和信息化部发布的物联网十二五规划上，把信息处理技术作为四项关键技术创新工程之一，其中包括海量数据存储、数据挖掘、图像视频智能分析，这都是大数据的重要组成部分。

2012 年 1 月，瑞士达沃斯召开的世界经济论坛会上，大数据是主题之一，会上发布的报告《大数据，大影响》宣称，数据已经成为一种新的经济资产类别，就像货币或黄金一样。

2012 年 3 月，美国奥巴马政府在白宫官方网站发布了《大数据研究和发展倡议》，这一倡议标志着大数据已经成为重要的时代特征。2012 年 3 月 22 日，奥巴马政府宣布投资 2 亿美元启动"大数据研究和发展计划"，这是大数据技术从商业行为上升到国家科技战略的分水岭，在次日的电话会议中，政府将大数据的定义为"未来的新石油"，大数据技术领域的竞争，事关国家安全和未来。

2012 年 4 月，美国软件公司 Splunk 于 19 日在纳斯达克成功上市，成为第一家上市的大数据处理公司。

2012 年 7 月，为挖掘大数据的价值，阿里巴巴集团在管理层设立"首席数据官"一职，负责全面推进"数据分享平台"战略，并推出大型的数据分享平台——"聚石塔"，为天猫、淘宝平台上的电商及电商服务商等提供数据云服务。随后，阿里巴巴董事局主席马云在 2012 年网商大会上发表演讲，称从 2013 年 1 月 1 日起将转型重塑平台、金融和数据三大业务。

2014 年 4 月，世界经济论坛以"大数据的回报与风险"主题发布了《全球信息技术报告（第 13 版）》。报告认为，在未来几年中针对各种信息通信技术的政策甚至会显得更加重要。在接下来将对数据保密和网络管制等议题展开积极讨论。

2014 年 5 月，美国白宫发布了 2014 年全球"大数据"白皮书的研究报告《大数据：抓住机遇、守护价值》。报告鼓励使用数据以推动社会进步，特别是在市场与现有的机构并未以其他方式来支持这种进步的领域；同时，也需要相应的框架、结构与研究，来帮助保护美国人对保护个人隐私、确保公平或防止歧视的坚定信仰。

2014 年，"大数据"首次出现在政府工作报告中。报告中提到，要设立新兴产业创业创新平台，在新一代移动通信、集成电路、大数据等方面赶超先进，引领未来产业发展。"大数据"旋即成为国内热议词汇。

2015 年，我国国务院正式印发《促进大数据发展行动纲要》，明确提出推动大数据发展和应用在未来 5 至 10 年逐步实现以下目标：打造精准治理、多方协作的社会治理新模式，建立运行平稳、安全高效的经济运行新机制，构建以人为本、惠及全民的民生服务新体系，开启大众创业、万众创新的创新驱动新格局，培育高端智能、新兴繁荣的产业发展新生态。标志着大数据正式上升到国家战略。

2016 年，大数据十三五规划经征求专家意见，并进行了集中讨论和修改后出台，其涉及的内容包括：推动大数据在工业研发、制造、产业链全流程各环节的应用；支持服务业利用大数据建立品牌、精准营销和定制服务等。

4. 大数据相关技术的发展

大数据技术是一种新一代技术和构架，它根据特定目标，经过数据收集与存储、数据筛选、算法分析与预测、数据分析结果展示等，为做出正确决策提供依据。大数据技术不断涌现和发展，让我们处理海量数据更加容易、便宜和迅速，成为利用数据的好助手，甚至可以改变许多行业的商业模式，大数据技术的发展可以分为六大方向。

（1）大数据采集与预处理方向。该方向最常见的问题是数据的多源和多样性，导致数据的质量存在差异，严重影响到数据的可用性。针对这些问题，目前很多公司已经推出了多种数据清洗和质量控制工具（如 IBM 的 Data Stage）。

（2）大数据存储与管理方向。该方向最常见的挑战是存储规模大，存储管理复杂，需要兼顾结构化、半结构化和非结构化的数据。分布式文件系统和分布式数据库相关技术的发展正在有效地解决这些方面的问题。在大数据存储和管理方向，尤其值得我们关注的是大数据索引和查询技术、实时及流式大数据存储与处理的发展。

（3）大数据计算模式方向。由于大数据处理多样性的需求，目前出现了多种典型的计算模式，包括大数据查询分析计算（如 Hive）、批处理计算（如 Hadoop MapReduce）、流式计算（如 Storm）、迭代计算（如 HaLoop）、图计算（如 Pregel）和内存计算（如 Hana），而这些计算模式的混合将成为满足多样性大数据处理和应用需求的有效手段。

（4）大数据分析与挖掘方向。在数据量迅速膨胀的同时，还要进行深度的数据分析和挖掘，并且对自动化分析要求越来越高，越来越多的大数据分析工具和产品应运而生，如用于大数据挖掘的 R Hadoop 版、基于 MapReduce 开发的数据挖掘算法等。

（5）大数据可视化分析方向。通过可视化方式来帮助人们探索和解释复杂的数据，有利于决策者挖掘数据的商业价值，进而有助于大数据的发展。很多公司也在开展相应的研究，试图把可视化引入不同的数据分析和展示的产品中，各种可能相关的商品也将会不断出现。可视化工具 Tabealu 的成功上市反映了大数据可视化的需求。

（6）大数据安全方向。当我们在用大数据分析和数据挖掘获取商业价值的时候，黑客很可能在向我们攻击，收集有用的信息。因此，大数据的安全一直是企业和学术界非常关注的研究方向。通过文件访问控制来限制呈现对数据的操作、基础设备加密、匿名化保护技术和加密保护技术等正在最大限度地保护数据安全。

6.6.2　大数据与医疗大数据挖掘

1. 大数据时代的数据挖掘

通俗来讲，数据挖掘可以说是处理并分析相关的数据，从中搜寻出为自身所需的，并排除掉对自己没有利用价值的数据。大数据时代实际上就是数据革命时代，这一特殊的时代将会掀起社会发展史上的巨大浪潮。与此同时，这一时代还会对我国中小企业决策的制定、商业组织以及业务流程等多个方面发挥重大作用，也可以换一个角度说大数据时代还在一个国家或地区的政治方面扮演着非常重要的角色。在这一时代下，人和人的沟通将不会受到地域的束缚，有时还可以实现不同国家之间的连接。在过去的时间里人们所积累的各种信息成了数据，同时也成了一种十分重要的依据。所以，要想真正获得这些财富，就必须学会对数据的处理方式。但是实际上这些财富并没有直接展示在人们面前，而是隐藏在其中，必须借助人力将其挖掘出来，在挖掘过程中所使用到的工具便可以称为数据挖掘。

2. 大数据时代医疗数据挖掘的基本方法

大数据时代的医疗数据是非常丰富、海量的数据，所以在对医疗数据的存储、分析、处理、决策上要有一些更加有效的方法才能够挖掘出其潜在的医疗价值。医疗大数据挖掘常用的基本方法包括聚类、关联分析、决策树方法、人工神经网络等。

（1）聚类。聚类（cluster）是把不同的对象集合分成若干个不同类别的模型，每个模型具有相似的对象，有基本相似的特征，又与其他类别中的对象不相同，通过聚类方法可以对医疗大数据进行分类处理找出相似的病症以及与其他病的不同,从而能够分析出同一病种的微小差异,做到精准治疗。

(2)关联分析。关联分析(correlation analysis)又称关联挖掘,就是在用户医疗信息数据、关系数据或其他信息载体中,查找存在于项目集合或对象集合之间的频繁模式、关联、相关性或因果结构。

关联分析是发现大量用户医疗信息的数据库中寻找实现不同因素相关性疾病的生命周期,用于进行临床决策和特殊疾病的诊断。

(3)决策树方法。决策树(decision tree)由一个决策图和可能的结果(包括资源成本和风险)组成,用来创建到达目标的规划。决策树建立并用来辅助决策,是一种特殊的树结构。决策树是一个利用像树一样的图形或决策模型的决策支持工具,包括随机事件结果、资源代价和实用性。它是一个算法显示的方法。

决策树经常在运筹学中使用,特别是在决策分析中,它帮助确定一个能最可能达到目标的策略。决策树可以用于一些需要长期观察的慢性病研究,分析病种的变化趋势对疾病作出预测。

(4)人工神经网络。人工神经网络(artificial neural network,ANN)从信息处理角度对人脑神经元网络进行抽象,建立某种简单模型,按不同的连接方式组成不同的网络。由于人体和疾病的复杂性、不可预测性,在生物信号与信息的表现形式上、自身变化与医学干预后变化上,对其进行检测与信号表达,获取的数据及信息的分析、决策等诸多方面都存在非常复杂的非线性联系,适合人工神经网络的应用。目前的研究几乎涉及从基础医学到临床医学的各个方面,主要应用于生物信号的检测与自动分析,医学专家系统等。

6.6.3　医疗大数据的应用

1. 医疗大数据的爆发

早期,大部分医疗相关数据是以处方类的纸质手写形式存在的,而非信息化数据存储,如官方的医药记录、收费记录、护士医生手写的病例记录、处方药记录、X 射线图像记录、磁共振成像记录、CT 影像记录等。随着强大的数据存储、计算平台,以及移动互联网的发展,现在的趋势是医疗数据的大量爆发及快速的电子数字化。以上提到的医疗数据都在不同程度上向数字化转化。移动互联网、大数据、云计算等多领域技术与医疗领域跨界融合,新兴技术与新服务模式快速渗透到医疗的各个环节,并让人们的就医方式出现重大变化,也为中国医疗带来了新的发展机遇。

2. 医疗大数据的应用

大数据技术在医疗领域的技术层面、业务层面都有十分重要的应用价值。在技术层面:大数据技术可以应用于非结构化数据的分析、挖掘,大量实时监测数据分析等,为医疗卫生管理系统、综合信息平台等建设提供技术支持。在业务层面：大数据技术可以向医生提供临床辅助决策和科研支持，向管理者提供管理辅助决策、行业监管、绩效考核支持，向居民提供健康监测支持，向药品研发部门提供统计学分析、就诊行为分析支持。

（1）大数据在医疗系统、信息平台建设中的应用。在信息化高度发展的今天，各个医院、卫生机构都具备了自己的信息化平台，其中包含了日常的患者信息管理、临床诊断、病程记录等。大数据技术可以通过建立海量医疗数据库、网络信息共享、数据实时监测等方式的平台将各个医院、卫生机构管理平台所提供基本数据源进行挖掘分析。通过这些平台，医疗机构之间能够实现同级检查结果互认，节省医疗资源，减轻患者负担；患者可以实现网络预约、异地就诊、医疗保险信息即时结算。

（2）大数据技术在临床辅助决策中的应用。在传统的医疗诊断中，医生仅可依靠目标患者的信息以及自己的经验和知识储备，局限性很大。而大数据技术则可以将患者的影像数据、病历数据、检验检查结果、诊疗费用等各种数据录入大数据系统，通过机器学习和挖掘分析方法，医生即可获得类似症状患者的疾病机理、病因以及治疗方案，这对于医生更好地把握疾病的诊断和治疗十分重要。

（3）大数据技术在医疗科研领域中的应用。在医疗科研领域，运用大数据技术对各种数据进行筛选、分析，可以为科研工作提供强有力的数据分析支持。例如，健康危险因素分析的科研中，利用大数据技术可以在系统全面地收集健康危险因素数据（包括环境因素、生物因素、经济社会因素、个人行为和心理因素、医疗卫生服务因素，以及人类生物遗传因素等）的基础上，进行比对关联分析，针对不同区域、家族进行评估和遴选，研究某些疾病发病的家族性、地区区域分布性等特性。

（4）大数据技术在移动健康数据与健康监测中的应用。目前状态下，随着人们生活水平的提高，人们已经对健康医疗有了自己的一个定位。在居民的健康监测方面，大数据技术可以提供居民的健康档案，通过移动采集终端搜集用户的生理数据，将信息传送到云平台。就诊时医生会根据患者的日常身体指标和疾病数据进行病情分析和处理，结合多方面的处理结果给出相应的诊断或康复建议，并通过移动设备定位数据对居民健康影响因素进行分析，为居民提供个性化健康事务管理服务。

（5）大数据技术在医药研发研究中的应用。人们的所有健康状况都发布在网络云平台上，通过联网机制患者可以随时随地查询自己的就诊信息，患者用药信息及诊疗结果也可以随时查询。医疗卫生机构可以观察患者的用药情况、身体指标转变、症状特点等，并通过大数据技术分析药品需求趋势，确定更为有效率的投入产出比，合理配置有限研发资源。此外，医药公司能够通过大数据技术优化物流信息平台及管理，使用数据分析预测提早将新药推向市场。

第 7 章 医院信息化简介

随着科学技术的发展和医院改革的深入，信息化、管理科学化的概念已逐步渗透到医院管理之中。医院数字化已成为现代化医院运营必不可少的基础设施与技术支撑环境。医院的管理模式必须实现由经验管理向信息管理的转变，才能适应现代医院科学管理的需要，这也是医院管理发展的必然趋势。

7.1 医院信息化概述

医院信息系统（hospital information system，HIS）是指利用计算机软硬件技术、网络通信技术等现代化手段，对医院及其所属各部门的人流、物流、财流进行综合管理，对在医疗活动各阶段中产生的数据进行采集、存储、处理、提取、传输、汇总、加工生成各种信息，从而为医院的整体运行提供全面的、自动化的管理及各种服务的信息系统。

7.1.1 医院信息化的发展历程

1. 国外医院信息化的发展状况

电子计算机在医院的应用已有 50 多年的历史，20 世纪 60 年代初，美国便开始了医院信息系统的研究，著名的麻省总医院开发的 COSTAR 系统从 60 年代初开始并发展到今天，已成为大规模的临床患者信息系统。70～80 年代，美国的医院信息系统产业有很大的发展。1985 年美国全国医院数据处理工作调查表明：拥有 100 个床位以上的医院，80% 实现了计算机财务收费管理；70% 可支持患者挂号登记和行政事务管理；25% 有了较完善的医院信息系统，实现了病房护理人员直接用计算机处理医嘱和查询实验室的检验结果；10% 具有全面计算机管理的医院信息系统。

日本的医院信息系统开发和应用从 20 世纪 70 年代初开始。开始时各家医院由下而上在小型机的基础上分散进行，首先从财务管理和病案这两个环节开展，如藤田卫生保健大学医院 1974 年安装 PDF-11 小型机，开发了患者管理系统。多数日本医院是 20 世纪 80 年代以后开始进行医院信息系统工作的，发展十分迅猛，规模也很大，以大型机为中心的医院计算机系统，如 IBM/3090 双机系统。当前日本的医院信息系统总的发展趋势是系统化、网络化、综合化，走自上而下的开发路线，一般都以大型机为中心，支持整个系统工作，医疗和事务数据都从发生源直接输入计算机，支持诊疗的功能不断加强，系统 24 小时运行。

欧洲的医院信息系统发展大多数是从 20 世纪 70 年代中期和 80 年代开始的，欧洲医院信息系统的特点是实现了一些区域信息系统，如丹麦的 Red System 管理 76 所医院。

法国的第八医疗保健中心实现了能管理 3 所医院和 3 所医药学院的一体化信息系统——Grenoble Integrated HIS。

　　2. 国内医院信息化的发展状况

　　我国的医院信息化开始于 20 世纪 70 年代末，这一阶段是以小型机为主，采用分时终端方式，当时只有少数几家大型的综合医院和教学医院拥有，80 年代初期，随着个人计算机的出现和 Basic 语言的普及，一些医院开始开发一些小型的管理软件，如工资软件、门诊收费、住院患者费用管理、药库管理等，这一应用阶段的工作异常艰苦，能在屏幕显示汉字也是非常困难的事；80 年代中期，随着 XT286 的出现和国产化，以及 DBASEIII 和 UNIX 操作系统的出现，一些医院开始建立小型的局域网络，并开发出基于部门管理的小型网络管理系统，如住院管理、药房管理、门诊计价及收费发药系统等；90 年代，快速以太网和大型关系型数据库日益盛行，专业的计算机公司加入开发 HIS，开发出了全院数据充分共享的门诊、住院、药品、卫生经济、物资、固定资产、LIS、PACS 等系统。

　　进入 21 世纪，随着我国医院信息化进程的不断加快，医疗卫生"信息技术"的应用范围不断扩大，实现了医学信息的数字化采集、存储、管理和传输等，涉及医疗、卫生、医学教学研究信息等各个方面，电子病历、医学影像系统已成为我国医院"信息技术"的亮点，智能卡被医院广泛地应用于付费、查询、保健、急救医疗等领域，远程教育、远程医疗也得到快速发展。

7.1.2　医院信息系统在现代医院中的作用

　　医院管理是通过充分发挥整体运行功能，全面提高医院医疗、教学、科研、管理的水平，为患者提供更多、更好的服务，医院取得最佳综合效益的管理活动过程。信息化事业的飞速发展，已经引起了卫生界的极大关注，特别是医疗卫生体制改革和社会医疗保险制度改革的深入开展，进一步加大了卫生系统的信息化步伐，医院信息系统已成为医院必不可少的基础设施与技术支持环境，是现代医院建设的重要组成部分。医院信息系统建设对医院生存与发展至关重要。

　　（1）有利于优化服务流程、提高服务质量。面对众多患者，传统的手工作业流程环节多、周期长，经常发生差错、延误，信息系统用高效的网络系统极大地提高了医疗工作信息传递速度，实现了资源共享，患者信息自动获取，报告自动返回医生工作站，整体缩短门诊患者在医院滞留的时间，为医院节约了大量的人力、物力。在信息化管理模式下，各种医疗护理文书，由上级医生签字或护士校对执行后，就不能随意更改，这对医护人员形成了较好的监督、制约作用。建立规范、完整的电子病历更有利于为患者提供针对性的个性化服务。

　　（2）有利于医疗信息收集，提高医疗科研水平。各医疗科室及辅助科室在医疗服务中，都会产生大量的数据，而这些数据对患者的诊断、治疗、评价、复诊等都有重要价值，采用统一的数字化采集、存储、传输，不仅确保了信息的准确可靠，更有利于统计分析和加工利用，同时还为教学科研工作的开展留下了宝贵财富，为医院教学科研工作的开展提供坚实的基础支持。

（3）有利于加强成本核算，提高医院经济效益。实现自动实时明码标价、划价收费，费用"一日清单"，这在方便患者看病的同时，使患者的花费一目了然，让患者置身于一个管理规范有序、收费透明合理的诊疗环境中，有利于提高患者对医院的信任度。信息系统对各部门的成本进行有效的分析、过程监控，计算和分析出各种药品、材料的物耗规律及库存节余，做到开源节流，使成本控制由事后控制提前为事中、事前控制，提高工作人员的节约意识，并及时发现管理中存在的问题，采取有针对性的改正措施。

（4）有利于加强医疗管理，提高科学决策水平。医院的高层领导要实现对全院的科学化管理，离不开信息化系统。管理人员可以通过调阅、查询大量的数据，将医疗和财务信息的综合查询结果，借助决策模块的统计分析，形成可供决策的参考报表和报告，提交高层领导，以便于领导实时监控医疗过程，及时发现医疗活动过程中各环节的问题，直接辅助医院高层领导决策，对医疗工作的运行实施正确、有效的指挥和调度。

医院信息系统作为现代化医院运营的技术支撑和基础设施是必不可少的，已在我国的许多医院相继应用，以信息化规范医疗行为，实时监控提高医疗质量，用信息化的建设提升医院科学管理水平是现代医院发展的必然趋势。

7.1.3　医院信息化发展趋势

随着医院信息化建设的不断深入，大量信息新技术，如虚拟数据中心、云计算、刀片服务器、智能 IC 卡、RFID、3G/4G 无线网络等被广泛应用。

未来医院信息化发展趋势有五大方向，即临床信息系统及移动医疗、后台运营管理系统、数据的分析和使用、健康管理、虚拟化平台和虚拟化计算。

1. 临床信息系统及移动医疗

首先，临床信息系统应该是以电子病历为核心的全流程闭环管理。未来，临床信息系统的发展方向是集成平台化的管理，改变各系统孤立的体系架构。所有子系统将通过平台进行对接，所有系统中的临床数据都能归纳到电子病历之中，并能通过一个界面进行整体展现，而且所有系统都扁平化，实现快速流程管理。

其次，全面的质量管理，患者在医院的每个步骤，都在信息系统中得到完整、正确的记录和跟踪。通过这样一个闭环的管理，做到正确的患者、正确的药品、正确的剂量、正确的时间和正确的给药途径。例如，患者用药就是一个以医嘱为核心的管理过程，这中间的信息技术转换，就涵盖从合理用药监控系统、患者床旁移动护理系统等，所有这些可通过不同系统完成，但这些系统在后台有一个紧密的连接。

最后，移动医疗日渐普及：一方面，移动医疗具有很好的便携性，医生可以随时随地获得任何医疗信息；另一方面，通过移动医疗，可以促使信息无缝连接、无缝覆盖。不管医护人员走到哪里，处在哪个环节，都可以随时采集数据；随时验证患者身份和药品信息。

2. 后台运营管理系统

医院也有作为企业属性的一面，需要一个以企业资源计划（enterprise resource planning，ERP）为核心的人、财、物的高度整合管理。

3. 数据的分析和使用

医院使用越来越多的信息系统，这些系统就会产生越来越多的数据，如果这些数据不用，就不能产生价值，信息技术最大的价值不在于技术（technology），而是在于信息（information），未来医院信息化中最有意思的事情是分析、使用这些数据。如果所有采集的数据，是靠人工录入进去的，那这样的数据就不是大数据，真正的大数据是不依赖于人而自动生成的数据，例如，通过各种感应器或各种传感器，实现患者生命体征及诊疗信息自动采集的过程等。

4. 健康管理

未来医院的发展方向应该是以健康管理为中心，健康管理的概念是：患者个人健康档案不仅仅在医院使用，还能在家里等任何其他地方共享，为不同机构的诊断和治疗提高效率和准确度，并节省费用。

5. 虚拟化平台和虚拟化计算

虚拟化、云是未来的发展趋势，当医院的所有设备和应用全都虚拟化以后，投入成本将大大降低，另外，虚拟化还能大大节省医院的用量电、制冷量等。目前，中国在云计算方面还是以私有云为主，最终走向公有云还将有赖于整个链路、整个硬件安全性和稳定性的提高与完善。

7.2　医院信息系统组成及功能

医院是以诊治疾病、护理患者为主要目的的医疗服务机构，同时医院还担负着预防、教学和科研等任务。医院的上述功能不是各自孤立的，而是相互联系、相辅相成的。医院信息系统的结构是以上述功能为基础的。

7.2.1　医院信息系统的组成

医院信息系统主要由医院管理信息系统和临床信息系统两部分组成，结构如图 7-1 所示。

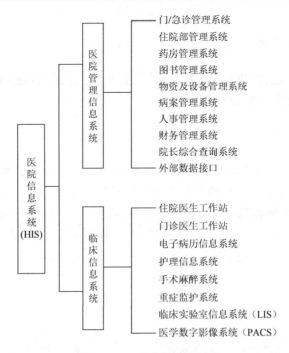

图 7-1　医院信息系统的结构

医院管理信息系统（hospital management information system，HMIS）的主要目标是支持医院的行政管理与事务处理业务，减轻事务处理人员的劳动强度，辅助医院管理，辅助高层领导决策，提高医院的工作效率，从而使医院能够以少的投入获得更好的社会效益与经济效益，如财务查询系统、住院管理系统、药品库管理系统等就属于医院管理信息系统的范围。

临床信息系统（clinical information system，CIS）的主要目标是支持医院医护人员的临床活动，收集和处理患者的临床医疗信息，丰富和积累临床医学知识，并提供临床咨询、辅助诊疗、辅助临床决策，提高医护人员的工作效率，为患者提供更多、更快、更好的服务，如住院医生工作站、医学实验系统、电子病历系统等就属于临床信息系统的范围。

7.2.2　医院信息系统的功能

医院信息系统主要对医院及其所属各部门的人流、物流、财流进行综合管理，对在医疗活动各阶段产生的数据进行采集、储存、处理、提取、传输、汇总、加工生成各种信息。根据《医院信息系统基本功能规范》规定，医院信息系统必须具备以下功能。

（1）临床诊疗部分。临床诊疗部分主要以患者信息为核心，将整个患者诊疗过程作为主线，医院中所有科室将沿此主线展开工作，随着患者在医院中每一步诊疗活动的进行，产生并处理与患者诊疗有关的各种诊疗数据与信息。整个诊疗活动主要由各种与诊疗有关的工作站完成，并将这部分临床信息进行整理、处理、汇总、统计、分析等。

（2）药品管理部分。药品管理部分主要包括药品的管理与临床使用。在医院用药品从入库到出库直到患者使用，是一个比较复杂的流程，它贯穿患者的整个诊疗活动。这部分主要处理的是与药品有关的所有数据和信息。

（3）经济管理部分。经济管理部分属于医院信息系统中的最基本部分，它与医院中所有发生费用的部门有关，处理的是整个医院中各相关部门产生的费用数据，并将这些数据整理、汇总、传输到各自的相关部门，供各级部门分析、使用，并为医院的财务与经济收支情况服务。

（4）综合管理与统计分析部分。综合管理与统计分析部分主要包括病案的统计分析、管理，并将医院中的所有数据汇总、分析、综合处理供领导决策使用。

（5）外部接口部分。随着社会的发展及各项改革的进行，医院信息系统已不是一个独立存在的系统，它必须考虑与社会上相关系统的互连问题。外部接口部分提供了医院信息系统与医疗保险系统、社区医疗系统、远程医疗咨询系统等的接口。

7.3 医学信息标准

标准是科学、技术和实践经验的总结，为在一定的范围内获得最佳秩序，对实际的或潜在的问题制定共同的和重复使用的规则的活动，即制定、发布及实施标准的过程，称为标准化。通过标准及标准化工作，以及相关技术政策的实施，可以整合和引导社会资源，激活科技要素，推动自主创新与开放创新，加速技术积累、科技进步、成果推广、创新扩散、产业升级以及经济、社会、环境的全面、协调、可持续发展。

7.3.1 医学信息标准的意义

医学名词繁多、内容深奥、规范表达多样，与人类生命息息相关。传统手工操作"非标准化"问题突出，随着医疗卫生信息化的发展，医学信息跨部门、跨地区的交互需求日益增长，要实现医学信息系统互连互通，信息资源共享，减少重复建设，避免信息孤岛，改善医疗服务质量，实现业务协同，减少医疗差错，提高医疗卫生管理与服务的效率，这就需要医学信息必须有共同的标准和规范。

医学信息标准是医院信息系统建设中的重要依据。如果缺少统一的信息标准，医院内部之间，医院与其他医疗机构之间，医院与社会医疗服务机构之间将无法实现信息共享，甚至无法选择医院信息系统中的硬件和软件。

统一的标准不仅有利于医疗机构的发展，也有利于硬件开发、应用软件开发，以保障各种产品的适用性和协调性，使医疗卫生相关信息系统互连，信息共享、业务协同、数据安全保密等得到保障。

7.3.2　知名的医学信息分类及标准

1. 国际疾病分类法

国际疾病分类法（international classification of diseases，ICD）是依据疾病的某些特征，按照规则将疾病分门别类，并用编码的方法来表示的系统。

国际疾病分类已有一百多年的发展历史。1893 年，国际统计研究所死亡原因分类委员会主席耶隆·佰蒂隆（Jacques Bertilon）在国际统计大会上提出了一个分类方案，包括三个死亡原因分类方案，即为 ICD 的第一版，此后大约每 10 年修订一次，不断拓展细化、补充修订疾病分类的数量，增加细致程度和编码方式，主要用于疾病率与死亡率的统计，适应于流行病学及保健评估，也可用于医院临床的疾病诊断与手术操作的分类、存储、检索及统计应用。目前，ICD-9、ICD-10 在国内普及率较高，HIS、CIS、病案统计等系统都采用了 ICD-9/10 来表示疾病或诊断代码。

2. 医学数字影像通信标准

医学数字影像通信（digital imaging and communications in medicine，DICOM）标准是一个专门用于数字化医学影像传输、显示与存储的标准。它包含了医学数字图像的采集、归档、通信、显示及查询等几乎所有信息交换的协议；以开放互连的架构和面向对象的方法定义了一套包含各种类型的医学诊断图像及其相关的分析、报告等信息的对象集；定义了用于信息传递、交换的服务类与命令集，以及消息的标准响应；详述了唯一标识各类信息对象的技术；提供了应用于网络的服务支持；结构化定义了制造厂商的兼容性声明。

DICOM 3.0 是全世界图像管理与通信系统普遍遵循的医学影像结构化表达的唯一标准。它的应用范围不仅包括了 CT、MIR、DSA、SPECT、超声、数字化 X 射线影像（CR、DR、FPD）等，还包括了内窥镜图像、病理学图像、耳科图像、皮肤科图像以及中医的舌苔图像等，几乎包括了所有医学图像领域，它本身具有面向对象的特征和开放性，有利于自身不断的发展和完善。DICOM 标准的推出与实现，大大简化了医学影像信息交换的实现，推动了远程放射学系统、图像管理和通信系统的研究与发展，DICOM 的优良开放性与互连性，使得与其他医学应用系统（HIS、RIS 等）的集成成为可能。

3. 系统医学命名法

系统医学命名法（systemized nomenclature of medicine，SNOMED）是由美国病理学家学会（College of American Pathologist，CAP）负责牵头开发并经过科学验证的一部卫生保健术语集，这套术语集提供了全面统一的医学术语系统，涵盖了很多方面的临床信息，如疾病、所见、操作、微生物、药物等，可以协调一致地在不同的学科、专业和医学领域之间实现对于临床数据的标引、存储、检索和聚合，便于计算机处理。

系统医学命名法（SNOMED）是当前国际上广泛使用、最全面的一种临床医学术语标准系统。它为每个临床概念和术语赋予唯一代码，并定义了唯一的意义。它的应用使医疗卫生保健信息实践更标准规范，为临床信息数据的采集、聚合处理和共享提供了统一依据。

4. 卫生信息交换标准

卫生信息交换标准（health level 7，HL7），是医疗领域不同应用之间电子传输的协议。HL7 汇集了不同厂商用来设计应用软件之间界面的标准格式，它将允许各个医疗机构在异构系统之间进行数据交互。

HL7 的主要应用领域是 HIS/RIS，目前主要是规范 HIS/RIS 及其设备之间的通信，它涉及病房和患者信息管理、化验系统、药房系统、放射系统、收费系统等各个方面。HL7 的宗旨是开发和研制医院数据信息传输协议与标准，规范临床医学和管理信息格式，降低医院信息系统互连的成本，提高医院信息系统之间数据信息共享的程度。

在 HL7 通信协议中，消息（message）是数据交换的基本单位。HL7 的消息是自动生成的，它将 HL7 标准文档自动转化为一个 HL7 规则数据库和部分程序数据结构代码。HL7 标准是一个文本结构的文档。

5. 观测指标标识符逻辑命名与编码

观测指标标识符逻辑命名与编码（logical observation identifiers names and codes，LOINC）是为检验测量、临床结果和观测定义一套标准的字码与名字，术语涉及用于临床医疗护理、结局管理和临床研究等目的的各种临床观测指标，如血红蛋白、血清钾、各种生命体征等。当前，大多数实验室及其他诊断服务部门都在采用或倾向于采用 HL7 等类似的卫生信息传输标准，以电子消息的形式，将其结果数据从报告系统发送至临床医疗护理系统，然而，在标识这些检验项目或观测指标的时候，这些实验室或诊断服务部门采用的却是其自己内部独有的代码，存在不统一，要"翻译"转换，耗时耗力，极不便利，作为实验室检验项目和临床观测指标通用标识符的 LOINC 代码解决的就是这一问题。

LOINC 数据库实验室部分所收录的术语涵盖了化学、血液学、血清学、微生物学（包括寄生虫学和病毒学）以及毒理学等常见类别或领域，还有与药物相关的检测指标，以及在全血计数或脑脊髓液细胞计数中的细胞计数指标等类别的术语。LOINC 数据库临床部分的术语则包括生命体征、血流动力学、液体的摄入与排出、心电图、产科超声、心脏回波、尿道成像、胃镜检查、呼吸机管理、精选调查问卷及其他领域的多类临床观测指标。

6. 集成医疗企业

集成医疗企业（integrating healthcare enterprise，IHE）是在 1998 年由北美放射医学协会和美国医疗卫生信息与管理系统协会组织有关学会与设备厂商共同建立的标准，其目标是促进医疗信息系统的集成，为不同子系统之间的互连提供集成方案。IHE 并不是定义新的集成标准，而是基于现有成熟的标准（如 DICOM、HL7 和其他一些系统集成的行业标准）制订的一套集成方案。IHE 定位在制订一套规范的流程，并通过 DICOM、HL7 等消息系统实现这种流程，以实现不同系统的集成。

IHE 最初的应用领域主要是放射影像和基础信息构架，经过多年发展已涵盖解剖病理学，眼科，基础信息构架，实验室，患者协同护理，患者护理设备，质控、科研和公卫，肿瘤放疗，放射影像等九个领域。

7. 临床文档架构

临床文档架构（clinical document architecture，CDA）是一项基于 XML 的标记标准（置标标准），旨在规定用于交换的临床文档的编码、结构和语义。

医院业务包含了临床服务、医院管理以及平台管理等业务领域。每个业务领域通过相应的业务活动如身份登记、门诊挂号预约、处方处置、门（急）诊病历书写、输血管理、检验检查、体检、住院医嘱、住院病历书写、手术麻醉等过程完成自身的业务。而这些业务活动过程需要进行数据的存储与交互，应用标准的数据元构建具有标准结构模式的信息是实现医院各业务活动在不同的业务域间转移与交互的核心要求。

此外还有诊断相关分组（diagnosis related groups，DRG）、北美护理诊断协会（North American Nursing Diagnosis Association，NANDA）等著名的医院信息系统标准。

7.4　医院信息系统中的主要子系统

医院信息系统包含医院管理信息系统（HMIS）和临床信息系统（CIS）。每部分又由多个子系统构成。

7.4.1　医院管理信息系统

医院管理信息系统（HMIS）是支持医院的行政管理与事物处理业务，合理配置医院的实际资源、设备，从管理者角度为患者提供优质的服务，为中、高层领导决策提供科学依据。其子系统如下。

1. 门诊部管理系统

根据门诊医生的资源和患者的就诊情况提供挂号安排、排队就诊、门诊收费、打印报销凭证及日常报表统计查询等功能。

门诊部管理系统包括门诊挂号系统和门诊收费系统。其结构框图如图 7-2 所示。

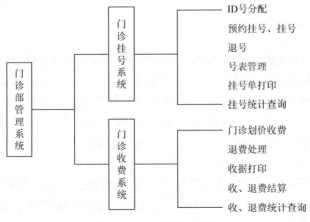

图 7-2　门诊部管理系统

　　门诊挂号系统是用于医院门（急）诊挂号工作的，包括预约挂号、挂号、号表管理、统计和门诊病历处理等基本功能。门诊挂号系统是直接为门（急）诊患者服务的，减少患者排队时间，提高挂号工作效率和服务质量。挂号时系统自动分配患者的 ID 号，在挂号过程中工作人员选择输入患者姓名、就诊科室及挂号类别，并打印门诊挂号单，患者根据挂号单上的号码按顺序等候就医，此系统还根据医生的门诊时间实现号表的生成，退号处理，各种预约号、退号、患者、科室、医生出诊状况、出诊时间、挂号员工作量的统计查询。门诊挂号系统操作界面如图 7-3 所示。

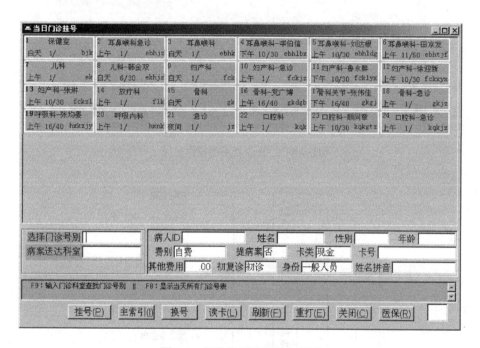

图 7-3　门诊挂号系统操作界面

　　门诊收费系统用于处理门（急）诊处患者的缴费记录，并执行相应的统计核算功能。该子系统在从门诊医生工作站处获取处方、检查单或治疗申请单后，自动在系统数据字典中查询相关信息进行划价、收费、退费、打印报销凭证、结账、统计等功能，并将医生开具的药品明细、检查单、治疗单分别传送到相应科室，从而提高工作效率。门诊收费系统操作界面如图 7-4 所示。

　　2. 住院部管理系统

　　住院部管理系统记录住院患者的基础信息，对患者在入、出院和在院治疗过程中的转移（如转换科室）进行统筹安排，对诊疗费用进行核算、统计和处理。住院部管理系统主要由住院患者管理系统和住院费用管理系统两大部分组成，其基本框图如图 7-5 所示。

划价收费								收据号 50000088

就诊序号 2573　　　　　　　　　　　　　　　　收据号 50000088

姓名 卓贵华　身份 一般人员　费别 全费　　合同单位　　　　　科室 中医科门诊

类别	名称	规格	单位	单价	付	数量	执行科室	费用
西药	阿莫西林胶囊	H250MG	盒	23.00		2.0	门诊药局	46.00
	头孢氨苄片	0.25G*3(	盒	14.50		2.0	门诊药局	29.00
				.00		.0		.00
中药	矮地茶	/	10G	10.00	2	2.0	中药房	40.00
	安息香	/	10G	.95	2	20.0	中药房	38.00
合 中药				.00	2	.0		.00

合计　　0.00　　　应收　　0.00　　　支付方式 现金　　找　　0.00

　　　　　　　　　　　　　　　　　　　　支付金额　　.00　　零

1.西药 2.中药 3.化验 4.检查 5.治疗 6.手术 7.麻醉 8.血费 9.材料　　　卓贵华

1 合计	2 计价单	3 新单	4 保存	5 清屏	6	7 重打收据 8 退出

图 7-4　门诊收费系统操作界面

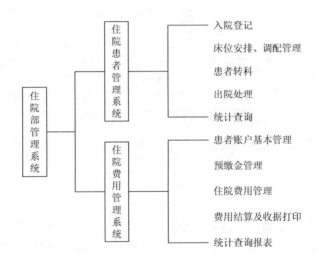

图 7-5　住院部管理系统结构图

　　住院患者管理系统子系统用于对入院患者的基本信息进行记录,为患者在住院过程中提供流动控制、管理和统计查询,同时为住院费用管理系统、住院护士工作站、住院医生工作站等相关子系统提供患者的基本信息。该子系统在入院登记时自动分配(第一次入院)或查找患者的住院号,生成相应的病案首页,执行患者入科、床位安排调配、转科、出院等操作,可以反映各病区患者的入出情况及床位信息,实现对各病区的统一有效管理。

　　住院费用管理系统子系统用于对患者住院区间的费用情况进行跟踪管理,对患者的预缴金及住院过程中产生的各种费用进行处理,催缴患者预交金,生成患者住院一日费用清单以及各种住院报表，提供日常查询处理，完成患者的中途结账、出院结账等。其操作界面如图 7-6 所示。

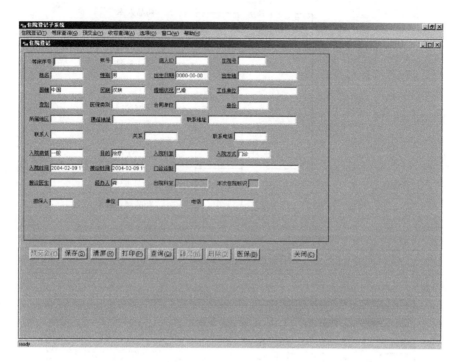

图 7-6　患者办理入院手续操作界面

3. 药品管理系统

药品管理系统是对医院中的药品在药库和药房之间的转换进行管理，对医院门诊药房、中心药房（住院药房）和药库中的药物进行入出库、核算、调价、查询等。

药品管理系统主要由门诊药房管理系统、住院药房管理系统、药库管理系统三部分组成，其结构框图如图 7-7 所示。

门诊药房管理系统和住院药房管理系统的基本功能大致相同，它们能对医生开具的药品提供划价依据，针对已记账收费的处方进行发药；根据药品库存上、下限生成领药单并发送到药库申请领药；对药品的库存进行管理；提供统计报表和相关信息查询。药库管理系统对药品供应商信息进行管理，管理医院药品采购计划，对入、出库药品信息进行跟踪追溯，管理药品库存、报损、进行药品调价管理，提供药品的查询统计报表。该结构适用于中药房和西药房。药房发药确认操作界面如图 7-8 所示。

4. 物资及设备管理系统

对医院后勤、医院使用的大型设备、低值易耗品、办公用品、被服衣物等各种资产进行日常使用、折旧及维护等一系列管理，并为领导决策提供数据。该子系统主要由物资管理系统及设备管理系统组成。

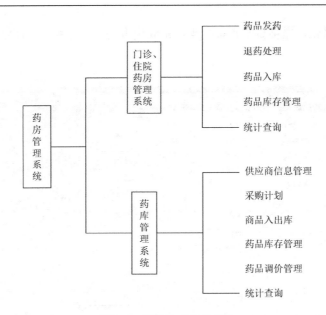

图 7-7　药房管理信息系统

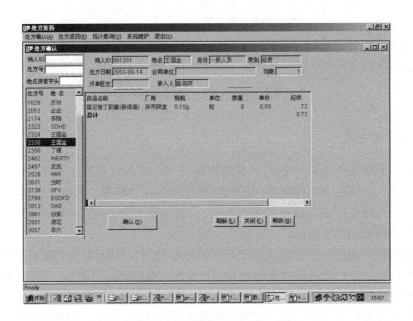

图 7-8　药房发药确认操作界面

物资管理系统用于医院后勤物资管理，它主要实现医院各种低值易耗品、办公用品、被服衣物、专购物品的采购管理，根据科室的请领单发送物品，对物品的库存进行管理，提供统计报表和相关信息查询。设备管理系统用于医院设备科对大型设备进行管理，对于大型设备、进口设备的购置单及相关资料进行管理，对设备入库、出库处理，设备折旧、消减、增值等进行记录处理，管理设备使用过程中发生的事件及维修情况，并生成各种相关的查询报表，为领导决策提供依据。

5. 人事管理系统

对医院的人力资源进行基本信息管理、日常考勤管理、工资待遇管理、岗位管理、编制管理、晋升管理、培训管理等。人事管理系统用于使医院人事部门完成人事管理任务,主要包括人员基本信息管理、工资管理、考勤管理、培训管理和职称职务的晋升管理,以实现用户方便地录入、查询、统计及打印相关的业务报表。

6. 病案管理系统

病案管理系统主要指对病案回收、编码、整理、上架以及借阅等工作进行管理,对医院的重要文书病案的首页和相关内容及病案室工作进行管理。主要包括病案首页管理、病案借阅、病案追踪、病案质量控制和患者随诊管理等。

7. 财务管理系统

财务管理系统是用于医院的经济核算和科室核算的信息系统,主要功能包括医院及科室收支情况汇总、医院及科室成本核算等功能。

8. 院长综合查询系统

院长综合查询系统是为医院领导掌握医院运行状况而提供数据查询、分析的系统。其主要功能是从医院信息系统中加工处理出有关医院管理的医、教、研和人、财、物分析决策信息,以便为院长及各级管理者决策提供依据。其操作界面如图 7-9 所示。

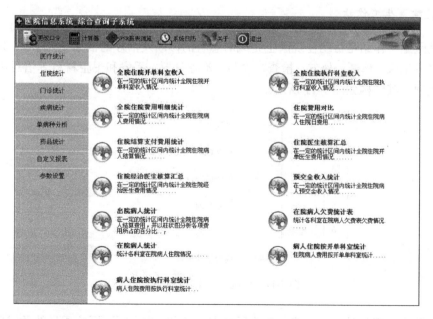

图 7-9　院长综合查询系统操作界面

9. 外部数据接口

外部数据接口是将医院信息系统中数据与外部的医保、社区、远程医疗等相关网络进行交换的系统，保障了数据的正确流转。其示意图如图 7-10 所示。

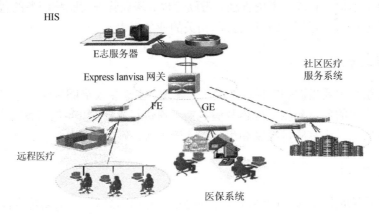

图 7-10　外部数据接口示意

7.4.2　临床信息系统

临床信息系统（CIS）是支持医院医护人员的临床活动，收集和处理患者的临床诊疗信息，为患者提供更好服务的系统。其主要子系统如下。

1. 住院医生工作站

住院医生工作站是协助住院医生完成对患者的诊断及治疗的信息处理系统，其主要任务是对患者记录、诊断、处方、检查、检验、治疗处置、手术和卫生材料等信息进行跟踪分析及处理。其结构如图 7-11 所示。

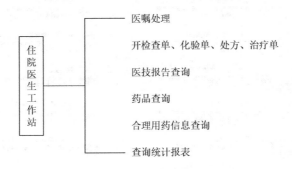

图 7-11　住院医生工作站结构图

住院医生的工作是医院医疗业务流程的中心环节，也是医院医疗质量的关键所在，医院其他科室的工作基本上都围绕着它而展开。住院医生工作站的使用贯穿了住院医生对患者的诊断及治疗的全部过程,以医嘱和电子病历为核心,反映了住院医生的全部日常工作。其主要功能是自动获取患者的住院号、姓名、性别、年龄、医保费用类别等基本信息,获取与诊疗相关的病史资料、禁忌、用药信息等,提供医院、科室、医生常用的临床项目字典、医嘱模块及相应的编辑功能,提供打印处方、检查单、检验申请单、病历等相关文件的功能,提供长期和临时医嘱处理的功能,包括医嘱的开立、停止和作废,支持医生按照国际疾病分类标准下达诊断(入院、出院、术前、术后、转科),支持疾病编码、汉字、拼音等多重检索,自动核算各种住院费用,支持医保费用管理,可以向有关科室传送检查、诊断、处方、治疗处置、手术、转科、住院等诊疗信息,以及相关的费用信息,对医生处方进行药品剂量、药品配伍禁忌及适应症等的自动监测并报警,保证医嘱指令信息在医院各部门正确流转和执行。住院医生工作站的操作界面如图 7-12 所示。

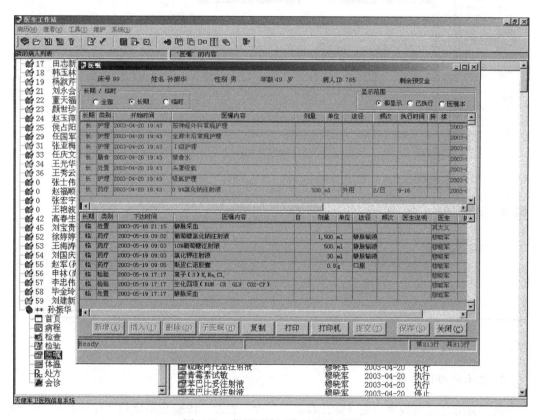

图 7-12　住院医生工作站操作界面

2. 门诊医生工作站

门诊医生工作站支持门诊医生完成日常医疗工作,其主要功能是处理接诊患者、下达医嘱、诊断文书书写等,简化门诊医生的工作流程。其结构图类似住院医生工作站。

门诊医生工作站子系统所产生的信息是医疗工作最主要的信息来源,大部分患者的就诊信息由该子系统产生。该子系统主要包括自动获取患者基本信息,自动审核门诊医嘱的完整性和合理性,并提供痕迹跟踪功能,可以对合理用药进行监控,提供门诊医嘱备注功能，授权医生可以查询患者的历次相关信息，自动核算费用，为门诊医生提供患者实时的费用信息，并支持医保结算政策等。该子系统能有效地将患者就诊信息传送到门诊收费、检查检验放射等相关模块，保证就诊信息在各模块中正确有效地流转，实现信息共享。门诊医生工作站子系统是医院信息系统中层次比较高的模块，对实时性的要求比较高。其操作界面如图 7-13 所示。

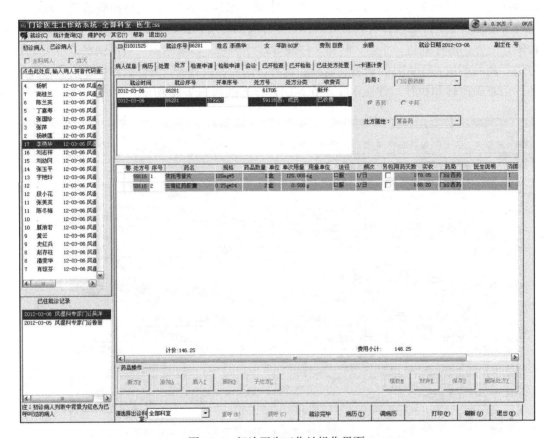

图 7-13　门诊医生工作站操作界面

3. 电子病历信息系统

电子病历是运用数字设备（如计算机）保存、管理、传输和重现数字化医疗信息的载体，它对各种医疗记录（如主诉、病史、体格检查、药物治疗、医嘱、护理信息、手术记录、麻醉记录、出院记录、死亡记录等）以及各种检查、检验和影像资料（如病理切片、显微镜影像、X 射线图像、CT 图像、磁共振图像、超声影像、热成像、心跳录音和语音记录）的全部医疗信息进行管理、分类、统计、再利用。

电子病历有很多种术语，例如，计算机化的患者记录（computer-based patient record，CPR）、电子医疗记录（electronic medical record，EMR）、电子患者记录（electronic patient record，EPR）、电子健康记录（electronic health record，EHR）、电子医疗保健记录（electronic health care record，EHCR）。现在使用较多的是电子患者记录，它是指使用电子信息为载

体，记录患者的发病情况、病情变化和诊疗过程的病案。在医院，病历作为患者进行诊疗活动的完整记录，具有十分重要的作用。电子病历是一个真正的以患者数据为中心的系统，支持信息数据的共享和反复利用，并可以为医疗保险、社区保健、急诊服务、远程医疗等提供相关信息，支持多媒体表现形式，信息内容完整，分布式存储数据，方便异地数据的并发访问，采取多种数据查看方式，支持结构化的数据输入和规范化的存储结构，支持信息的分析与高效检索，支持数据分析与决策，具有法律效应。电子病历能利用系统实现各类医疗文件书写规范、格式和书写审核要求的设置调整，提供各种常见病例相关知识的查询及病历文件的全文模板、段落示范和词语示范等的编辑管理，对病历的书写、审签进行归档管理和质量控制，方便对患者病历的查阅、分析和利用。在此过程中，对病历的及时性、完成程度和正确性进行提醒控制，进而提高病历质量。电子病历应用中入院记录书写及模块建立如图 7-14 和图 7-15 所示。

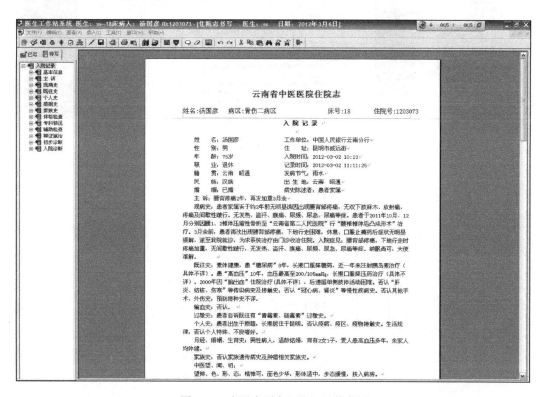

图 7-14　电子病历中入院记录的书写

4. 护理信息系统

帮助门诊或住院护士对患者信息进行采集、管理，协调安排就诊，对医生医嘱进行复核、跟踪和执行，为患者提供全方位护理服务。其结构框图如图 7-16 所示。

护理信息系统由分叫号系统和护士工作站组成。分叫号系统用于配合门诊医生工作站工作，对已挂号患者进行分诊、候诊安排、换号及叫号等功能，它能合理分配就诊人流，方便患者选择医生，提高门诊服务质量和患者满意度，降低患者等候时间。

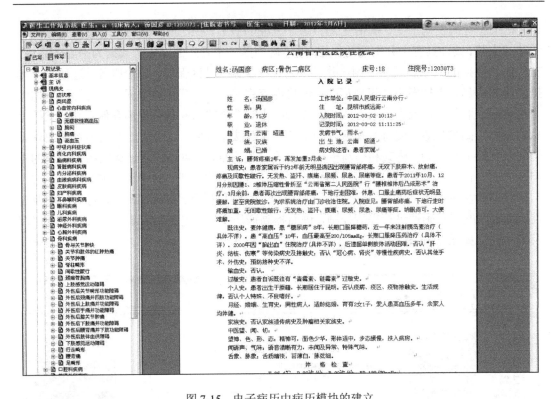

图 7-15　电子病历中病历模块的建立

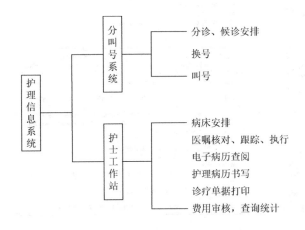

图 7-16　护理信息系统结构框图

　　护士工作站用来配合住院医生工作站，协助护士核对并处理医生下达的医嘱，对医嘱执行情况进行跟踪查询、反馈等管理，完成记录患者体温及日常数据与病区床位管理、对医嘱计价等功能，使得医护人员的工作更加趋于协调一致。护士工作站的操作界面如图 7-17 所示，医嘱处理操作界面如图 7-18 所示。

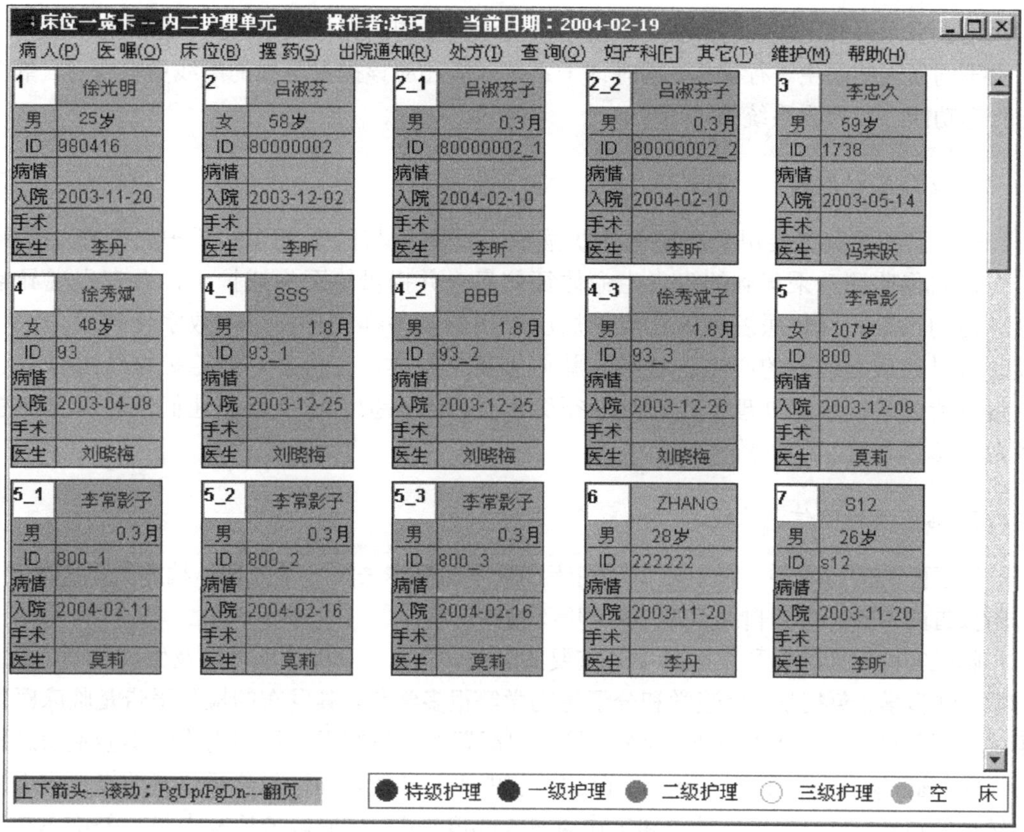

图 7-17 护士工作站操作界面

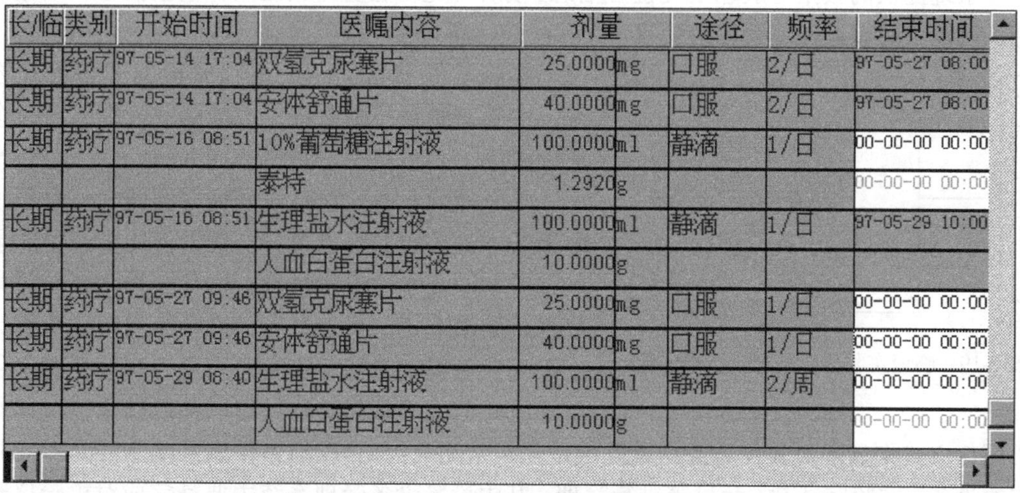

长/临	类别	开始时间	医嘱内容	剂量	途径	频率	结束时间
长期	药疗	97-05-14 17:04	双氢克尿塞片	25.0000mg	口服	2/日	97-05-27 08:00
长期	药疗	97-05-14 17:04	安体舒通片	40.0000mg	口服	2/日	97-05-27 08:00
长期	药疗	97-05-16 08:51	10%葡萄糖注射液	100.0000ml	静滴	1/日	00-00-00 00:00
			泰特	1.2920g			00-00-00 00:00
长期	药疗	97-05-16 08:51	生理盐水注射液	100.0000ml	静滴	1/日	97-05-29 10:00
			人血白蛋白注射液	10.0000g			
长期	药疗	97-05-27 09:46	双氢克尿塞片	25.0000mg	口服	1/日	00-00-00 00:00
长期	药疗	97-05-27 09:46	安体舒通片	40.0000mg	口服	1/日	00-00-00 00:00
长期	药疗	97-05-29 08:40	生理盐水注射液	100.0000ml	静滴	2/周	00-00-00 00:00
			人血白蛋白注射液	10.0000g			00-00-00 00:00

图 7-18 护士工作站医嘱处理界面

5. 手术麻醉系统

用于管理住院患者手术与麻醉的申请、审批、安排以及术后有关信息的记录和跟踪等。

由于手术麻醉工作的特殊性，该子系统需设置不同的操作权限，手术麻醉的申请和审核由不同权限的医生进行操作。同时该子系统一般还应该提供单独的离线资料保存、单机运行等功能，以增强系统的可用性。

6. 重症监护系统

重症监护系统主要用于医院的监护病房，此系统与医生工作站或护士工作站紧密结合，它将监测、采集到的患者生命体征信息一并提供给医生或护士，并在出现异常时，自动报警。现代医院目前在监护病房采用的设备都大量使用了数字化技术，这些设备可以完成对检测的心电、呼吸、脉搏等数据采集、分析，重症监护系统可以从这些设备所配备的数据处理工作站处获得数据提供给医护人员，以便他们及时对重症患者做出诊断和恰当的处置。

7. 临床实验室信息系统

用于医院的检验科，它主要实现临床实验室的标本采集、预处理、检验数据的处理、检验报告的审核、患者自助查询、打印等功能。

临床实验室即检验科是医院中最重要的医技科室之一，检验项目涉及生物化学、微生物学、细胞学、免疫学、体液学和分子生物学等很多学科，其发布的检验报告是临床医生正确诊断不可缺少的重要依据。为医院检验科配置的信息管理系统即为临床实验室信息系统（laboratory information system，LIS）。它的主要功能是通过与分析仪器的接口实现检验结果的自动接收，使工作效率和工作质量大幅度提高，同时降低检验人员的差错率和劳动强度，规范了检验流程，检验结果实现了数字化，提高了分析、存储能力。临床实验室信息系统提供的数据一般包括受检者信息、标本信息、检验申请信息、检验信息和结论信息，以及实验室运作、管理等信息。

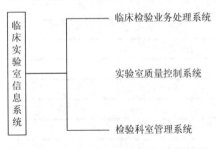

图 7-19　临床实验室信息系统结构框图

临床实验室信息系统由临床检验业务处理系统、实验室质量控制系统、检验科室管理系统三个部分组成。其结构框图如图 7-19 所示。

临床检验业务处理系统是临床实验室信息系统中最基本最核心的组成部分，它为检验申请单的录入、样本的核收、检验收费、任务安排、自动采集数据、结果审核、报告发布、检验结果统计查询等一系列业务提供支持。实验室质量控制系统提供从日常检验结果中收集质控数据，并以结果清单和曲线图形方式来显示检验仪器的测量质量是否正常和在控。检验科室管理系统主要是对实验室的设备、实验室试剂、耗材等进行管理，其中检验设备管理系统主要是完成对检验仪器的名称、数量、型号、检测项目、生产厂家、购入日期、价格等基本信息的管理，完成对设备使用情况、维修、保养的记录，对仪器的使用率、折旧情况、成本核算等进行统计分析，提供采购、报废的依据；检验试剂管理系统完成试剂的入出库管理，能查询统计试剂的相关信息（如中英文名、生产厂家、价格、库存等），对试剂的采购与报废提供依据及提示：检验耗材管理系统的功能与检验试剂管理系统基本一致。其操作界面及化验单结果如图 7-20 和图 7-21 所示。

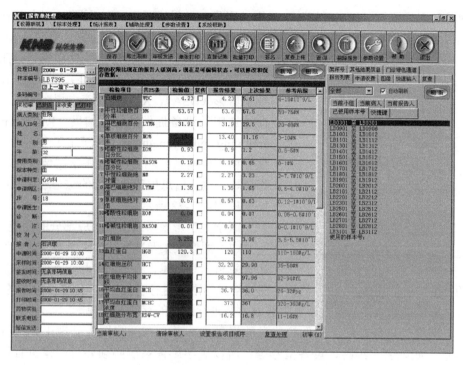

图 7-20　临床实验室信息系统操作界面

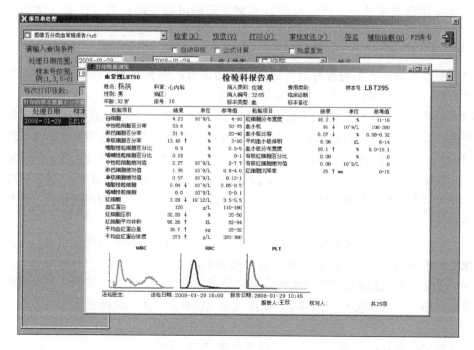

图 7-21　化验结果

8. 医学数字影像系统

对各种影像资料（如病理切片、显微镜影像、X 射线图像、CT 图像、磁共振图像、超声影像、热成像）信息进行采集、存储、报告、报告输出显示、管理、查询等功能。

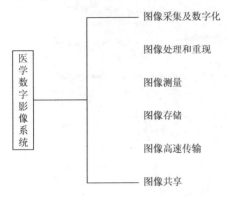

图 7-22　医学数字影像系统结构框图

随着现代医学技术的发展，医生的诊疗工作越来越多地依赖于如断层扫描（CT）、磁共振（MRI）、数字剪影（DSA）、X 射线检查、胃窥镜、彩超、血管造影等设备提供的检查结果。PACS（picture archiving and communication system）全称为医学影像存档与传输系统，就是实现医学图像获取、显示、存储、传输、信息护理和管理的综合应用系统。其结构框图如 7-22 所示。

医学数字影像系统主要组成部分的功能如下。

（1）图像采集及数字化。医学数字影像系统利用计算机信息技术，将不同型号、不同类别、不同地点的设备产生的图像，在统一的数字图像格式标准下进行存储。数字化影像设备的出现，使得医学影像能够直接从检查设备中获取，并进行图像的存储及管理。

（2）图像处理和重现。图像的信息数据量大，并且在医疗图像处理中还需提供其相关信息，如姓名、年龄、设备型号等，所以医学影像系统必须要对图像进行压缩、自定义图像信息，并提供缩放、移动、镜像、反相、旋转、滤波、锐化、伪彩色、播放、窗宽窗位调节等功能，同时医学数字影像系统可以按用户需求检索、调阅，用户可以在自己的终端上根据图像作出诊断，从而大大提高医学影像资源的利用价值和利用率。

（3）图像测量。医生通过对图像的测量才能进行判断和决策，医学数字影像系统可以提供长度、角度、面积等数据的测量值、标注、注释等。

（4）图像存储。医学图像数据量非常大，医学数字影像系统彻底改变传统图像的保存和传递方式，数字图像可以保存在磁盘、磁带、光盘等介质上。医学数字影像系统支持 JPG、BMP、TIFF 等多种格式的医学图像，具有将影像转化为 DICM3.0 格式的功能。通常，医学图像的存储采取分级存储策略，最底层为光盘，可存放全部的医学数字影像系统数据，中间层为硬盘，存放可能要检索到的数据，最高层为工作站的高速缓存，存放即将用到的数据。

（5）图像高速传输。医学数字影像系统通过高速网络传输和调用医学影像，方便了医学影像资源的跨地域共享，提高了图像的使用效率。

（6）图像共享。医学数字影像系统是医院信息系统中的一部分，其中的影像资源将通过计算机网络在全院中实现资源共享，发挥其更大的作用，并实现远程诊疗与专家会诊等功能。

医学数字影像系统采集处理的数字图像如图 7-23 所示。

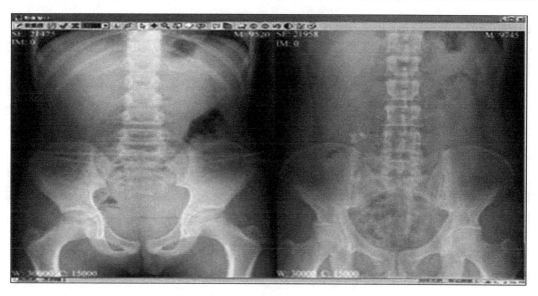

图 7-23　医学数字影像

7.5　医学上的物联网应用

我国目前医疗卫生体系正从临床信息化向区域医疗卫生信息化阶段发展,物联网技术的出现加速了医疗卫生信息化的产业发展。

在医疗卫生领域,物联网主要应用在以下几个方面。

1. 医疗信息的监控管理

(1) 医疗设备与药品防伪。物联网技术可以把电子标签依附在医疗卫生产品上作为身份标识,具有唯一性,可以起到查询信息和防伪打假的作用。例如,把药品信息传送到公共数据库中,患者或医院可以将标签上的内容与数据库中的记录进行核对,方便识别假冒药品。

(2) 全程实时监控。药品从科研、生产、流通到使用整个过程中,物联网技术都可以进行全方位的监控。药品出厂时,在产品自动包装过程中,安装在生产线的读取器可以自动识别每个药品的信息,传输到数据库,流通的过程中可以随时记录中间信息,实施全线监控。通过监控,可以达到药品运送及储存环境条件的监控,确保药品质量。当出现问题时,也可以根据药品名称、生产场地、品种、批次及生产、加工、运输、存储、销售等信息,实施全程追溯。

(3) 医疗垃圾信息管理。通过不同医院、运输公司的合作,借助物联网技术建立一个可追溯的医疗垃圾追溯系统,实现对医疗垃圾运送到处理厂的全程跟踪,避免医疗垃圾的非法处理。

2. 医疗信息数字化

(1) 病患信息管理。建立患者的家族病史、既往病史、各种检验检查、治疗记录、药物过敏等电子健康档案，可以帮助医生对患者制订治疗方案；医护人员使用患者的生命体征、治疗、化疗等实时监控信息，来杜绝用错药、打错针等现象，还可以自动提醒护士进行发药、护理、巡查等工作。

（2）医疗急救管理。在伤员较多、无法取得家属联系、患者病情较重等特殊情况下，借助物联网技术的可靠、高效的信息存储和检验方法，快速实现患者身份确认，确定其姓名、年龄、血型、紧急联系电话、既往病史、家属等有关详细资料，为急救病患争取到宝贵的抢救时间。

（3）新生儿防盗系统。将大型综合医院的妇产科、妇幼医院的母婴识别管理、婴儿防盗管理、通道权限相结合，防止外来人员随意进出，并对婴儿采取切实可靠的措施，防止抱错和丢失的现象发生。

参 考 文 献

蔡平，2014. 办公软件高级应用. 北京：高等教育出版社.

陈国良，董荣胜，2011. 计算思维与大学计算机基础教育. 中国大学教学，（1）：7-11，32.

陈国良，董荣胜，2013. 计算思维的表述体系. 中国大学教学，（12）：22-26.

龚尚福，2012. 大学计算机基础. 西安：西安电子科技大学出版社.

金升灿，2016. Flash CS6 动画制作. 北京：清华大学出版社.

刘永生，郭永莉，何蓉，2017. 大学计算机教程. 北京：科学出版社.

刘永生，杨明，2009. 医学计算机基础. 北京：科学出版社.

刘永生，章可，吕峰，2013. 医学计算机（Windows 7 + Office 2010）. 北京：科学出版社.

刘志镜，2012. 信息技术基础与应用. 西安：西安电子科技大学出版社.

娄岩，2015. 医学大数据挖掘与运用. 北京：科学出版社.

吕峰，杨宏，等，2018. 人工智能与大数据在中医药的应用研究. 长沙：湖南科学技术出版社.

王锋，杨帆，2015. 大学信息技术基础. 南京：南京大学出版社.

王晓东，2007. 计算机算法设计与分析. 北京：电子工业出版社.

文杰书院，2012. Dreamweaver CS5 网页设计与制作基础教程. 北京：清华大学出版社.

向强盛，陆涛，胡建华，等，2013. 基于 GIS 的药品销售数据分析系统. 计算机应用与软件，02：161-164.

徐辉，李珩，李佳，2016. Flash 基础教程. 成都：西南交通大学出版社.

薛涛，加云岗，赵旭，2015. 计算机网络基础. 北京：电子工业出版社.

亿瑞设计，2017. Photoshop CC 中文版从入门到精通：实例版. 北京：清华大学出版社.

亿瑞设计，瞿颖健，2018. Photoshop CC 中文版基础培训教程. 北京：清华大学出版社.

袁云华，郑平，谭炜，2011. Dreamweaver CS5 中文版基础教程. 北京：人民邮电出版社.

张福炎，孙志挥，2010. 大学计算机信息技术教程. 5 版. 南京：南京大学出版社.

张洪明，杨毅，2016. 大学计算机基础. 昆明：云南大学出版社.

Adobe 公司，2011. Dreamweaver CS5 中文版经典教程. 北京：人民邮电出版社.

FAULKNER A，CHAVEZ C，2017. Adobe Photoshop CC 2017 经典教程彩色版. 王士喜，译. 北京：人民
    邮电出版社.

GOODRICH M T，TAMASSIA R，2012. 计算机安全导论. 葛秀慧，田浩，等，译. 北京：清华大学出
    版社.

WING J M，2006. Computational thinking. Communications of ACM，49（3）：33-35.